# 護理心理學

## 護理工作者心理健康管理

林仁和、龍紀萱　著

# 作者簡介

　　林仁和博士，心理學專業（美國甘乃迪大學心理學研究所畢業，加州 CIIS 研究所博士），有多年醫務行政管理經驗（1979～1981 年，美國華府 Goodwin House 安養院護理部行政助理；1987～1990 年，美國聯邦 ARC 成人復健方案東區十二州護理行政管理部執行長），以及加州勒戒師 CADC 證照。相關著作：《情緒管理》、《社會心理學》，《商業心理學》（第二版）等。

　　龍紀萱博士，護理專業（畢業於弘光科技大學前護理科，取得護理師資格超過二十年），東海大學社會工作博士，先後在臺中市立老人醫院、中國醫藥大學附設醫院任職長達十五年，亦曾於東海大學、亞洲大學、中國醫藥大學、國立臺中護理專科學校等校任教。目前任教於國立臺中科技大學。

# 作者序

　　本書是針對大專校院護理科系的必修課程所特別設計與規劃的專業教科書，同時也是提供護理工作者在職進修課程或個人自修的參考書。本書的宗旨是提供從事護理工作者相關的心理學基礎觀念，並能將心理學的概念運用於護理工作上；護理工作者除了專精於護理的專業技術外，自身內在必備的心理素質也具有相當重要的地位。

　　護理工作者要服務的對象是人，首先便需要瞭解人的心理狀態，而熟悉心理學的各項概念，例如：人格、思維、認知、需要、溝通、情緒，以及壓力等，自然就成為學習的核心重點。有了這些基本概念，就可以發現個人的真實面目，認識各種人格，有助於護理工作的進行；瞭解轉換經驗與概念過程，就能夠對思維的認識更加清晰；促進新舊知識的交替，使自我認知成為理所當然；滿足人類生活的動力，深切瞭解人的各種需要；建構人際關係的橋樑，讓良好的溝通成為護病關係建立的基礎；反應個人的內心世界，可以充分理解人的各種情緒；適應衝突挑戰的機制，讓壓力得到適當的舒緩。

　　護理工作者的工作內容與病患的健康有很重要的關聯性，也導致護理工作者的工作壓力很大，所以維護護理工作者的心理健康是絕對必要的；而護理專業技術的熟練，除了實際的臨床操作外，更需要透過有計畫的培養，來加強個人的專業能力；當護理工作者本身有心理危機時，應該要學習

如何化解個人的心理危機。充分瞭解病患與自己是護理工作者的基本技能，而有了心理學的基礎，就可以使護病之間的溝通更為良好，進而使病患更快獲得健康，並可讓護理工作者在工作環境中，與工作同仁相處得更為融洽，讓辛苦的護理工作成為利他又利己的事業。

本書內容分為三個部分：基礎篇、應用篇、管理篇，另有附錄四篇，包括：我國護理人員概況、我國護理人員倫理規範、國際護理倫理守則，以及美國護理學會護士守則。全書共有十三章，每一章規劃為三節，以第八章「認識溝通」為例，第一節為「溝通的基礎」，第二節為「溝通的表現」，第三節為「溝通問題諮詢」。

為了滿足學習者首次修習以心理學為基礎的課程，本書在第二篇中涵蓋了普通心理學的基本概念，以簡要理論（每章第一節）為基礎，然後進入實務探討（第二、三節），同時，在論述上也盡量使用簡單易懂的詞彙。為了連結心理學與護理工作，本書（每一章節）採取三種方式進行：在議題討論時直接連結、以「護理視角」的方塊文章加以論述，以及專題心理測驗。期待讀者在學習過程中，容易理解、隨時演練，更方便在實際工作中應用。

林仁和、龍紀萱
2011 年 11 月 23 日

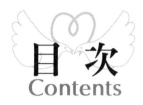

# 目 次
## Contents

**第一篇　護理心理學的基礎**　1

第一章　護理心理學概述──護理工作的心理學基礎　3

　　第一節　人與健康　4

　　第二節　環境與疾病　14

　　第三節　護理工作　23

第二章　護理心理學的功能──心理學在護理工作的應用　33

　　第一節　心理健康　34

　　第二節　心理衛生　45

　　第三節　心理諮詢　53

第三章　護理工作者的要求──護理工作者的心理素質　63

　　第一節　基本素質　64

　　第二節　同理心　72

　　第三節　助人的技巧　79

## 第二篇　護理心理學的應用　　87

### 第四章　認識人格──發現個人的真實面目　　89

第一節　人格的基礎　　90
第二節　人格的表現　　100
第三節　人格問題諮詢　　107

### 第五章　認識思維──轉換經驗與概念過程　　115

第一節　思維的基礎　　116
第二節　思維的表現　　123
第三節　思維問題諮詢　　131

### 第六章　認識認知──促進新舊知識的交替　　139

第一節　認知的基礎　　140
第二節　認知的表現　　147
第三節　認知問題諮詢　　155

### 第七章　認識需要──滿足人類生活的動力　　163

第一節　需要的基礎　　164
第二節　需要的表現　　173
第三節　需要問題諮詢　　180

### 第八章　認識溝通──建構人際關係的橋樑　　187

第一節　溝通的基礎　　188
第二節　溝通的表現　　195
第三節　溝通問題諮詢　　206

**第九章　認識情緒──反應個人的內心世界**　215

第一節　情緒的基礎　216
第二節　情緒的表現　223
第三節　情緒問題諮詢　231

**第十章　認識壓力──適應衝突挑戰的機制**　241

第一節　壓力的基礎　242
第二節　壓力的表現　250
第三節　壓力問題諮詢　260

## 第三篇　心理健康與管理　267

**第十一章　心理健康管理──維護護理工作者心理健康**　269

第一節　心理健康概述　270
第二節　心理健康問題　275
第三節　心理健康管理　283

**第十二章　學習發展管理──加強個人的專業能力**　293

第一節　學習發展概述　294
第二節　學習發展問題　301
第三節　學習成就管理　308

**第十三章　心理危機管理──化解個人的心理危機**　317

第一節　心理危機概述　318
第二節　心理危機問題　327
第三節　情感危機管理　337

# 參考文獻 347

# 附錄 349

附錄一　我國護理人員概況　　351

附錄二　我國護理人員倫理規範　　353

附錄三　國際護理倫理守則　　357

附錄四　美國護理學會護士守則　　359

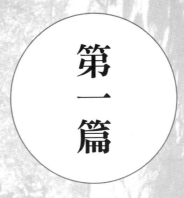

# 第一篇

## 護理心理學的基礎

第一章　護理心理學概述
　　　——護理工作的心理學基礎

第二章　護理心理學的功能
　　　——心理學在護理工作的應用

第三章　護理工作者的要求
　　　——護理工作者的心理素質

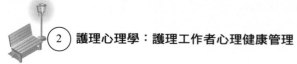

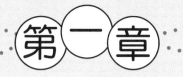

# 護理心理學概述
## ——護理工作的心理學基礎

　　本章「護理心理學概述」主要的任務是探討「護理工作的心理學基礎」。護理工作的主要對象是人，包含：人們的健康、疾病、造成疾病的生活環境，以及護理工作者與病患的關係等，都是本章欲討論的重要主題，因此本章規劃為三節：第一節「人與健康」，第二節「環境與疾病」，第三節「護理工作」。

　　第一節「人與健康」將探討三項議題：(1)對人的基本認識；(2)對人的進階認識；(3)對健康的認識。在第一項「對人的基本認識」中，將討論：人是一個整體、人是一個開放的系統等兩個項目；在第二項「對人的進階認識」中，將討論：人有基本的需要、人對健康有所追求、人有成長與發展的規律，以及人有自我管理的能力等四個項目；在第三項「對健康的認識」中，將討論：世界衛生組織的健康標準、近代的健康觀念，以及現代的健康觀念等三個項目。

　　第二節「環境與疾病」將探討三項議題：(1)認識環境問題；(2)認識疾病問題；(3)掌握環境與疾病的關係。在第一項「認識環境問題」中，將討論：人的內在環境、人的外在環境，以及環境影響人的健康等三個項目；在第二項「認識疾病問題」中，將討論：疾病的定義、疾病的特徵，以及健康與疾病的關係等三個項目；在第三項「掌握環境與疾病的關係」中，將討論：掌

握環境、自我實現，以及掌握健康等三個項目。

第三節「護理工作」將探討三項議題：(1)認識護理概念；(2)認識護理工作；(3)認識護理對象。在第一項「認識護理概念」中，將討論：護理的基本概念、護理工作的內涵，以及系統化的護理概念等三個項目；在第二項「認識護理工作」中，將討論：護理是一種助人的活動、護理是一個專業，以及護理是科學和藝術相結合的活動等三個項目；在第三項「認識護理對象」中，將討論：人與環境相互依存、人、環境與健康的關係、護理與健康的關係，以及人、環境、健康和護理的關係等四個項目。

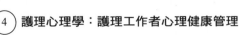

# 第一節　人與健康

護理工作是為人的健康提供服務，這個「人」，包含其生理與心理，以及生理與心理之間的相互影響。因此，認識這些問題是護理理論和實踐的核心基礎，而它們影響了整個護理理念的發展，並決定了護理工作的使命。在這個背景前提下，我們首先要討論三個議題：(1)對人的基本認識；(2)對人的進階認識；(3)對健康的認識。

在對人的認識方面，我們可以從許多不同的領域觀點來解釋，在此我們選擇參考美國護理學會（American Nurse Association, ANA）與心理學家奧蘭多（Ida Jean Orlando）的觀點來討論「人」。在下列六項相關題目中，前兩項是對人的基本認識，後四項則是對人的進階認識：

1. 人是一個整體。
2. 人是一個開放的系統。
3. 人有基本的需要。
4. 人對健康有所追求。
5. 人有成長與發展的規律。
6. 人有自我管理的能力。

# 壹、對人的基本認識

　　奧蘭多對人的六項觀點之前兩項，是屬於對人的基本認識，包含：(1)人是一個整體；(2)人是一個開放的系統。

## 一、人是一個整體

　　護理工作對人的認識之首要工作，即是肯定人是一個整體。所謂整體是指，按一定方式、目的，有秩序排列的各個個人要素的有機集合體。

### （一）整體概念

　　人的整體概念強調兩點：首先，組成人的整體各要素是相互作用、相互影響的，任何一個要素發生了變化，都將引發其他要素的相對變化；其次，整體所產生的行為結果，大於各要素單獨行為結果的簡單相加，在整體中各要素功能的正常發揮，有助於其整體功能的發揮，進而能夠全面提高整體的功效。

### （二）雙重屬性

　　在人是一個整體觀念的前提下，於護理工作過程中，我們認為人是生理、心理、社會、精神和文化的整合體。人是一個生物有機體，即由各組織、器官、系統所組成，會受到生物學規律所控制；同時，人又是有思想、有情感，且生活在社會裡，因此，人具有生物和社會雙重屬性。人的生理、心理、社會、精神和文化等方面，皆相互作用、互為影響，其中任何一方的功能失調，都會在一定程度上引起其他方面的功能變化，進而對整體造成影響。

　　因此，人的各方面功能正常運轉，又能促進人體整體功能的發揮，從而使人獲得最佳的健康狀態，例如：生理的疾病會影響人的情緒、心理，進而影響人的學習、工作，乃至社會活動。另一方面，長期的心理壓力和精神抑

鬱將會造成身體的不適，而容易出現各種身心疾病，例如：高血壓、壓力性潰瘍、腫瘤等。因此，護理工作者在護理服務對象時，應從整體出發，在護理疾病的同時，更應注重人的整體性，進行整體護理。

既然人是護理的關鍵對象，對其關懷的範圍當予以界定。護理中的人既是指個人的人，同時也是群體的人，例如：家庭、社區。隨著護理學科的發展，其事業服務範疇與服務內容都在不斷地深化和擴展，護理的服務對象也從單純的病患擴大到健康的人。護理的對象是全體人類，當然也包含生理、心理、社會、精神和文化等各個層面。

## 二、人是一個開放的系統

奧蘭多強調：人，不是隔離或封閉的，而是一個開放性的系統，這個開放系統不斷地與其周圍環境相互作用、彼此影響。

### （一）相互作用

開放系統是指，不斷地與其周圍環境相互作用，進行物質、能量和訊息交換的系統。人，作為自然系統中的一個子系統，生活在複雜的自然和社會環境中，時時刻刻都在與其周圍的環境發生著各種互動，不僅人體內部各個系統之間，不斷地進行著各種物質、能量和訊息的交換；同時，人作為一個整體，又不斷地與其周圍的環境，包含自然環境和社會環境，進行著物質、能量和訊息的交換。

人的系統要活動、執行功能、維持體內環境的定位，就需要把物質、能量、訊息引進系統內，例如：食物既是潛在的能量，本身又是物質，而需要食物的質和量就是訊息。人必須不斷地從外界獲取訊息，形成自己的思想，向外界表達自己的觀點、立場與態度，因此人是一個開放系統。

### （二）相互影響

人既受環境的影響，又可影響環境；既可適應環境，又可改造環境，例如：環境污染造成人類呼吸系統疾病的增加，現代生活產生的壓力使人的心

理健康受到影響；但人又可發揮主動性來改變環境，例如：改善城市環境污染，創造舒適安全的居住環境，營造良好的社會文化背景。人的基本目標是保持有機體的平衡，這種平衡包含有機體內部各系統間，以及有機體與環境間的平衡。所有生命的系統都有一個內在環境和圍繞在它周圍的外在環境，人與環境是互動的，需要和諧一致。

　　幫助個人調整其內在環境，去適應外在環境的不斷變化，以維持身心的平衡，因此健康狀態是護理的主要功能之一。既然人是一個開放系統，在要求護理服務活動中，不僅要關心有機體各系統或各器官功能的協調平衡，還要注意環境對有機體的影響，這樣才能使人的整體功能更好地發揮和運轉。

## 貳、對人的進階認識

　　探討完前兩項對人的基本認識，繼續說明對人的進階認識，這個部分包含下列四個項目：(1)人有基本的需要；(2)人對健康有所追求；(3)人有成長與發展的規律；(4)人有自我管理的能力。

### 一、人有基本的需要

　　奧蘭多指出，「需要」是人的一種要求，它一旦獲得滿足，可即刻消除或減輕其不安與痛苦，維持良好的自我感覺。人的基本需要是指，個人為了維持身心平衡並求得生存、成長與發展，在生理和心理上最低限度的需要。此外，美國心理學家馬斯洛（Abraham Harold Maslow, 1908-1970）則將人的基本需要，按其重要性和發生的先後順序排列成五個層次，形成了人類基本需要層次理論。

### 二、人對健康有所追求

　　人對健康是有所追求的，這個主要反應在人對健康擁有的權利，以及必須擔負的責任。

## （一）健康權利與責任

　　人有擁有健康狀態的權利。每個人都希望自己有健康的身體和健全的心理狀態。同時，人對自身的健康，負有不可推卸的責任，病患的自我管理促進健康具有重要的意義。

## （二）主動追求健康

　　人不能被動地等待治療和護理，而應主動尋求有關健康的訊息，積極參與維護健康的過程。護理工作者可透過健康教育等方式，豐富人們的健康知識，支持、幫助護理對象恢復或增強自我管理能力，進而提高人的生存質量。個人如果生病後，會希望儘快恢復健康；面對這種需求，護理工作者不僅要為有自我管理缺陷的病患提供幫助，而且要善於激發病患的主動性，發掘病患的自我管理潛力，引導病患成為維護和恢復健康的主體。

# 三、人有成長與發展的規律

　　成長一般是指個人在生理方面的可量性增長，常用的人體可測量性生長指標有身高、體重及年齡等。發展是指，個人隨年齡增長及與環境間的互動而產生的身心變化過程，它是生命中有順序、可預測的改變，是學習的結果和成熟的象徵。

## （一）身心變化

　　成長與發展在人的一生中是持續進行的，不僅包含生理方面的變化，還包含心理方面及社會方面的適應和改變。成熟通常是指，生理上的成長和發展潛能得以充分發揮的過程，廣義的成熟還包含心理和社會方面的內容，即個人不僅獲得了生理方面的全面發展，還表現出許多成熟的行為。

## （二）持續性發展

　　成長與發展是持續的、有順序的、有規律的，以及可觀察的，例如：生

理發展中的頭尾順序與近遠順序、體重的增減、身高的增長等。每個人都要經過相同的成長和發展過程，經歷從胚胎期、胎兒期、新生兒期、嬰兒期、幼兒期、學齡前期、學齡期、青春期、成年期，以及老年期等九個時期。每個人又都是按自己獨特的方式和速度經過各個成長階段，而這是由個人特有的遺傳基因及環境互動所決定的。每個人的不同成長階段，各自具有一定的特徵，並均有一定的發展使命，在完成（或部分完成）一個階段後，才能進入到下一個階段。

### （三）遺傳與環境影響

遺傳和環境是影響一個人發展的重要因素。人體每一個細胞的細胞核上都有基因，而基因決定了整個發展過程中身體的變化，控制著身體的生物功能。因此，遺傳因素影響著人體的成長與發展，例如：嬰兒出生後，其性別、膚色等特徵已由遺傳所決定。環境是影響人類發展的另一個重要因素，它包含家庭、學校和社區等。此外，還有許多因素，諸如宗教、文化、社會、學習，以及生活經驗等，均會影響個人的成長與發展。

因此，護理工作者應掌握人類成長與發展的規律和影響因素，在進行護理活動時綜合考慮，因人而異、因地制宜地採取針對性的護理措施，提高護理成效。

## 四、人有自我管理的能力

### （一）自我管理

自我管理是指，個人為維持生命和健康的需要，而自己做出的一組活動，是有意識的、通過學習獲得的、連續的行為。自我管理從每天的日常生活中得到發展，個人運用智慧和經驗，通過不斷嘗試或向他人學習，使自我管理活動得以完善。當個人或集體均能有效地進行自我管理時，則能維持人的整體性並促進個人功能的發展。

## （二）自我監控

人對自身的功能狀態具有意識和監控能力。人有學習、思考、判斷和調適的能力，可以通過調節和利用內外環境資源，以適應環境變化和克服困難。人也有自我決定的權利和不同程度的自我管理能力，因此，護理應在現有能力的基礎上，補償其自我管理的不足，採用健康教育等形式進行指導，以幫助病患克服自我管理的局限，恢復和提高其自我管理能力。

# 參、對健康的認識

健康是個變化的概念，在不同的歷史條件、不同的文化背景，以及個人不同的價值觀念下，對健康有不同理解。究竟怎樣才算健康呢？這是一個綜合性、複雜，且在不斷深化發展的概念。以下將探討三個項目：(1)世界衛生組織的健康標準；(2)近代的健康觀念；(3)現代的健康觀念。

## 一、世界衛生組織的健康標準

世界衛生組織（World Health Organization, WHO）於 1948 年，在其憲章中明確將健康定義為：健康，不僅是沒有疾病和身體缺陷，還要有完整的生理、心理狀態和良好的社會適應能力。此一定義提示了人類健康的本質，指出了健康所涉及的若干方面。根據世界衛生組織制定的健康標準，人的基本健康包含下列十個項目：

1. 充沛的活力，能從容不迫的擔負日常生活繁重的工作，而不感到過分緊張和疲勞。

2. 處世樂觀、態度積極，樂於承擔責任，事無大小，不挑剔。

3. 善於休息，睡眠好。

4. 應變能力強，能適應外界環境中的各種變化。

5. 能夠抵禦一般感冒或傳染病。

6. 體重適當，身體勻稱，站立時頭、肩位置協調。

7. 眼睛明亮，反應敏捷，眼不發炎。

8. 牙齒清潔，無齲齒，不疼痛，牙齦顏色正常，無出血現象。

9. 頭髮有光澤，無頭屑。

10. 肌肉結實，皮膚有彈性。

## 二、近代的健康觀念

近代的健康觀念是指二十世紀前相關專家的觀點，這些觀點可以綜合為兩個主流：(1)生物個人健康觀念；(2)生態平衡健康觀念。

### （一）生物個人健康觀念

隨著近代醫學的形成，對人體健康的定義有了發展。人們認為健康是指，人體處於各器官系統發育良好、體質健壯、功能正常、精力充沛，並且具有良好勞動效能的狀態；通常會用人體測量、體格檢查和各種生理、生化指標來衡量。但這種健康觀念是生物醫學模式的產物，忽視了人們的社會特徵和心理特徵。

### （二）生態平衡健康觀念

生態平衡健康觀念重視人體的各種平衡（包含體液平衡、代謝平衡等），重視人體的致病因素（以生物病原體為主）、宿主和環境等三者之間的動態平衡，認為上述各種平衡處於協調狀態時即為健康，平衡失調或遭到破壞時則會發生疾病。但這種健康觀念忽視了「平衡始終是相對的」之概念。

## 三、現代的健康觀念

現代的健康觀念是指，二十一世紀的專家根據上一世紀的生物個人健康觀念與生態平衡健康觀念所發展出來的觀點。這個健康觀念包含三個論點：(1)健康是生理、心理、精神等方面的完好狀態；(2)健康是動態連續變化的過程；(3)健康受許多因素的影響。

## （一）健康是生理、心理、精神等方面的完好狀態

　　從世界衛生組織（WHO）的健康定義可以看出，人的健康包含了身體、心理和社會等各方面的總和，因此健康是反映整體的概念，人的任何一方面出現不正常，均會影響整體的健康狀態，例如：某人沒有生理疾病，但精神不愉快、抑鬱、沮喪、人際關係緊張，因此這個人同樣是處於不健康的狀態；而某人雖然有較嚴重的身體疾患，但心胸開朗、樂觀、積極正向的參與社會交往，能夠以最大限度發揮自己的潛能，因此這個人反而處於較健康的狀態。護理工作者應針對每個服務對象的不同健康狀態，通過正確評估，實施整體護理措施。

## （二）健康是動態連續變化的過程

　　健康與疾病是生命延續中的一種矛盾，這個矛盾的相互作用是以人的狀態來表現。維持健康的基本條件是人的多層次需要得到滿足，使有機體處於內外在環境的平衡和協調狀態。如將人的健康比喻成一根軸，軸的一端是極佳的健康狀態，另一端則是死亡。每種狀態都可以在這條軸線上找到位置，並且在任何時間都呈現動態的變化。健康和疾病是一個連續的過程，二者之間並沒有明顯的界線，人的大多數時間處於這個連續線的中間部分；一個人在健康與疾病軸上的位置，隨時都在變化，而不是靜止不動的。健康與疾病在一定的條件下，可以相互轉化，例如：慢性疾病的病患在病情穩定後，可以參加社會活動；身心障礙者能充分發揮其尚存的功能，成為殘而不廢的有用之人。因此，評估健康狀況時，只能使用相對性用語，沒有絕對的健康或疾病狀態。護理的工作範圍包含生命的整體過程，即從維護最佳健康狀態到幫助瀕臨死亡的人平靜、安寧、有尊嚴地死去。

## （三）健康受許多因素的影響

　　每個人因信念、社會背景、經濟能力、文化觀念等不同，會對健康產生不同的理解和認識，並進一步影響其維持和促進健康所採取的行動及生活方

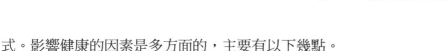

式。影響健康的因素是多方面的，主要有以下幾點。

## 1. 環境因素

環境對人類的影響極大，除了一些遺傳性疾病外，所有疾病都或多或少與環境相關。環境因素是指自然環境因素，包含：自然界中的空氣、水、陽光、糧食、蔬菜、動物等，是人類賴以生存的環境。然而在這個環境中，存在著許多危害人類健康的因素，例如：水質污染、空氣污染、病原微生物及其毒素、糧食、蔬菜農藥殘留等。

環境因素亦是指社會環境因素，包含下列三項：(1)政治制度：社會穩定、民主制度、政府健康政策等，會對健康產生很大的影響；(2)社會經濟因素：社會經濟狀況與個人經濟條件的好壞都會直接影響人們的健康；(3)文化教育因素：文化教育因素通過影響人類素質，間接影響到人們的健康意識。

## 2. 生物學因素

生物學因素是指遺傳因素，遺傳是影響人類健康的重要因素之一。目前所知的人類遺傳病種類達到二千種以上，且多數遺傳病尚無有效的根治方法，給家庭、社會、倫理、道德、法制和醫學等帶來很多難題。目前也有學者提倡人類靠科學配對，優生、優育及計畫生育等方法，用法律的方式加以限制，以減少遺傳病的發生，例如：希特勒的日耳曼民族優秀說，是類似的案例。

生物學因素亦是指心理因素，消極的心理因素會引發許多疾病，傳統醫學早就有「喜傷心、怒傷肝、哀傷脾、思傷胃、悲傷肺、恐傷膽、驚傷腎」之說，現代醫學研究也表明許多慢性病與心理因素有關，例如：心血管疾病、腫瘤、高血壓、胃潰瘍、十二指腸潰瘍等。

## 3. 生活方式

自古以來，人類就知道生活方式會影響個人的健康，這個看法包含：「起居時，飲食節，寒暑適，則身利而壽命益；起居不時，飲食不節，寒暑不適，則形體累而壽命損」。現代研究同樣也顯示，許多疾病與不良的生活

方式和生活習慣有關，因此科學家們大力提倡人類應培養良好的生活習慣。

　　現代科學家提出的良好生活習慣，包含：(1)不吸菸；(2)不酗酒；(3)節制飲食；(4)控制熱量、脂肪、鹽和糖的攝取；(5)適當鍛鍊身體；(6)定期體檢。

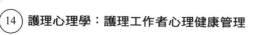
**思考問題**

1. 我們可以從哪些項目對人有基本的認識？
2. 根據世界衛生組織（WHO）的標準，健康的人包含哪些項目？
3. 二十一世紀的專家提出的現代健康觀念包含哪三個論點？
4. 請說明影響健康的三個相關因素？
5. 現代科學家提出良好的生活習慣包含哪些項目？

## 第二節　環境與疾病

　　人類賴以生存和發展的一切周圍事物稱為環境，包含內在環境和外在環境。人的一切活動離不開環境，並與環境相互作用、相互依存。根據這個前提，以下討論三個議題：(1)認識環境問題；(2)認識疾病問題；(3)掌握環境與疾病的關係。

## 壹、認識環境問題

　　認識環境問題的探討包含下列三個項目：(1)人的內在環境；(2)人的外在環境；(3)環境影響人的健康。

## 一、人的內在環境

　　人的內在環境是指，一個人的生理以及他的思維、思想與心理等。換言之，人的內在環境包含兩個層次：(1)生理層次；(2)心理層次。

### （一）生理層次

　　第一個描述人的內在環境的是法國生理學家伯納德（Claude Bernard, 1813-1878），他認為人既然是一個生物物體，若要生存就必須努力保持其身體內在環境處於相對穩定狀態。

### （二）心理層次

　　心理層次是個人內在環境的第二個層次，內容非常廣泛，包含主導個人需要與行動的人格、認知、思維、情緒等。這些議題在本書第二篇中有詳細的討論。

　　大量研究顯示：人體有一個不斷使其內部環境維持一種動態的相對穩定狀態之傾向，這種相對穩定狀態是靠有機體的各種內在的生理調節機制（例如：神經系統和內分泌系統的功能），在無意識的控制下，以自我調整的方式來控制和維持。然而，個人的進一步行動，則需要靠各種內在的心理調節機制（例如：思想系統的功能），在有意識的控制下，以自我調整的方式來控制和維持。

## 二、人的外在環境

　　人的外在環境可以分為生態環境、人文社會環境，以及與護理專業有關的治療性環境。

### （一）生態環境

　　生態環境即自然環境，是指存在於人類周圍自然界中各種因素的總稱，它是人類及其他生物賴以生存和發展的物質基礎，包含：物理環境，如空

氣、陽光、水、土壤等，以及生物環境，如動物、植物、微生物等。由於
環境與人類的健康密切相關，所以護理工作者有責任、有義務透過各種管
道，運用各種方式去宣傳和影響服務對象，讓大家都注意到環境保護的重
要性。

## （二）人文社會環境

人文社會環境是指，人們為了提高物質和文化生活而創造的社會環境。
在這個環境中，同樣也會存在許多危害健康的因素，例如：人口的超負荷成
長、文化教育落後、人際關係不協調、缺乏科學管理，以及醫療保健服務體
系不夠完善等。

## （三）治療性環境

治療性環境是指，專業人員在以治療為目的的前提下，創造一個適合病
患恢復身心健康的環境。個人在生命過程中都有接觸治療性環境的機會，其
優劣不僅會影響病患在就醫期間的心理感受，還會影響個人疾病康復的效
果。因此，作為醫療機構，為病患提供一個安全、舒適、優美的治療性環境
是十分重要的。

治療性環境應考慮以下兩個因素：

1. 舒適：舒適來自於醫院良好的物理環境，包含：溫度、濕度、光線、
噪音的適量控制，以及優美的環境布置與清潔的維持等，也源於醫務
人員專業的技術與良好的服務態度。
2. 安全：治療性環境應考慮病患的安全，所以醫療機構在建築設計、設
施配備，以及治療護理的過程中，均應考慮安全因素，以防發生意外
事件，例如：防火裝置、緊急供電裝置、配置安全輔助用具或設施，
如拐杖、輪椅、無障礙走道、扶手欄杆的走廊等。同時，要求醫院中
設有院內感染控制小組，定期對醫院內的空氣、物體表面及無菌物品
等進行細菌監測，防止院內感染的發生。

## 三、環境影響人的健康

　　環境作為壓力源，對人的健康產生重要影響。良好的環境能夠促進人的健康，有助於患者康復；不良的環境則會對人的健康造成一定的危害。在人類所患的疾病中，不少與環境因素有關，例如：環境污染會導致相關疾病的流行，因病住院導致心理情緒的變化或社交障礙、人際關係改變等。

# 貳、認識疾病問題

　　認識疾病問題的探討，包含下列三個項目：(1)疾病的定義；(2)疾病的特徵；(3)健康與疾病的關係。

## 一、疾病的定義

　　疾病定義的探討，包含以下三個項目：(1)辭海的定義；(2)生物學的定義；(3)社會學的定義。

### （一）辭海的定義

　　辭海的定義指出，疾病是人體在一定條件下，由致病因素所引起的一種複雜，而有一定表現形式的病理過程。此時，在不同程度上，人體正常生理狀態遭到破壞，表現為對外界環境變化的適應能力降低，勞動能力受到限制或喪失，並出現一系列的臨床症狀。

### （二）生物學的定義

　　生物學的定義包含三個觀點：

1. 疾病是細胞、器官或組織損傷的結果。
2. 疾病是生物學的變量，是有機體功能、結構形態的不正常。這種觀點基本上把握了疾病的本質，但存在孤立、片面的缺點，無法解釋一些無結構、形態改變的疾病，例如：神經心理性疾病等。

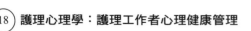

3. 疾病是有機體穩定狀態的紊亂。法國生理學家伯納德認為，生理過程是對有機體內在穩定狀態的維持，而疾病過程則是對內在穩定的破壞。

### （三）社會學的定義

社會學的定義指出，疾病是社會行為，特別是勞動能力的改變。此一定義不是從疾病本身固有的本質和特點出發，而是從疾病的社會影響後果出發，其指出疾病會使人的勞動能力和其他社會行為喪失或改變，提醒人們應努力消除疾病，戰勝疾病。

以上幾種學說相互補充，使我們對疾病本質的認識有全面性的認知。現代觀點對疾病的認識，不只局限於身體器官的機能與組織結構的損害，還包含：人體各器官、系統之間的聯繫、人的心理因素與軀體的互動，以及人體與外界社會環境之間的互動。

## 二、疾病的特徵

縱觀上述各種現代疾病觀，可歸納出以下四個基本特徵：

1. 疾病是生命活動中與健康相應的一種特殊徵象，是發生在人體一定部位、一定層次的整體反應過程。
2. 疾病不僅是體內的一種疾病過程，而且是對內外在環境適應的失敗，是內外在環境因素作用於人體的一種損傷性客觀過程。
3. 疾病是有機體動態平衡的失調與破壞、正常活動的偏離、功能、代謝和形態結構的異常，以及因此而產生的有機體內部各系統之間和有機體與外界環境之間的協調障礙。
4. 疾病不僅僅是身體上的生病，而且也包含精神、心理方面的異常現象。

綜上所述，可將疾病定義為：疾病是有機體（包含軀體和心理）在一定的內外在因素作用下，而引起一定部位的功能、代謝、形態結構的變化，表現為損傷與消除損傷的整體病理過程，是對有機體內外在環境平衡的破壞和與正常狀況的偏離。

## 三、健康與疾病的關係

健康和疾病都是人生命過程中最為關注的現象，對於健康和疾病的關係，有下列四種不同的看法：

1. 過去多認為健康和疾病是兩者各自獨立且相互對立，即為一種非此即彼的關係。這個論點主要是指生理的疾病，但並不包含精神與心理方面的疾病。

2. 到了二十世紀七〇年代，有人提出健康與疾病是連續結合體的觀點，認為健康與疾病構成的一種軸線，貫穿於人的生命從出生到死亡，即以良好的健康狀況為一端，以疾病狀態、衰老和死亡為另一端；每個人時時刻刻都處在這個健康與疾病構成的軸線兩端之間的某一點上，並不斷變化著，任何進程都包含著健康與疾病的成分，哪一方面占主導，就表現出哪一方面的現象與特徵。

3. 現代的觀念則發展為：健康與疾病不但是相對的，也是動態變化的，在一定條件下可以相互轉化。而現在更多觀點認為，健康與疾病可在個人身上同時並存，即一個人可能在生理、心理、社會的某方面處於低水準的健康，甚至疾病狀態，但在其他方面卻是健康的。

4. 健康和疾病之間有時很難找到明顯的界限，存在過渡形式，是動態的，不是絕對的，例如：一個人自覺不適，可能僅是由於疲勞所致，並非是患了某種疾病，但也可能是某些疾病的先兆；一個早期癌症的病患，可能毫無症狀，不過疾病已潛伏在其體內，並在持續發展中。

## 參、掌握環境與疾病的關係

在討論認識環境、認識疾病，以及健康與疾病的關係之後，如何掌握環境是一個護理工作者的重要課題。

# 一、掌握環境

## （一）自主性

自主性是指，一個可信賴的或健康的人，可以超越其現實情況，堅持其自主性，不被本身的精神及情緒所拘束，不以超越環境、獨立自主或奮鬥的方式來下定義，而是以環境為中心思想來給健康之人下的定義，例如：具備控制環境的能力，可以有效的、有能力的、適當的，以及游刃有餘的與環境做聯繫，並且充分認識環境，與環境相處融合的成功者。

## （二）自動性

進一步來說，環境、工作分析和任務要求，不應當做為個人價值或健康的唯一依據。人不僅要對外表現，而且也要有自我的肯定：是一種超越精神中心的觀點，它不適用於給健康心靈下定義的理論。馬斯洛指出，我們一定不可陷入「用固定的思想方式來為優秀的有機體下定義」的陷阱，彷彿他是一個機械而不具有自動性，也彷彿他只是達到某種成就的工具。

# 二、自我實現

馬斯洛指出，關於心理學的東西都可以透過對於健康、創造性、藝術、娛樂和愛的興趣中學到。從這些探索的種種結果中選出一個結果來強調，而且這是對人性的內在、無意識、原初過程，以及對古代的、神話般的和詩意的東西，在態度上的變化。

## （一）錯誤觀念

因為不健康狀況的根基，首先是在無意識之中發現的，所以我們通常就認為無意識是醜陋的、邪惡的、瘋狂的、骯髒的和危險的，而且也傾向於認為原始過程是歪曲真理的。但是，我們發現這些內在也是創造性、藝術、愛、幽默、娛樂的源泉。

在所有領域中，馬斯洛對於一切行為都有動機的大眾理論進行了批判，因為他認為，行為的應付方面和表現方面有重要的區別。馬斯洛強調，表現行為或者是無動機的，或者是較少動機的（依據每個人如何認定有動機的涵義）。在更純粹的表現行為形態上，它們與環境的關係很小，而且沒有改造或適應環境的目的。適應、合宜、勝任或控制等這些詞彙，並不適用於表現行為，只適用於應付行為。

馬斯洛認為，只要集中注意力就不難發現，兩種效能結構有機體內部的和環境的關係。不相干的東西就被忽視，而不予以注意。各種有關的智能和訊息，在決定性目標的指引下，排列它們自己，這就意味著，重要性變成按照有助於解決問題的有效性來確定。對解決這個問題沒有幫助的東西，就變成次要的，選擇就成為必要的。所以，抽象地說，這就意味著對某些東西是忽略的、不注意的、排斥的。

## （二）控制環境

馬斯洛指出，只要我們努力想去控制環境或使它產生效用，就必然會對完全、客觀、超然不干預的認知可能性造成損害，而且它們之間是相互成正比的。只要我們任其自然，我們就能完全感受。再者，根據心理治療的經驗，我們愈是渴望做出診斷和行動計畫，我們所做的事就愈無益；我們愈是渴望治癒疾病，它就愈是長期不癒。每一個精神疾病之研究人員，都必須學會不力求治好，不變成急躁的人。在這種場合以及許多其他場合，屈服就是克服，恭順就是成功。

但最關鍵的是，我們經常在健康的人身上，初步發現這種關於世界的存在認知，而且它又可以相應地作為健康的一個指標性特徵。馬斯洛在高峰經驗（暫時的自我實現）中，也發現了存在認知，這就表示，與環境的健康關係來說，控制、勝任、有效等這些詞彙所提示的主動目的性，甚至已遠遠超過明智的健康概念或超越概念的需要。

## （三）超越恐懼

可以預見，感受剝奪對健康人所引起的，應該不僅僅是恐懼，而且還有愉快。也就是說，由於切斷了與外部世界的聯繫，而使內部世界進入了意識，又由於內部世界是被健康人有更多認可和享受的，所以他們應該更有可能享受到感覺剝奪的樂趣。為了更明確無誤地理解此一觀點，馬斯洛強調：為了真正的自我而傾向內部，這是一種主體的生物學，因為這必須包含一種努力，把自己體質的、氣質的、解剖的、生理的和生物化學的需要、智能和反應，即自己生物的個人性變成有意識的。這聽起來可能是矛盾的，但也確實是體驗人類共同性的途徑。

上述這些關於健康理論的考慮，使我們清楚看到：我們一定不能忘記自主的自我和純粹的心靈，不可認為它只是適應的裝置，即使在我們處理與環境的關係時，我們也必須為和平環境及惡劣環境的承受關係，提供理論的位置。

# 三、掌握健康

人需要健康，然而個人卻沒有能力完全負起這個重責大任，因此會透過醫療保健來提供服務。

## （一）醫療服務

人類生病之時，需要醫療服務以便恢復健康。醫療保健服務是醫療保健機構和專業人員為了預防疾病、治療疾病、增進健康，而運用的衛生資源和醫療手段，有計畫、有目的地向個人、群體和社會提供必要的服務活動之過程。

## （二）醫療保障

在醫療保健服務中，醫療資源的分配、醫療保健人員的質和量、醫療服務水準的優劣、醫療制度的完善程度，以及人們獲得醫療保健服務的便利與否，都將對人類健康產生重大影響。

思考問題

1. 請說明治療性環境應考慮哪兩個主要因素？
2. 請分別從辭海、生物學、社會學的觀點，來說明疾病的定義？
3. 現代疾病觀包含哪四個基本特徵？
4. 請說明不同看法如何論及健康與疾病的關係？
5. 護理工作者應如何掌握環境與疾病之間的關係？

# 第三節　護理工作

　　護理工作者只有對護理及護理專業有所認識，方能不斷塑造自己的專業特徵，培養自己的專業素質，在今後的健康照顧體系中扮演好自己的角色。此部分請讀者參閱本書的四篇附錄：(1)我國護理人員概況；(2)我國護理人員倫理規範；(3)國際護理倫理守則；(4)美國護理學會護士守則。本節討論以下三個部分：(1)認識護理概念；(2)認識護理工作；(3)認識護理對象。

## 壹、認識護理概念

　　認識護理概念的探討，包含下列三個項目：(1)護理的基本概念；(2)護理工作的內涵；(3)系統化的護理概念。

### 一、護理的基本概念

　　護理的英文為nursing，源於拉丁文nutriciu，原意為撫育、扶助、保護、照顧幼小，承擔這項工作的人則稱為 nurse。早在 1914 年，中國護理界前輩鐘茂芳就將 nurse 翻譯為護理工作者，闡明從事護理專業的人員應是具有學

識基礎的人士。護理的概念是隨著護理專業的形成和發展而不斷提升與修正的，在護理學的發展史中，先後有多名護理專家曾揭示過護理的概念，例如：南丁格爾、韓德森等前輩。

## （一）南丁格爾

1859 年，南丁格爾（Florence Nightingale, 1820-1910）提出護理的獨特功能：協助患者置身於自然而良好的環境下，恢復身心健康。1885 年，她又指出，護理的主要功能在於維護人們良好的狀態，協助他們免於疾病，達到他們可能享受的最高健康水準。

## （二）韓德森

1966 年，美國護理學家韓德森（Virginia Henderson, 1897-1996）指出，護理的獨特功能是協助個人，包含患病者或健康的人，執行各項有利於健康或恢復健康，或安詳死亡的活動。當個人有足夠的體力、意願和知識時，他能獨立執行這些活動，而無需他人的協助；護理的貢獻在於協助個人盡快不必依靠他人而能獨立執行這些活動。此定義闡明了護理的對象為所有人類，護理的目標是使健康的人更加健康，並免於疾病或有利於健康，使有病的人得到早日康復，並免於疾病惡化或恢復健康，也讓臨終者得以安詳地走向人生旅程的終點。

## （三）美國護理學會

1980 年，美國護理學會（American Nurse Association, ANA）將護理定義為：護理是診斷和處理人類對現存的和潛在的健康問題之反應。此定義闡明了護理研究對象為處於各種健康水準的人，護理工作者必須蒐集護理對象的各種反應，採取適當的護理措施去解決已存在的和潛在的健康問題，並評估其成效。

## 二、護理工作的內涵

　　儘管一百多年來護理工作發展迅速，然而它所具有的一些基本內涵，即護理工作的核心概念始終未變，包含「照護」是護理工作永恆的主題。縱觀護理發展史，無論是在什麼年代，無論是以什麼樣的方式提供護理工作，照顧病患或服務對象永遠是護理工作的核心。

### （一）人道主義執行者

　　護理工作者是人道主義忠實的執行者。在護理工作中提倡人道，首先要求護理工作者視每一位服務對象為具有人性特徵的個人，為具有各種需求的人，且應尊重個人、提倡人道，並要求護理工作者對所有服務對象一視同仁，不分貴賤、不論貧富與種族，積極救助病患，為人們的健康服務。

### （二）幫助性的護病關係

　　幫助性的護病關係，是護理工作者用來與服務對象互動以促進健康的模式。護理工作者和病患的關係是一種幫助與被幫助的關係，護理工作者應要求自己以特有的專業知識、技能與技巧，為服務對象提供幫助與服務，與服務對象建立良好的護病關係。但護理工作者在幫助不同病患的同時，應深化自己所學的知識，並累積工作經驗。因此，這種幫助性是雙向的。

## 三、系統化的護理概念

### （一）系統化概念

　　系統化整體護理是以現代護理觀為指導，以護理程序為核心，將臨床護理和護理管理的各個環節系統化的工作模式。整體護理是在「生物—心理—社會—醫學」模式的深刻影響下產生的，是人類對自身和健康與疾病的認識不斷深化的必然結果，是形成現代護理學基本概念的基礎。

　　1. 人是由身、心、社會、文化各方面所組成，其健康亦受到各種因素的

影響，因此護理工作者在照顧病患時，應注意滿足其生理、心理及社會等方面的整體需求。

2. 人在生命過程的各個階段，特別是在生、老、病、死時，分別有著不同的護理需求，因此護理工作者應服務於人類生命的整個過程，針對個人所處生命的不同階段，給予相應的照顧與健康指導。對於生病的個人，不僅要注重疾病的痊癒，還要關注病患的康復情況和自理能力，促進其恢復到個人健康的最佳水準。

3. 人是生活在社會中的個人，一個人生病不僅會影響其家庭，甚至會波及到社會（例如：傳染病）。因此，護理工作應逐步從個人延伸到家庭和社區，達到促進全民健康的目的。

## （二）系統化意義

整體護理是從單純疾病護理發展到一定階段的必然結果，是護理隨著健康定義及醫學模式的轉變，綜合其他學科的研究成果，例如：醫學、社會學、人類學等，而產生與發展的。整體護理的實施，為護理領域帶來了一場如下的重大變革：

1. 充實和改變了護理研究的方向和內容：整體護理在注重疾病護理的同時，更注重對人的研究，因此在護理學中充實了許多有關人的心理、社會、行為、倫理、道德等方面的研究內容。

2. 拓展了護理的服務範圍，改變了護理工作者的傳統形象：實施整體護理，不僅關心病患生理方面的問題，還要考慮到其心理和社會問題，因此護理的服務範圍由單純的疾病護理，拓展到了以人為中心的，對身、心、社會等全方位的護理。

3. 有助於建立新型的醫護關係和護病關係：在以病患為中心的整體護理實踐中，護理工作者不再僅是醫生的助手，同時還與醫生相互合作，形成新型的合作夥伴關係。病患是護理服務的核心，其思想、行為與感受、情緒等都會受到護理工作者的重視，因此護病關係得以加強。

4. 新型護理管理觀念的提出：整體護理的開展，要求護理管理者也同樣應具有以病患為中心的思想，一切管理手段與行為，均應以增進和恢復病患健康為目的，例如：一些傳統的護理管理中，在進行護理技術操作時，僅重視操作本身的正確性而忽視病患的感受，這種觀念就必須加以改進。

# 貳、認識護理工作

認識護理工作的探討，包含以下三個項目：(1)護理是一種助人的活動；(2)護理是一個專業；(3)護理是科學和藝術相結合的活動。

## 一、護理是一種助人的活動

護理的目標是滿足人的基本需要，在尊重人的需要和權利的基礎上，提高人的生命質量。具體而言，它是通過促進健康、預防疾病、恢復健康、減輕痛苦等四項護理工作者的基本職責來實現的。護理是幫助人們獲得最大限度健康的一種活動，這種幫助基於不同的需要，有不同的形式和方法。對於完全沒有能力照顧自己的人，例如：昏迷的病患、失去自理能力的老年人、尚未獲得自理能力的嬰幼兒等，護理就要幫助他們滿足一切生存的需要；對自我照顧能力有缺陷的人，如急症或治療、手術之影響，不能完全依靠自己的力量滿足其基本需要的人，護理就要幫助他們滿足其基本需要，使他們逐步地恢復健康；而對有能力照顧自己的人，護理則要提供必要的知識、技能，幫助他們保持健康、預防疾病。

## 二、護理是一個專業

護理稱得上是一種專業嗎？過去這個問題讓許多人產生疑問。隨著近年護理的發展，已獲肯定護理工作為一項專業，說明如下。

## （一）心理學家的觀點

1981 年，美國心理學家凱利（T. Kelley）將專業的特點歸納為：

1. 專業服務對人類是重要的，且能造福於社會，因此專業擁有專門的知識體系，且通過科學研究可不斷擴展。
2. 專業服務的重要特點是涉及知識和智能活動，專業人員要承擔應負的責任。
3. 專業人員的工作有相當的獨立性，可控制自己的政策、法規和活動，專業人員願為他人服務（利他主義），把工作作為自己的終生事業（是自己生命的一部分）。
4. 專業人員需在教育體制內，培養或受更高層次的教育。
5. 專業人員有職業倫理守則，以指導其成員的行為和抉擇。
6. 專業人員有自己的學術團體，鼓勵和支持高標準的工作實踐。

## （二）護理學家的觀點

護理學家寇汀（Leah Curtin）認為，護理專業有下列各項特徵：

1. 全力投入工作：護理是一種助人的事業，要求護理工作者專心地、全力地投入這項服務，才能滿足人們健康方面的需求。
2. 重視人際關係：護理工作者是醫療保健機構中的重要成員，在進行護理服務的同時，需與服務對象及其家屬建立起良好的專業性人際關係，另外也需與醫療保健機構中的其他醫務人員保持良好的人際關係，並增進彼此間的合作。
3. 具有專門的知識與技能：護理工作者的知識與技能是臨床護理能力的重要組成，只有具備了必須的知識與技能，才有可能成為一名稱職的護理工作者。
4. 重視自律：在進行專業服務時，應建立起專業的執業標準，並以此作為專業人員行為的準則，以維持專業水準。
5. 有相應的倫理守則：倫理守則是護理工作者在執行工作時應遵循的行

為準則。

6. 有自己的專業團體：專業團體可保護專業人員及服務對象的權益，並能促進專業的健全發展。

## 三、護理是科學和藝術相結合的活動

護理是在科學指導下的一種活動，護理工作者所從事的工作，是以自然科學和社會科學知識為指導的，且自身具有完整的知識體系，同時護理活動的過程可以通過科學管理活動來得到指導和評估，運用有效的研究方法和研究步驟來分析問題、解決問題。此外，護理工作還充滿了創造性的藝術。護理的對象非常多樣化，情況各不相同，要求護理工作者靈活地運用科學知識，把每一個服務對象都視為獨特的個人。

由於護理學的發展，護理工作已由傳統單純地做醫生助手，發展為醫生的合作夥伴，已從一門職業或單純的一門技術，發展成為一個專業。

## 參、認識護理對象

為認識護理對象——人，我們有必要做一個綜合性的確認。此部分的探討包含下列四個項目：(1)人與環境相互依存；(2)人、環境與健康的關係；(3)護理與健康的關係；(4)人、環境、健康和護理的關係。

## 一、人與環境相互依存

人的一切活動離不開環境，並與環境相互作用、相互依存。任何人都無法脫離環境而生存發展的，環境是動態和持續變化的。因此，人在與環境相互依存的過程中發展出兩種關係：

1. 人必須不斷地調整有機體內在環境，以適應外在環境的變化。
2. 人可以透過自身力量來改變環境，以利生存。

## 二、人、環境與健康的關係

人類的健康與環境狀況息息相關，這種密切關係發展出兩種模式：

1. 人類通過自身的應對機制不斷地適應環境，透過征服自然與改造自然不斷改善和改變自己的生存與生活環境。

2. 環境質量的優劣不斷地影響著人類的健康。

根據統計，在人類所有的疾病中，不少與環境中的致病因素有關，其中人為的生產活動造成的環境破壞，較之於自然環境中的危害因素，對人類健康的威脅更為嚴重。所以人們在改造自然的同時，要有環境保護意識，使人類與環境相互協調，維持一個動態的平衡狀態。

## 三、護理與健康的關係

自從護理發展以來，就和健康密不可分：

1. 世界衛生組織（WHO）於 1978 年指出，護理工作者作為護理的專業工作者，其唯一的任務就是幫助病患恢復健康，幫助健康的人促進健康。

2. 「國際護理倫理守則」規定，護理工作者的權利與義務為：保護生命、減輕痛苦、促進健康。在這些專業條文中，都明確指出護理與健康的關係，護理工作者也因此被喻為健康的天使、健康的護衛者。

一百多年以來，護理的專業實踐向人們成功地展示了，護理在健康服務領域中所取得的巨大成就；這些成績的取得，與護理專業在健康服務領域中擁有的優勢有關，這種優勢突出地表現為護理工作者在健康服務領域中，處於最接近的位置，有最多的機會與服務對象接觸。

## 四、人、環境、健康和護理的關係

人、環境、健康和護理，被公認為是影響和決定護理實踐的四個最基本概念，對這四個概念的認識，直接影響著護理學的研究領域、護理工作的範圍和內容。

## （一）四個概念密切相關

　　人、環境、健康和護理這四個概念是密切相關的。護理研究必須注意人的整體性、人與社會的整體性、人與自然的整體性，只有把人和自然、社會看做一個立體網絡系統，把健康和疾病放在整個自然、社會的背景下，運用整體觀念和思維，才能探索出護理學的科學規律，並促進護理學的發展。在這些概念中，護理實踐的核心是人，對人的認識是護理理論和實踐的核心與基礎，它影響整個護理概念的發展，並決定了護理工作的任務和性質。

## （二）健康是護理的中心

　　人是護理的對象，人的健康是護理的中心，護理對象存在於環境之中，並與之互為影響，健康即是有機體處於內外環境平衡、多層次需要得到滿足的狀態。護理的任務是創造良好的環境並幫助護理對象適應環境，進而達到最佳的健康狀態。

### 思考問題

1. 請分別說明南丁格爾、韓德森，以及美國護理學會（ANA），如何描述護理的概念？
2. 系統化的護理包含哪些基本概念？
3. 護理學家寇汀（Leah Curtin）認為護理專業有哪些特徵？
4. 護理服務的對象主要是人，對於綜合性的認識人主要包含哪四個項目？
5. 從「國際護理倫理守則」之規定，護理工作者的權利與義務為何？

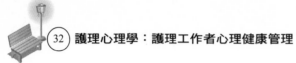

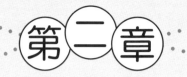

# 第二章

# 護理心理學的功能
## ——心理學在護理工作的應用

　　本章「護理心理學的功能」主要的任務是討論「心理學在護理工作的應用」。由於護理工作的主要目標是人的健康，當然亦包含其心理健康，同時心理學也能夠提供技術上的支援，例如：心理衛生與心理諮詢，這些都是本章要討論的重要主題。因此本章規劃為三節：第一節「心理健康」，第二節「心理衛生」，第三節「心理諮詢」。

　　第一節「心理健康」將探討三項議題：(1)何謂健康；(2)心理健康的標準；(3)心理健康的表現。在第一項「何謂健康」中，將討論：健康的定義、心理健康的涵義等兩個項目；在第二項「心理健康的標準」中，將討論：行為健康標準、情緒健康標準、行為協調標準、智力健康標準、心理特點符合年齡標準，以及心理適應標準等六個項目；在第三項「心理健康的表現」中，將討論：本性的健康、人格的健康等兩個項目。

　　第二節「心理衛生」將探討三項議題：(1)何謂心理衛生；(2)心理衛生的原則；(3)各年齡階段的心理衛生。在第一項「何謂心理衛生」中，將討論：心理衛生的意義、心理衛生的階段性等兩個項目；在第二項「心理衛生的原則」中，將討論：要有自知之明、適當的心理反應、防止與克服心理衝突，以及參與有益的集體活動等四個項目；在第三項「各年齡階段的心理衛生」中，將討論：兒童時期的心理衛生、青少年時期的心理衛生、中年時期的心

理衛生，以及老年時期的心理衛生等四個項目。

第三節「心理諮詢」將探討四項議題：(1)何謂心理諮詢；(2)心理諮詢的範圍；(3)心理諮詢的原則；(4)心理諮詢的特性。在第一項「何謂心理諮詢」中，將討論：兩個階段、心理諮詢等兩個項目；在第二項「心理諮詢的範圍」中，將討論：諮詢內容、諮詢形式等兩個項目；在第三項「心理諮詢的原則」中，將討論：雙方結合原則、開發潛力原則、綜合性原則、靈活性原則、對諮詢者負責的原則，以及矯正與發展相結合的原則等六個項目；在第四項「心理諮詢的特性」中，將討論：雙向性、社會性，以及多樣性等三個項目。

## 第一節　心理健康

本節首先要針對心理健康主題，討論下列三個項目：(1)何謂健康；(2)心理健康的標準；(3)心理健康的表現。相關的心理健康議題將在第十一章有更進一步的論述。

## 壹、何謂健康

何謂健康的探討，包含下列兩個項目：(1)健康的定義；(2)心理健康的涵義。

### 一、健康的定義

人的健康包含身體健康與心理健康兩方面，一個人的身體與心理都健康，才能稱得上是真正的健康。在一般情況下，健康應包含以下幾項因素：

1. 身體各部位發育正常、功能健康，沒有疾病。
2. 體質健全，對疾病有較強的免疫力，並能刻苦耐勞，擔負各種艱鉅繁

重的任務，接受各種自然環境的考驗。

3. 精力充沛，能經常保持頭腦清醒，全神貫注、思想集中，對工作、學習都能保持較高的效率。

4. 意志堅定、情緒正常、精神愉快。

聯合國世界衛生組織（WHO）對健康下的定義是：健康不但是沒有身體疾患，而且要有完整的生理、心理狀態和社會適應能力。

## 二、心理健康的涵義

心理健康與人的健康是不可分割的重要項目，但什麼是心理健康呢？與生理健康有標準的情況一樣，一個人的心理健康也是有標準的。只是心理健康的標準不像生理健康的標準那樣的具體與客觀。

### （一）心理健康的定義

心理學家英格理斯（H. B. English）認為：「心理健康是指一種持續的心理情況，當事者在那種情況下能有良好的適應，並具有生命的活力，而且能充分發展其身心的潛能。」另一位心理學家則認為：「心理健康的人應能保持平靜的情緒、敏銳的智能、適於社會環境的行為，以及愉快的氣質。」

### （二）心理健康的品質

心理學家馬斯洛認為，心理健康的人要具備下列九項品質：

1. 具有自發而不流俗的思想。

2. 對現實具備有效率的知覺。

3. 在環境中能保持獨立，欣賞寧靜。

4. 既能悅納本身，也能悅納他人。

5. 對於平常事物，甚至每天的例行工作，能經常保持興趣。

6. 注意哲學與道德的理論。

7. 能接受歡樂與受傷的體驗。

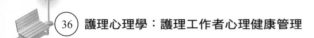

8. 具有民主態度、創造性的觀念和幽默感。

9. 能與少數人建立深厚的感情，具有助人為樂的精神。

# 貳、心理健康的標準

綜上所述，在心理學家的觀點中，心理健康的標準包含以下六個項目：(1)行為健康標準；(2)情緒健康標準；(3)行為協調標準；(4)智力健康標準；(5)心理特點符合年齡標準；(6)心理適應標準。

## 一、行為健康標準

人的行為是有意識與動態的行動，主要是反應一個人的內心想法。因此，以下從行為反應與行為反應異常等兩個項目來討論。

### （一）行為反應

行為反應適度是心理健康的一個指標。人與人之間的行為反應是不同的，有的人反應敏捷，有的人反應遲緩，而一個人在人生不同階段的反應也是有所差異的，且反應敏捷與反應遲緩是有一定的限度。反應敏捷並不等於反應過度，因為反應敏捷是正常的，而反應過度則是異常的；反應遲緩並不等於沒有反應，前者在一般情況下是正常的，後者則是異常的。

### （二）行為反應異常

一個人的行為反應若是經常表現出異常敏感或異常遲緩，就是屬於心理異常的範疇，例如：一個人聽見電話鈴的聲音，就嚇得心驚膽顫，這就是異常敏感的行為反應，是心理異常的一種表現。而一個人倘若經常對各種刺激都顯得若無其事，對重大刺激也無動於衷，則屬於異常遲緩的行為反應，這也是心理異常的一種表現。

人的行為反應異常是逐步發展而成的，因此在日常生活與工作中，要注意觀察與體會自己的行為反應，一旦發現行為反應有不適度的傾向，就要及

早查清原因，及時予以糾正。同時，還要明白鑑別經常性行為反應異常與暫時性行為反應異常的區別；人在情緒激動、注意力高度集中、疲勞與生病的情況下，有可能產生異常的行為反應，這種異常的行為反應可能是暫時性的，因為當情緒恢復平靜、疲勞得到恢復、疾病消除後，異常行為反應也會自然消失。

# 二、情緒健康標準

心理健康的情緒標準，主要包含以下幾個方面。

## （一）情緒穩定

情緒穩定代表個人的中樞神經系統的活動，處於相對的平衡狀況，反映了中樞神經系統活動的協調性。倘若一個人的情緒經常很不穩定，變化莫測，這便是情緒不健康的表現。

## （二）掌握情緒波動

情緒是由必要的原因引起的：快樂的情緒是由愉悅的現象引起的；悲哀的情緒是由不愉快或不幸的事件引起的；憤怒是由於挫折所引起的。一定的事物會引起相應的情緒健康，但如果一個人受到挫折反而高興，受人尊敬反而憤怒，這就是情緒不健康的表現。

## （三）學會情緒轉移

情緒的作用時間會隨著客觀情況的變化而轉移，在一般情況下，引發情緒的因素消失之後，其情緒反應也應逐漸平穩，例如：孩子不慎摔破了一個碗，其母親可能當下會很生氣，但事情過後，也就不生氣了。如果連續幾天都在生氣，甚至長期都在生氣，這就是情緒不健康的表現。

## （四）保持心情愉快

心情愉快是情緒健康的另一個重要標準。愉快表示人的身心活動處於和

諧與滿意的狀態，表示一個人的身心隨時處於積極的狀態，而消極則是心理不健康的表現，任何人在生命道路上難免遭遇挫折或不幸，例如：親友病故，此時會引發情緒悲哀，這當然是正常的情緒反應。

## 三、行為協調標準

心理健康的行為協調，通常表現在言行一致與行為敏捷等兩個層次：前者是指個人的想法與行動一致，後者則是反應行為的品質。

### （一）言行一致

心理健康的行為協調表現在兩個方面：一方面是意識與行為的一致，即言行一致；另一方面則是在相同或類似情境下的行為表現的一致，這樣的人，就符合心理健康的行為協調標準。心理健康的人，其思想與行動是合一的、協調的，思維邏輯性強，說話有條理，行動有條不紊，做起事來按部就班。心理不健康的人，經常說一套做一套，語言毫無邏輯、語無倫次，行為是矛盾的，做事有頭無尾或三心二意，處理事情也混亂無序。

### （二）行為敏捷

思維靈活、行為敏捷是人良好的心理品質，它與行為不協調是兩回事。行為敏捷是受思維靈活所支配，與行為敏捷是合一的、協調的。行為不協調反映了思維與行為的不一致，是思維與行為失調的表現。一個人的行為不協調，不能由一、二件事的行為表現來判定，而要根據經常性的行為表現，進行全面性分析而判定。

## 四、智力健康標準

智力是指，人的認識能力與活動能力所達到的水準。智力的內容主要是由觀察能力、記憶能力、思維能力、想像能力，以及操作能力等構成；智力是人們正常生活、學習、工作的最基本心理條件，是人們與自然環境及社會環境保持動態平衡的心理保證。因此，智力是衡量人的心理健康最重要的標

準之一。一般說來，大多數人的智力都是正常的，資賦優異與智能不足的人都只占少數。

## （一）資賦優異

　　智力異常是指智力水準超出一般人或者智力水準落後一般人。前者是指資賦優異的人，通常可以分成兩類：一類是智力超過一般人的超常；另一類則是特殊才能的超常，例如：在數學、技術、外語、體育、音樂、繪畫等特殊領域表現出超群出眾的才能。在資賦優異中，前一類占的比例較小，後一類占的比例較多。資賦優異屬於智力正常的範圍，符合心理健康智力標準的基本要求，也就是說，大多數人的智力都符合心理健康的智力標準。

## （二）智能不足

　　智能不足屬於智力不正常的範圍，它達不到心理健康的智力標準。智能不足的人在人群中儘管是少數，但由於他們心理不健康，給家庭和社會帶來很大的負擔。在日常生活中，判斷智力是否正常的最簡便方法有兩個：一是與同年齡的大多數人的智力發展水準相比較；二是判斷其能否適應相應的生活、學習與工作。如果一個人的智力發展水準比同年齡的大多數人落後許多，就應進一步診斷智力是否正常。

# 五、心理特點符合年齡標準

　　心理特點符合年齡，是個人反應心理健康的一環。以下從心理年齡以及符合年齡特徵等兩個項目進行討論。

## （一）心理年齡

　　正常人的一生都要經歷兒童、少年、青年、中年與老年等各個年齡階段，而且人在不同年齡階段表現出的心理特點也各不相同。人的心理年齡特徵具有一定的穩定性，但是在不同的歷史時期、不同的社會條件，甚至時代不同、社會的具體生活條件不同，人的心理年齡特點也會存在

一定的差異。

## （二）符合年齡特徵

兒童、少年、青年、中年、老年各有其心理年齡的特點。不同年齡階段的人，其心理的特點與其心理年齡的特點基本符合，就是心理健康的表現，例如：兒童天真活潑、少年熱情奔放、青年人朝氣蓬勃、中年人沉著老練、老年人慈祥和藹，這都是符合他們各自年齡階段的心理特點。如果一個人的心理特點嚴重地偏離自己所屬的年齡，這往往是心理不健康的表現。

情緒激動、心情不佳、疾病等都能影響心理活動，影響人的心理特點，例如：發高燒的兒童很難表現出天真活潑的特點，心情非常愉快的老年人，也會高興得手舞足蹈。在這種情況下，就不能認為他們的心理不健康。

## 六、心理適應標準

一個人生活在社會中，與他人之間必然存在著各種各樣的人際關係，其中較為重要的是，父母與子女的關係、夫妻關係、親屬關係、朋友關係、師生關係、同事關係、上司下屬關係，以及個人與集體關係。

## （一）處理人際關係

一個人若能正確地對待與處理這些關係的話，那麼他就具備了正常的心理適應；如果經常不能正確對待與處理這些關係，就表示其人際關係的心理失調。人際關係心理適應會使人產生安全感、舒適感和滿意感，使人的情緒適當的反應在符合社會的規範；心理失調的人，往往會有一種莫名其妙的不安感，心情容易抑鬱，影響身心健康。因此，人類的心理適應最主要的就是對於人際關係的適應，因為人類的心理病態，主要是人際關係的失調。

## （二）人際關係失調

當一個人的人際關係心理適應與過去相比較有了明顯的變化，與一般人的心理適應又有很大偏離的時候，應該引起高度重視，考慮是否出現了人際

關係的心理失調。如果一個人漸漸離開了親朋好友，喜歡孤單地生活，這時他便有可能出現了人際關係的心理失調。

　　只要掌握了人的健康標準，便可以此為依據對照自己的情況，進行心理健康的自我診斷。當發現自己的心理狀況，有某個或某幾個方面與心理健康標準有一定距離時，就能針對性地加強心理鍛鍊，以期達到心理健康水準。如果發現自己的心理狀態嚴重地偏離心理健康標準時，就要及時求醫，以便早期診斷與早期治療。

## 參、心理健康的表現

　　我們一生都在追求個人的自我實現，矛盾的是，人通常也會害怕面對自己登上人生的最高峰，害怕看見自己最完美的時刻。其實，我們應該享受與欣賞一些潛藏於內心的天賦本能，但是如果有意避重就輕，去做一些比自己的能力還要更小的事情，那麼在未來的日子裡，將會很不幸；因為自己如果總是要逃避那些和自己的能力所及的各種機會和可能性，這是一種嚴重心理不健康的狀況。心理健康的表現將討論下列兩個項目：(1)本性的健康；(2)人格的健康。

### 一、本性的健康

　　馬斯洛認為，生活在地球上的每一個人都具有一種實質上是生物基礎的內在本性，在某種程度上，這種內在本性是自然的、內在的、特定的，而且在某種有限的意義上，是不能改變的。

### （一）人的內在本性

　　每一個人內在本性之一部分是他自己獨有的，另一部分則是人類普遍具有的。以科學來研究這種內在或內部本性，並發現它是什麼樣的東西，是完全有可能的。馬斯洛指出，這種內在本性看來並不是內部的、原始的、必然的，而是基本的生理需要、安全和保障需要、愛與歸屬需要、自我尊重需

要、他人尊重需要、自我實現需要、基本的人類情緒、基本的人類智能；相反的，它們似乎是針對我們內在需要、情緒、智能等受挫後的一種強烈反應。憤怒本身不是邪惡的，畏懼、懶惰，甚至愚昧本身也不是邪惡的，不過這些東西可以導致邪惡的行為，當然它們並不是必須如此，它們之間並沒有必然的內在因果關係。

人的本性遠遠沒有它被設想的那樣壞。實際上可以說，人的本性之可能性一般都被低估了。馬斯洛大膽地認為，人的這種內在本性是好的，或者是中性的，而不是壞的。因此，他認為最好的解決途徑是促使它表現出來，而不是壓抑它。如果允許它指引我們的生活，那麼我們就會成為健康的、快樂的、擁有成就的人。

## （二）本性的脆弱

動物的本能是強占的、壓倒性優勢的，而且是清楚明白的，但人的這種內在本性卻是脆弱的、嬌嫩的、微妙的，而且很容易受到習慣、文化壓力，以及對它的錯誤態度之影響，甚至被它們制服。儘管如此，這種內在本性在正常人身上極少消失，即使被否定，它也繼續潛存著，總是迫切要求表現出來。訓練、挫折、痛苦和不幸的體驗，能夠揭示、促進和實現我們的內在本性，除非它們不是合乎需要的體驗。對於外在危險來說，不僅確實如此，而且對於控制和延緩他自己的衝動能力來說，也是如此。有這樣的能力，這些衝動就不再可怕。

## （三）感受性的健康

我們對於人的自然傾向知道得愈多，也就愈容易告訴自己怎樣是好的、怎樣是幸福的、怎樣是富有成效的、怎樣關心自己，以及怎樣愛護和激發自己的最大潛力。這也回答了許多關於人格前途的問題，作為人類的成員和獨特的個體，首當其衝的任務就是要瞭解一個人真正的內在是什麼。因此，馬斯洛認為，通過自我實現的研究，我們不但能夠發現許多自身的錯誤與缺點，而且也能清楚地發現我們成長的方向，也許不需要太久，我們就能把那

些完善成長和自我實現的人、全部潛能都能得到充分發揮的人、內在本性自由地表現自己而沒有被歪曲、壓抑或被否定的人，作為我們的榜樣。

# 二、人格的健康

每一個人為了自己，都要鮮明而敏銳地認清一切背離人類美德的事、一切違反人自己本性的罪行，以及一切邪惡的行為，這些都毫無例外地記錄在我們的無意識中，使我們看不起我們自己。反之，個人需要努力克服這些問題，以便維護個人的人格健全。

## （一）內心的紀錄

如果我們做了使自己羞愧的某種事情，它就會登記在我們的恥辱簿上；如果我們做了某種正直的、傑出的或好的事情，它就會登記在我們的榮譽簿上。從總體上來看，最終的結果便是非此即彼，或者是我們更尊重並認可我們自己，或者是我們更看不起自己，認為自己是卑鄙無恥的、沒有價值的、討人嫌棄的人。神學家通常用「麻痺或麻醉」一詞，來描述一個人明知故犯的罪過。

## （二）病態與健康人格

事實上，病態的文化造就病態的人，健康的文化造就健康的人。而且，病態的個體使他們的文化更加病態，而健康的個體則使他們的文化更加健康。馬斯洛認為，造成更好社會的一個根本方法，就是增進個體的健康。換句話說，鼓勵個人的成長是有現實的可能性，而要治癒真正的精神疾病患者的疾病，如果沒有外界的幫助，成功的可能性近乎於零。透過個人有意識地努力，使自己成為更有道德的人，是比較容易的，而試圖治癒自己的強迫行為和強迫觀念，則是十分困難的。

馬斯洛指出，我們獲得的理想資料大量來自這樣的早期塑造，而不是來自日後閱讀學校的書籍。但是，在良心中也有另一種成分，假如你願意的話，也可以說有另一種良心，而且我們或強或弱地具有這種良心，這也就是

所謂的「內在良心」。這種良心建立在無意識或潛意識中，知覺我們自己的本性、我們自己的命運、我們自己的智能、我們自己的內心召喚之基礎上。這種良心堅持要我們忠實於自己的內在本性，要我們不因為自己的內在本性微弱，或者因為任何別的好處或理由而否定它。

## （三）健康的代價

馬斯洛認為，追求健康必須付出代價。我們必須正視合乎需要的悲傷和痛苦的問題，以及它們的必要性。在完全沒有悲傷和痛苦、完全沒有不幸和混亂的情況下，是否能達到真正意義上的成長和自我實現？如果這些悲傷和痛苦在某種程度上是必要的和不可避免的，那麼這種程度的限度是什麼？如果悲傷和痛苦對於人的成長有時是必要的，那麼我們就必須學會不要機械性地去保護人們免受痛苦，拋棄「痛苦始終是壞」的觀念。從最終的良好後果來看，悲傷和痛苦有時可能是好的和合乎需要的。溺愛意味著不讓人們經歷悲傷，保護他們不受痛苦；但在一定的意義上，溺愛反而意味著不太尊重個體的完善、內在本性和未來的發展。

### 思考問題

1. 世界衛生組織（WHO）對健康下的定義是什麼？
2. 馬斯洛認為心理健康的人要具備哪些品質？
3. 心理健康的情緒標準主要包含哪幾個方面？
4. 請說明從哪兩方面的討論，可以反應個人展現出符合年齡的特徵表現？
5. 評量一個人的心理是否健康，可以從哪兩個方面來討論？

# 第二節　心理衛生

本節討論下列三個項目：(1)何謂心理衛生；(2)心理衛生的原則；(3)各年齡階段的心理衛生。

## 壹、何謂心理衛生

何謂心理衛生的探討，包含下列兩個項目：(1)心理衛生的意義；(2)心理衛生的階段性。

### 一、心理衛生的意義

衛生包含生理衛生和心理衛生。人們平時對生理衛生很重視，但很少重視心理衛生，甚至有許多人還不知道什麼是心理衛生。不少人重視營養，可是不懂吃飯時的心理衛生，雖然吃的東西本身營養又豐富，但如果心情不好，則容易影響消化腺分泌，而導致消化不好。有的人很重視睡眠，但由於不懂睡眠的心理衛生，睡前愛看小說，造成情緒興奮、很難入睡，而影響睡眠品質。這些事例說明了，不少人重視生理衛生，但卻忽視心理衛生。其實生理衛生和心理衛生是密切聯繫、同等重要的，二者相輔相成，缺一不可。

心理衛生也稱為精神衛生，是關於保護與增強心理健康的心理學原則與方法。懂得心理衛生不僅能預防心理疾病的發生，而且還能培養人的性格、陶冶人的情操、促進人的心理健康。

### 二、心理衛生的階段性

心理衛生的內容是非常廣泛的。不同年齡階段，心理衛生的內容也各不相同，這是因為人在不同年齡階段，各有相應的生理特點與心理特點，並且出現

與之相聯繫的心理問題。根據不同年齡階段的身心特點，有效地預防一些心理衝突的發生，及時解決一些心理問題，這些都是心理衛生的主要目標。

各年齡階段的心理衛生內容，包含：兒童時期的心理衛生、青少年時期的心理衛生、中年時期的心理衛生，以及老年時期的心理衛生。詳細內容將在本節「參」中討論。

# 貳、心理衛生的原則

## 一、要有自知之明

自知之明是指，瞭解自己的優點與缺點，瞭解自己的身體健康與心理健康的狀況。經常用心理健康的標準來衡量自己的行為，促進心理健康。做事根據自己的智力等情況量力而為，切不可設定即使經過努力也無法達到的目標，否則容易受到挫折，造成心理衝突、情緒不安，影響心理健康。

## 二、適當的心理反應

適當的心理反應是指，一個人為了保護自己，面對本身與外部的環境能夠及時採取行動，這些行動包含能夠進行自我評價、自我檢查與自我督促，同時也能夠正確評價他人的行為。一個人樹立了良好的世界觀，就能對社會、對人生有正確的認識，就能科學地分析周圍發生的事情，保證心理反應的適度，防止心理反應的失常。

## 三、防止與克服心理衝突

主觀要求與客觀限制會導致強烈的心理衝突或持續的心理衝突，在一定的條件下，可能會造成心理疾病。人在生活、學習與工作中，不可避免地會經常發生心理矛盾，但是要控制其強度不宜過猛，持續時間不要太長。有了心理衝突要設法正確解決，不要消極對待。

## 四、參加有益的集體活動

一個人如果經常與團體隔離，不與周圍的人交往，就容易養成孤獨的情緒，往往心情抑鬱或孤芳自賞，影響心理健康。一個人經常參加有益的集體活動，進行正常而友好的交往，可使人消除憂愁、心情振奮、心胸寬暢、精神愉快。

此外，保持健康的身體、有規律的生活、戒掉不良嗜好、保持樂觀的情緒等，都是心理衛生的原則。

## 參、各年齡階段的心理衛生

各年齡階段心理衛生內容包含：(1)兒童時期的心理衛生；(2)青少年時期心理衛生；(3)中年時期的心理衛生；(4)老年時期的心理衛生。

## 一、兒童時期的心理衛生

兒童時期是身心發展最迅速、最重要的時期。兒童時期的身體發育、智力與性格發展，對一個人的健康成長影響很大。兒童的健康心理對於鍛鍊兒童的感覺、記憶、思維、想像與操作能力的發展，學習效率的提高、適應外界的環境、預防身心的疾病等，都十分重要。這些發展包含道德品質教育、遊戲與學習、與父母的關係、兒童的營養、睡眠、疾病等方面，都存在大量的心理衛生問題，因此，要根據兒童生理與心理的發展特點，採用科學的教育方法，促進兒童身心的健康發展。不良的教育違背兒童身心發展規律，會影響兒童健康成長，例如：有的父母對兒童要求過高、過嚴，使兒童身心負擔過重，往往欲速而不達；有的父母採用打罵、體罰等形式教育兒童，往往會導致兒童心理不健康，養成自卑、膽怯、畏縮、逃避等不良性格，或造成兒童說謊、反抗、逃學、離家出走等異常行為；有的父母對兒童過於溺愛，姑息縱容，會導致兒童養成依賴、任性、缺乏自制力，以及能力差等缺點；有的父母對兒童忽冷忽熱，易使兒童情緒不穩，敏感多疑。

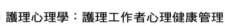

因此，針對兒童的心理衛生，要特別做到以下幾個方面：

1. 熱愛兒童：滿腔熱情、循循善誘的教育兒童，使他們感到家庭、學校與社會的溫暖，以形成愉快的心情與開朗的性格。父母、教師與兒童之間有深厚的感情，兒童容易接受大人的教育與指導，容易將自己思想、感情的變化告訴大人，不致於把苦悶的情緒壓抑在心裡。

2. 善於表揚與鼓勵：發現兒童進步時，要及時予以肯定與表揚，增強其上進的信心。對於兒童在各種活動中出現了缺點與錯誤，要講清道理、耐心教育，盡量不要指責、訓斥，甚至任意打罵。沒完沒了的批評，容易打擊其自尊心，使兒童容易形成自卑、膽怯的心理。

3. 鼓勵與支持兒童參加團體活動：增強兒童的團體感，鍛鍊性格，防止孤獨、羞怯心理的產生。

4. 從小培養兒童良好的道德品質：父母與教師要教育孩子遵守紀律、講究禮貌、助人為樂、熱愛團體等道德品質。身教勝於言教，這是一項重要的教育原則。

5. 安排良好的生活作息：父母與教師要根據兒童的實際情況指導兒童，安排好起床、吃飯、學習、遊戲、睡眠等作息時間，使兒童勞逸結合，身心健康。

## 二、青少年時期的心理衛生

青少年時期的心理衛生的探討，包含下列四個項目：(1)少年時期；(2)青春期；(3)工作青年；(4)青年夫婦。

### （一）少年時期

少年時期的智力迅速發展，他們的觀察力比較發達、記憶力強、思維敏捷、想像力豐富、操作能力和求知慾強。但是由於種種原因，大多數的青少年會存在一些心理問題，例如：有不少青少年無法進入高等學校繼續學習，便產生種種的心理反應，像情緒低沉、心緒不安，甚至悲觀失望。如果忽視青少年的這些情況，就有可能演變成較為嚴重的心理疾病，因此應及時協助

他們調適心理，使他們走出低落的情緒。

### （二）青春期

　　青春期的性慾及其在兩性問題上的情緒體驗，在青少年心理生活中占有重要地位，成為青少年心理衛生的重要內容之一。青春期是性成熟與性慾旺盛的時期，也是青年成家後開始性生活的時期。做好青春期的性心理衛生，對於他們身心的健康成長、促進性生活的和諧、保證家庭生活的幸福等，都具有重要的意義，例如：教導青少年如何認識與正確對待青春期的性生理現象，即女孩的初潮、男孩的夢遺等相關的性教育，使他們對於即將出現的這些生理現象在心理上有所準備，確保他們的身心健康發展。

### （三）工作青年

　　剛進入社會工作的青年，缺乏社會經驗，對工作、人際關係等方面，心理適應性較差，就會引起心理矛盾，影響身心健康。還有些未能就業的青年，對個人前途焦慮不安，有的長期依賴家庭，就容易心情抑鬱、自暴自棄。因而，要及時解決這些心理問題，解除心理壓力。

### （四）青年夫婦

　　青年夫婦的家庭生活是否和諧，對他們的生活、學習與身心健康都有重要的影響，因此，做好家庭生活的心理衛生，婚姻就會更加美滿幸福，並能促進身心健康，否則可能使婚姻痛苦。其中，夫妻心理相容是青年人做好家庭生活的心理衛生之基本內容。觀點、信念、情操與感情是否一致，是決定心理相容的最基本因素。

## 三、中年時期的心理衛生

　　中年是人在職業和創造工作方面最有收獲的時期，其生理機能與心理功能也都較穩定。中年人的觀察力得到了較好的發展，其記憶、思維與想像能力也發展到成熟階段。中年人創造心理的突出特點是處於人生創造的高峰期。

## （一）工作壓力

　　由於很多中年人工作壓力大，心理上經常處於緊張狀態。雖然人的心理保持適當的緊張度，是有利於增強心理效率的，但是如果持續的心理緊張，就有可能造成神經活動功能失調、記憶力下降、注意力分散、思維遲緩、工作效率降低，甚至出現頭昏、耳鳴、失眠等症狀。因此，很多中年人感覺生活負擔沉重，對父母年老、疾病的擔心受怕，對子女升學與就業的操心牽掛，皆易使他們的情緒難安，心情抑鬱；這種負面情緒會給中年人的身心健康帶來一定的影響。

## （二）身心疾病

　　身心疾病發病率增高是中年時期的特點，原因是心理因素的影響，特別是情緒因素在疾病的發生中有著重要的作用，這類疾病稱之為心身疾病，包含：原發性高血壓、冠心病、支氣管哮喘、糖尿病、甲狀腺機能亢進、月經失調等。有些中年人，特別是某些中年知識份子的健康狀況較差，與這一年齡某些疾病發病率升高的特點也是有關係的。因此，重視中年時期的心理衛生，對於開發中年人的智力資源、增強中年人的創造力、保護中年人的身心健康，具有極為重要的現實意義。

## （三）增強心理衛生

　　就中年人的情況來說，養成與增強健康心理，主要包含以下兩個項目：(1)情緒穩定而樂觀；(2)建立良好的人際關係。

### 1. 情緒穩定而樂觀

　　情緒是對客觀事物（包含人）的一種對待反應，是人對客觀事物態度的體驗。對於中年人來說，健全的情緒生活主要是穩定而快樂的。人的情緒都是由一定的原因所引起，中年人工作與生活環境複雜，如果一些瑣碎的小事都能引起不滿、抑鬱等，情緒波動總是很大，那肯定會影響其心理

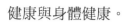

健康與身體健康。

　　因此，培養穩定樂觀的情緒，首先要樹立正確的人生觀，具有正確人生觀的人，就能正確地認識與對待工作與生活中發生的問題，能夠保持情緒反應適度。其次，要培養幽默感，幽默感能夠增加生活趣味，緩和與消除緊張情緒。再者，生活要有規律，這樣才能使心理活動富有節奏感，使人情緒穩定，生活雜亂易使人心情煩躁，情緒波動。

## 2. 建立良好的人際關係

　　在現實生活中，每個人都與他人有著各種關係，中年人與人們交往的範圍更廣泛、人際關係更複雜。在人際關係中，健全的心理適應是保證心理健康的重要條件，例如：在工作中，積極的心理適應使人心情舒暢、工作協調性好、工作效率高。在人際關係中，心理適應不健全，往往容易使人情緒消沉、工作關係緊張、工作效率降低。

　　在家庭中，積極的心理適應、家庭友好和睦，使人獲得親切感與幸福感，生活充滿希望，有助於人的身心健康。在家庭生活中，心理不適應的中年人，往往心情苦悶、心緒不安，甚至情緒暴躁，常常為一些小事而大動肝火。

　　中年人要建立良好的人際關係，首先要瞭解自己、正確地評價自己，要瞭解自己的優點、缺點，以及能力、興趣、性格等；中年人對自己瞭解得愈充分，對自己的評價愈高，則愈能夠邁向自我成就與自我實現。反之，可能由於能力不足而失敗，造成緊張焦慮。其次是要瞭解他人，要瞭解與自己經常相處的人之特點，包含其興趣、愛好、工作習慣與生活習慣等，如此一來，與人相處才能融洽、相互尊重；否則，可能因情況不明，而造成關係緊張，產生心理壓力。另外，還應積極參加有益的社會活動，這樣不但可以與人建立友好的人際關係，而且還可以開闊眼界，增強心理上的安全感。

# 四、老年時期的心理衛生

　　老年時期的心理衛生內容很廣泛，一般情況有以下幾個方面。

## （一）老年人飲食的心理衛生

老年人的消化功能減退，要特別重視飲食時的心理衛生。老年人常因情緒不安、心情不佳而引起胃腸功能失調，因此在其吃飯前後，應盡量保持心情平靜與愉快，切忌生氣、憂愁、苦悶等負性情緒。老年人在吃飯時，可有意識地利用心理上對於過去美味食物的想像、記憶與聯想，來喚起食慾，以激發消化系統的功能。逢年過節或碰上愛吃的東西，切忌嘴饞，否則易加重消化系統的負擔，可能誘發消化系統的疾病。

## （二）老年人工作的心理衛生

老年人在對待工作的問題上，一方面不要過於有緊迫感，否則易造成精神壓力，導致心理不平衡，影響身心健康；另一方面，不要自暴自棄、無所事事，否則會降低身體和心理上的功能，加速衰老。

## （三）老年人疾病的心理衛生

老年時期往往體弱多病，有些老年人對待疾病時，經常出現焦慮、煩躁、憂心忡忡、悲觀失望，這些精神狀態無疑將加速疾病的惡化。因此正確對待疾病，是老年人心理衛生的一個重要課題，更需要即時學習相關的保健措施，消除恐懼的心理。

## （四）老年人家庭關係的心理衛生

老年人由於疾病、心情不佳等因素，常為一些小事在家裡發脾氣，造成家庭成員之間關係緊張；而家庭關係緊張、不和睦又會反過來刺激老年人的心理，誘發疾病或使病情加重。因此友好和睦的家庭關係，對於老年人的心理健康十分重要，老年人與家庭成員保持氣氛融洽，才能生活愉快、有益健康。

## （五）老年人退休生活的心理衛生

　　老年人退休以後，從習慣的職場生活轉換到不習慣的清閒生活，往往會感到孤單、寂寞，或精神上無所適從。在這種變化中，有些人由於難以適應而誘發疾病或加速衰老；因此，老年人退休後應參加一些力所能及的工作或社會活動，使精神生活充實。此外，要培養有益身心的業餘愛好，例如：養魚、種花等，都會使精神有所寄託，暫時忘記憂愁與煩惱。老年人若對書法、音樂、繪畫等藝術有著愛好心理，就能夠陶冶情操，使情緒平靜，有益於身心健康。

### 思考問題

1. 心理衛生的四項基本原則為何？
2. 護理工作者面對兒童時，可以運用哪些方法與技巧，維護其心理衛生？
3. 護理工作者面對青少年時，可以運用哪些方法與技巧，維護其心理衛生？
4. 護理工作者面對中年人時，可以運用哪些方法與技巧，維護其心理衛生？
5. 護理工作者面對老年人時，可以運用哪些方法與技巧，維護其心理衛生？

## 第三節　心理諮詢

　　本節包含下列四個項目：(1)何謂心理諮詢；(2)心理諮詢的範圍；(3)心理諮詢的原則；(4)心理諮詢的特性。

# 壹、何謂心理諮詢

心理諮詢是一種特殊的助人方式。除了少數情況下，是屬於知識上的指導和幫助外，其餘大多數情況下，都要觸及人的內心隱私，因而保密是心理諮詢師都應遵守的最基本的工作原則。但是也有不少心理困擾的人，不願意將全部的內心活動向心理諮詢師透露，只要求快點設法解決他們的煩惱，或教導他們一些具體方法來減輕他們的焦慮。對於他們不願意透露的隱私，可以不多過問，純粹教導他們一些肌肉放鬆、冥思入靜的方法，來滿足他們的要求。

由於對心理疾病愈來愈清晰的認識，心理諮詢也愈來愈成為人們關注的問題。那麼，什麼是心理諮詢呢？心理諮詢是一種以面談形式解決心理障礙的科學方法，以下分為二個部分來說明。

## 一、兩個階段

心理諮詢有兩個階段：第一階段是透過交談來蒐集個案的資料，並進行心理評估；第二階段才是實施心理治療。心理諮詢的宗旨是幫助個案克服內心的困難，然而個案必須清楚說明問題，要想治療成功，應具備兩個前提條件：第一，個案本人要有渴望治癒的意願；第二，要使個案恢復對環境的獨立適應能力。

## 二、心理諮詢

近年來，國際的心理諮詢有一種新的傾向：使求助的個案自己再發現人生的意義，進而使其積極地恢復適應能力。當人們發現人生的意義或價值時，就不會感覺到痛苦，也就不會產生心理問題，因為在這種情況下，人們會產生一種對環境適應的生命力。常見有一些人因為事業的失敗和挫折或感情的創傷和困惑，而變成抑鬱性心理障礙。表面上看來，是因為不良刺激導致個案的抑鬱，但從心理上去詳加分析，卻會發現是因為個案本人感到自己

在社會上不再被人需要，是「無用的人」，感覺人生已失去意義，從而導致嚴重的抑鬱心境。

　　如果一個人覺得人生有價值、有存在的意義，這就顯示他的內心感到滿足。這種內在的充實，其重要性遠勝於外在社會上的成功。從某種角度來說，心理諮詢起源於對人生基本命題的探索。人的使命性、責任性和倫理性一旦喪失，人的心理就不會有真正的健康。

## 貳、心理諮詢的範圍

　　心理諮詢的範圍極為廣泛，人們豐富多彩、紛雜繁複的心理活動，也決定了心理諮詢的豐富性和複雜性。

## 一、諮詢內容

　　心理諮詢的內容包含以下幾項：

1. 在學習方面，如何克服注意力渙散、記憶力下降、思維遲鈍、想像力貧乏等學習障礙？
2. 如何提高學習效率？
3. 在工作方面，如何面對職業的分工與選擇？
4. 如何避免工作中的疲勞與厭倦現象？
5. 在人際關係和社會行為方面，如何克服交往過程中的害羞、孤僻、自卑、封閉等心理障礙？
6. 如何瞭解他人？
7. 如何贏得他人的理解、支持、信任和尊重？
8. 在生活方面，如何講究飲食衛生？
9. 如何適應新的生活環境？
10. 在家庭生活方面，如何選擇配偶？
11. 如何處理好夫妻、親子、手足等家庭成員之間的關係？

## 二、諮詢形式

心理諮詢的形式多種多樣，按諮詢的對象來分，主要有個別心理諮詢和團體心理諮詢；按照諮詢形式來分，包含：門診諮詢、電話諮詢、書信諮詢、宣傳諮詢，以及現場諮詢等，說明如下：

1. 門診諮詢：是指諮詢人員透過醫院或諮詢中心的心理諮詢門診部，所進行的一種方式。
2. 電話諮詢：是指諮詢人員透過電話，提供諮詢者勸告和安慰的一種方式。
3. 書信諮詢：是指諮詢人員針對諮詢者來信所描述的情況和提出的問題，以通信方式解答疑難問題、進行疏導教育的一種方式；現在常透過電子郵件的方式，來代替書信的方式。
4. 宣傳諮詢：是指諮詢人員透過報紙、刊物、廣播、電視等大眾傳播媒介，對讀者和聽眾、觀眾提出的典型心理問題進行解答的一種方式。
5. 現場諮詢：是指諮詢人員深入學校、家庭、工廠、農村、企業等現場，對諮詢者提出的各種問題給予現場解答的一種方式。

# 參、心理諮詢的原則

心理學家透過對諮詢規律的認識和實踐中，總結出的經驗得到的結論，心理諮詢必須遵守以下六項原則。

## 一、雙方結合原則

在心理諮詢的過程中，諮詢雙方都應處於主動地位，積極參與，離開了任何一方的積極參與，諮詢的效果都會大打折扣，甚至白費功夫。

## 二、開發潛力原則

　　這是一個常被人們忽視的原則，但卻十分重要。諮詢人員是否相信人都是有發展潛力的，實際上涉及到對人性的基本看法，對人性的基本看法會導致對人的基本態度。這種基本看法、基本態度，會直接影響諮詢的目標、途徑、方式、效果，以及評價等，因而對諮詢人員至關重要。

　　以開發潛力為目的，諮詢人員就會更啟發諮詢者自身的積極性、創造性，會更投注於人的發展，對人生抱有更多樂觀的精神和信心。這是心理諮詢中極其重要的思想。

## 三、綜合性原則

　　綜合性原則有下列四層涵義：(1)身心的綜合；(2)關係與問題結合方法的綜合；(3)交互作用關係與問題結合方法的綜合；(4)方法的綜合。

### （一）身心的綜合

　　心理和生理是相互作用、互為因果的，因此諮詢人員應立足於這二者的結合，這包含四方面的原因：

1. 許多人沒意識到心理問題的存在，或者更容易感覺到生理的問題。
2. 許多人習慣於生理有病的觀念，而對於心理上的問題既無辨識能力，更無描述能力。
3. 許多人即使感覺到了心理上的困擾，卻常常覺得這是自己可以調整的，而認為生理不適是需要他人治療的。
4. 很多人不承認甚至忌諱自己心理上有病，認為這是難為情、羞於啟齒的，而有了生理疾病，卻可以堂而皇之地去求醫的。

　　有時候，則是生理狀況影響到心理狀態並呈現其心理問題，例如：生理疾病帶來心理上的焦慮不安、情緒抑鬱，或者是生理上的某些不足（如身材矮小、肢體有殘疾等），引起心理上的自卑、苦惱等。這就需要從事心理諮詢者善於分辨，同時能站在辯證一致的高度來分析和對待，而不是孤立地看

待問題。

## （二）關係與問題結合方法的綜合

個人的各種問題與心理活動常常聯繫在一起，牽一髮而動全身。思維、情感、行為三者是互相聯繫的，很難將三者切割開來；一般而言，其中的一方有問題，另外的兩方也多少或遲早要有相應的改變。諮詢者的問題往往不是單一的，例如：情緒障礙常常同時涉及學習、工作、家庭、人際交往等諸多方面的問題。諮詢人員要注意其主要矛盾之處，尋找最合適的關鍵點切入。

## （三）交互作用關係與問題結合方法的綜合

引起諮詢者心理困擾的原因，是生理、心理、社會等因素交互作用的結果，互為因果、錯綜複雜。原因不僅有橫向的交叉，而且有縱向的聯繫，所以諮詢人員需要透過現象看本質。透過分析常常能夠發現，對某一個體的問題而言，其原因往往是一個立方體結構，既有橫向諸因素的作用，又有縱向諸因素的作用，而且這兩者是互相交織在一起的。諮詢人員最重要的一步就是要找到核心的原因。

## （四）方法的綜合

綜合的方法往往是針對心理的各個方面，針對不同層面的心理需求，例如：實行宣洩、領悟根源、調整認知、矯正行為、模仿學習等。從事心理諮詢的人，絕大多數採用的是綜合性的方法，或稱之為「方法任選心理諮詢」；真正堅守一種方法的人已極其少見了。方法的綜合有時還包含適當配合使用生物學的方法，例如：對於抑鬱症患者而言，及時適當地使用抗抑鬱劑，可以有效地改善症狀，進而加快治療的時效。

## 四、靈活性原則

靈活性原則要求諮詢人員在不違反其他諮詢原則的前提下，視具體情

況，靈活地應用各種諮詢理論、方法，採用靈活的步驟，以便最有效地達到諮詢的效果。也就是說，最大限度地根據某一個諮詢者的個性、特殊性做出判斷，採取適當的方法。

　　要做到這一點，就需要諮詢人員有扎實的理論基礎、廣博的知識、明察的能力、豐富的經驗，以及靈敏的反應。我們可以說，靈活性是一個優秀諮詢人員的特徵之一。

## 五、對諮詢者負責的原則

　　對諮詢者負責，就是以諮詢者的利益為重，這是心理諮詢的一大特點。諮詢人員在心理諮詢過程中的一言一行，皆應立足於此一原則，凡有損於諮詢者根本利益的、不利於諮詢活動的言行均要避免，這可以成為衡量諮詢人員諮詢言行的標準。

　　當然，任何事都不是絕對的、無條件的。此一原則在一般情況下是有效、正確的，但不應片面、孤立的理解，以諮詢者利益為重的同時，不能有損於他人和社會的利益，例如：一般認為保密是對諮詢人員的具體要求之一，而且十分重要，因為一旦離開了保密性，諮詢者就失去了對諮詢人員的信任感和安全感，諮詢就難以正常進行。保密既是職業道德的要求，也是諮詢工作的需要。但保密並不是無限度的，在有些情況下（如諮詢者有自殺或攻擊他人、破壞公共設施的企圖），適度地違反此一原則，可能對諮詢者更為有利，這稱為「正當洩密」。

## 六、矯正與發展相結合的原則

　　就實質來說，心理諮詢是一種教育的、發展的諮詢。矯正與發展相結合的原則包含了以下兩方面的涵義：(1)障礙性諮詢；(2)發展性諮詢。

　　障礙性諮詢與發展性諮詢都是心理諮詢的範疇，都是諮詢內容的重要組成元素。在障礙性諮詢中，矯治障礙是一個諮詢目標，在更大程度上發揮諮詢的功效，也就是把具體目標與長遠目標相結合的問題。只要諮詢人員能真正地把長遠目標融合到具體目標中，就會使諮詢工作更有成效。

以上六項原則互相獨立，但又互相聯繫，對諮詢者負責應建立在諮詢終極目標的基礎上。因此，凡有助於諮詢者心理健康和發展的諮詢，就是有效的諮詢；反之，就是無效的諮詢。

# 肆、心理諮詢的特性

　　心理諮詢的過程有三項特點：(1)雙向性；(2)社會性；(3)多樣性。只有把握這些特點，才能符合心理諮詢活動的基本規律，更好地組織心理諮詢的過程及其環節。

## 一、雙向性

　　心理諮詢的過程是指，由諮詢人員給諮詢者幫助、啟發和教育的過程。諮詢作為一種特殊的人際交往過程，就需雙方相互依賴，缺少其中任何一方，都不能構成心理諮詢的過程。如果諮詢人員自恃高明、口若懸河，諮詢者自然容易反感厭惡，不願意多說內心話；反之，若諮詢者懶於啟口、顧慮重重，或對諮詢人員抱有成見，諮詢人員也同樣會感到掃興，使諮詢過程難以進行。在心理諮詢的過程中，諮詢人員具主導作用，諮詢者是心理諮詢過程中的主體。諮詢人員與諮詢者相互影響、相互配合，使諮詢活動在愉快的氣氛中進行，以圓滿的結局來完成，此即為心理諮詢的「雙向性」。

　　為什麼說諮詢人員在心理諮詢的過程中有主導作用呢？這是因為諮詢人員有著關於人的豐富之心理知識，具有窺探人的內心世界之專業技巧，在各種心理問題的適應與解決方面受過專門訓練，並有較深的造詣。這樣一來，諮詢人員不僅能幫助諮詢者解決其難以解決的問題，也能勝任其他人，包含如諮詢者的父母、教師、同事、朋友等人士的瞭解，同時也能夠具有相對的客觀性。

　　為什麼說諮詢者是心理諮詢過程中的主體呢？這是因為諮詢者存在的心理問題，其根本解決有賴於其主觀努力。諮詢者不是消極的接受器、簡單的

傳聲筒，對於諮詢人員的勸導、幫助和教育，都要經過自己的吸收與消化，也都要經過認知的折射和情感的容納，以自己特有的方式來接受，並以自己獨特的行為來表現。

因此，在心理諮詢的過程中，一方面，諮詢者必須認真聽取諮詢人員的意見，積極配合諮詢人員的幫助與教育；另一方面，諮詢人員也必須洞察諮詢者的心理變化，並根據其反應調節自己的說詞與諮詢步驟，以激發諮詢者的積極性。

## 二、社會性

在人類社會中，人從來就不是一個孤立的個體。身為社會的一份子，人無法不受到社會各方面因素的影響。無論是優秀或不良的心理品質、良好的或不健全的心理結構，都是在社會環境中逐漸形成的。

心理諮詢是實實在在進行的。社會經濟文化的興衰、科學技術的進步，以及社會價值體系的變化，都會給心理諮詢專業帶來不同程度的影響。同時，心理諮詢人員對於諮詢者的幫助，也只是各種「影響源」中的一個「支流」。家庭、學校、社會機構等，都無時不刻在影響諮詢者的心靈，有時能夠幫助和促進諮詢者更好地克服心理障礙，有的則與心理諮詢背道而馳，甚至阻礙和削弱心理諮詢的順利開展。所以心理諮詢人員，則必須把心理諮詢與學校、家庭、社會聯繫起來，用一致的步調協同幫助諮詢者，去抵制與心理諮詢要求相違背的消極影響。這就是心理諮詢過程的「社會性」。

## 三、多樣性

一個人的心理結構主要是由四個方面所組成：認知、情感、意志，以及行為。一個人的心理問題主要也是這四個方面發生了偏差，例如：在認知方面，人們對於客觀事物的真與假、美與醜、善與惡的認識，對於自我和他人的認識，往往會發生歪曲或錯誤的現象；在情感方面，人們對於客觀事物也會有愛與憎、好與惡、冷與熱、急與緩等迥然不同的態度；在意志方面，人們也會有堅強與懦弱、果斷與寡斷、鍥而不捨與缺乏恆心等各種不同的表

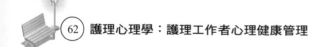

現；在行為方面，人們在生活中形成了自己的行為風格與習慣，其中有許多不良習慣是影響心理健康發展的重要因素。

在人的心理結構中，由各方面組成了一個獨立的有機體：認知愈深刻，情感就愈有理性，意志就愈堅定，行為就愈自覺。一般而言，認知是起點，行為是歸宿，情意是中介。認知是行動的先導，只有知道了如何行動以及為什麼要這樣行動，才有可能自覺地產生相應的行為。因此，心理諮詢的過程應在轉變諮詢者的認知方面下功夫。行為是歸宿，也是心理結構的核心，只有知而去行的「知」才是「真知」，知而不行，等於不知。因此，要從根本上解決諮詢者的心理問題，就要對其行為習慣或行為方式提出相應的對策，使其認知順利轉化為行為。

由於社會生活實踐的不同，每個人心理結構中這四方面因素所占的位置、所起的作用也就不同，其發展的不平衡就產生了某個方面的薄弱環節。因此，在心理諮詢的過程中，必須根據諮詢者的具體情況，選擇最需要的方面作為諮詢工作的開端和突破點，從「曉之以理」著手，幫助其弄清事理，認識危害；從「動之以情」入手，用愛的情感溝通雙方的心靈，解除心理防衛的屏障，並調整其情感；使其樹立信心、堅定決心、培養恆心，有始有終地配合諮詢過程；讓其從事與原有心理障礙相抗衡的健康心理活動，養成良好的行為習慣。這就是心理諮詢過程的「多樣性」。

## 思考問題

1. 心理諮詢包含哪兩個階段？
2. 心理諮詢的內容可以包含哪些部分？
3. 心理諮詢包含哪些形式？
4. 提供心理諮詢時，必須遵守哪些原則？
5. 心理諮詢的特性包含哪些？

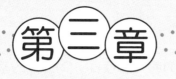

# 護理工作者的要求
## ——護理工作者的心理素質

　　本章「護理工作者的要求」主要的任務是討論「護理工作者的心理素質」。由於護理工作者的工作牽涉到安撫病患的情緒，幫助有心理疾病者恢復健康，因此，護理工作者本身除了必須具備健康的心理背景外，還需要具備相當的心理素質與成熟的助人技巧。因此本章規劃為三節：第一節「基本素質」，第二節「同理心」，第三節「助人的技巧」。

　　第一節「基本素質」將探討三項議題：(1)護理工作者的基本素質；(2)人格成熟；(3)心理成熟。在第一項「護理工作者的基本素質」中，將討論：素質的定義、素質的內容、心理素質、科學文化素質、態度素質，以及專業素質等六個項目；在第二項「人格成熟」中，將討論：一致的人生觀、博愛寬容的情感、對現實的認知，以及自我感的發揮等四個項目；在第三項「心理成熟」中，將討論：社會認知水準、耐壓的能力、應付突變的能力，以及心理平衡的能力等四個項目。

　　第二節「同理心」將探討三項議題：(1)何謂同理心；(2)掌握情感；(3)移情同理心。在第一項「何謂同理心」中，將討論：情感的反應、理解他人等兩個項目；在第二項「掌握情感」中，將討論：反應不當、感情不調和等兩個項目；在第三項「移情同理心」中，將討論：感受他人情緒、移情能力等兩個項目。

第三節「助人的技巧」將探討三項議題：(1)助人的意義；(2)助人的基礎；(3)助人三階段模式。在第一項「助人的意義」中，將討論：人類美德、愛心為業等兩個項目；在第二項「助人的基礎」中，將討論：自我成長、助人歷程等兩個項目；在第三項「助人三階段模式」中，將討論：規劃工作、探索階段、洞察階段，以及行動階段等四個項目。

# 第一節　基本素質

針對護理工作者的基本素質，世界衛生組織（WHO）於 1978 年指出：護理工作者作為護理的專業工作者，其唯一的任務就是幫助病患恢復健康，幫助健康的人促進健康。護理工作者也因此被喻為健康衛士、白衣天使。隨著護理專業的不斷發展，護理的服務範圍由單純的疾病護理，拓展到以人的健康為中心的全方位護理，護理工作者不僅是健康服務的照顧者，而且還要成為健康教育者、管理者、研究者等。由此可見，護理工作者在健康服務領域中的功能日趨重要，同時護理專業工作也對護理工作者的基本素質及行為規範，提出了更高、更全面的要求。本節探討下列三個項目：(1)護理工作者的基本素質；(2)人格成熟；(3)心理成熟。

## 壹、護理工作者的基本素質

護理工作者的基本素質之探討，包含下列六個項目：(1)素質的定義；(2)素質的內容；(3)心理素質；(4)科學文化素質；(5)態度素質；(6)專業素質。

### 一、素質的定義

素質是指，個體完成工作活動與任務所具備的基本條件及潛在能力，是人與生俱來的自然特點，以及後天獲得的一系列穩定的社會特點之有機結合，是人所特有的一種實力。素質原本是心理學上的一個專業術語，是指人

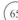

的一種較穩定的心理特徵，包含先天自然性及後天社會性兩個方面。

## （一）先天自然性素質

先天自然性是指，天生的有機體結構，例如：感知器官、神經系統等，特別是大腦結構和功能上的一系列特點和原有基礎，是心理發展的物質條件。

## （二）後天社會性素質

後天社會性是素質內涵的主要方面，是指透過不斷的培養教育、自我修養、自我磨練，而獲得的一系列知識技能、行為習慣、文化涵養、品質特點的綜合。總之，一個人素質的形成是一個長期的過程，是自我基礎、外界環境與教育等多方面作用的共同結果。

護理工作者的良好素質是保證優質護理服務的基本前提，它不僅表現於儀表、風度、言行、舉止等外在形象，更展現著護理工作者的道德品質、專業能力等內在的素養。護理工作者素質培養的真正涵義，不是要用一些規定對護理工作者進行約束和限制，而是幫助他們獲得技能，順利適應社會和護理工作，且又能充分實現個人價值的一種能力，此一能力需要在護理教學、護理實踐，以及各種社會工作中逐漸培養形成。

# 二、素質的內容

素質的內容是指思想道德的素質。道德是一種社會意識形態，它依靠社會輿論、內心信念和傳統習慣的力量，來調整人與人相互之間的關係，以及個人與社會之間關係的行為規範總和。不同職業的勞動者，其思想道德的要求也有所不同。護理專業的思想道德是以社會道德中的一般醫學道德為指導，並根據護理專業需要的一些特定道德原則和道德規範，來調整護理工作者與病患、護理工作者與其他醫務人員，以及護理工作者與社會之間相互關係的行為準則和規範。

護理工作者思想道德的基本要求包含：

1. 追求崇高的理想、樹立良好的醫德，忠於職守。

2. 具有誠實的品格修養和高尚的思想情操。

3. 獨立自覺，意指在獨處無人注意時，自己的行為須謹慎自律，為重要的道德修養之一。

4. 熱愛社會、熱愛護理事業，具有為人類健康服務的奉獻精神。

護理工作有時在病患失去知覺時，獨自進行，缺乏監督。因此，護理工作者在道德上，須具有自覺性、一貫性和堅定性。自覺性是指，護理行為須建立在高度自覺的基礎上；一貫性是指，無論困難或順利、白天或夜晚、有人或無人監督、病患態度好或壞、主管表揚或批評，其工作態度都始終如一、專業負責；堅定性是指，在工作中堅持原則，不為任何利益所影響，保持正直的高尚人格，忠實地維護病患的健康權利。

## 三、心理素質

良好的心理素質是指，護理工作者做好護理工作中，所需要具備的心理特點和條件，它不僅能使護理工作更加出色，而且對護理對象也有直接或間接的積極影響。護理工作者的心理素質具體要求包含：

1. 素質是具有成熟的心理特質、同理心與助人技巧。

2. 保持心理健康、樂觀開朗、情緒穩定，胸懷寬容豁達。

3. 具有高度的責任心和同情心、較強的適應能力、良好的忍耐力和自我控制力，靈活敏捷。

4. 具有較強的進取心，不斷學習知識，發揮智力和培養能力。

5. 具有良好的人際關係，同事間相互尊重、團結合作。

## 四、科學文化素質

護理學是一門生命科學，是結合了自然、社會及人文科學的應用學科。護理學與自然科學、社會科學、人文科學等多學科的融合，決定了護理專業人員必須具備一定的科學文化修養。特別是整體護理理念在護理服務中逐漸深入，更要求護理工作者不僅應具有疾病護理的能力，而且還須具有豐富的人文科學知識與溝通交流的技巧等，才能更適應護理學科發展的需要。

護理工作者需要具備的科學文化素質，包含：

1. 必須掌握護理學科的基礎知識與基本技能。
2. 具有一定的文化修養和自然科學、社會科學、人文科學等學科知識。

## 五、態度素質

在提供護理服務的過程中，護理工作者需要付出艱辛的體力、腦力勞動，應充分展示護理的科學性和藝術性，表現出優美、關切和高度的責任感；因此，專業特點也決定了護理工作者應具備較高的體態素質。護理工作者必須身體健康、功能健全、精力充沛、儀表文雅大方、舉止端莊穩重、待人熱情真誠，並養成良好的個人衛生習慣。

## 六、專業素質

護理學具有獨立專業的特性，擁有其獨特的研究目的、服務範疇與知識體系，護理工作者應認知自己的服務對象是具有自然屬性和社會屬性的人。根據護理工作的服務對象和專業特點，護理工作者除應具有專業知識和特殊技能外，還應具備一定的專業素質，主要包含：

1. 具備合理的知識結構，充實完整的護理理論、知識和實踐技能。
2. 具有敏銳的觀察能力和綜合分析、判斷能力，樹立整體護理觀念，能運用護理程序為服務對象解決健康問題。
3. 具有開展護理教育和護理研究的能力，勇於創新進取。

## 貳、人格成熟

人格成熟是護理工作者另一項重要的素質。在心理學中，人格有時和個性同義，因此人格不僅是指一個人的外在表現，亦是指一個人真實的自我。現代心理學通常把個性理解為一個人的整個心理面貌，即具有一定傾向性的各種心理特徵之總和，人的個性不僅會受到生物因素的制約，還會受到社會因素的制約。個性的成熟和身體一樣是隨著年齡的增加而增強，一般要持續

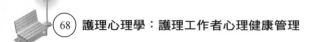

到青年期。

美國心理學家奧爾波特（Gordon Willard Allport, 1897-1967）認為，成熟的人具有以下四項人格特徵。

## 一、一致的人生觀

成熟的人已擺脫過去的壓抑，他們是向前看的，是被長遠的目標和計畫推動著的。這些人有目的感，有完成工作的使命感，這是他們生活的支柱，並對他們的人格提供連續性。人們都需要有意義的重大目標，沒有了目標就很可能會體驗到人格的困惑；沒有指向未來的志趣和方向，就不可能有健康的人格。

成熟的人具有較明確、較系統的價值觀。而良心有助於人生觀的一致，不成熟的人，其良心像兒童一樣，是馴服和盲從的，充滿了限制和禁令；無論是兒童或是成人，都可能有這種良心，它的特點是「必須」，而不是「應該」，換言之，不成熟的人說的是「我必須這樣行動」，而成熟的人說的是「我應該這樣行動」。成熟的人之良心，是由對自己和對他人的義務感和責任心所組成，並且可能深深扎根於宗教和倫理的觀念中。

## 二、博愛寬容的情感

成熟的人對於家人和朋友，具有顯示親密的能力。親密能力的顯示是由充分發展的自我擴展感所引起的。人對所愛的人，表現出真正的參與，並關心他或她的幸福，這種幸福變得如同自己的幸福般那樣重要。健康的人的愛是無條件的、不束縛人的、不使人喪失活動自由的。

成熟的人具有同情的能力，包含對人的基本狀況之同情，以及與人的親屬感。健康的人有領會痛苦、熱情、恐懼和失敗的能力，因此，成熟的人容忍他人的行為，並且不予以評判和譴責，他們能夠認可他人的缺點，因為他們知道自己具有同樣的弱點。

## 三、對現實的認知

成熟的人能客觀地看待他們的世界；相反的，精神病患者則經常歪曲現

實，以便適合他們自己的要求、需要和憂慮。成熟的人不需要配合現實，他們按照現實的本來面貌認識現實。工作和責任心為人生提供持續的意義和道理，成熟的人全神貫注地獻身於他們所從事的工作，並且掌握了工作的技能；一個掌握了技能的人可能心理並不健康，然而，健康成熟的人對於他們的工作總是得心應手。在健康的人身上，這種承擔義務的精神如此強烈，以致於使他們有能力掩蓋一切的自我防禦和自尊心，這樣一來，他們就完全融化在他們的工作之中了。

　　所謂自我客觀化就是指自知之明。奧爾波特認為，成熟的人所達到的自我認識和自我理解的水準是很高的。一個人關於自我的充分認識，常要求洞察自我與實際的關係，這二者愈是接近和符合，這個個體的成熟性則愈高。另一個重要的關係是，一個人自認為以及他人認為他是什麼樣子之間的關係。成熟的人在制定自我的客觀願景時，對於其他人的意見是樂於接受的。擁有高水準的自我客觀化或自我洞察力的人，不大可能把個人的消極品質投射到其他人身上，他們傾向於準確的評價其他人，並且通常更容易被他人接受。

## 四、自我感的發揮

　　奧爾波特認為，隨著自我的發展，自我感擴大到人和物的廣泛領域上。成熟的人積極介入和投身於超越自我的環境中，而不是自私自利。他們完完全全且生氣勃勃地沉浸於生活之中，而不是遠離或逃避生活的消極旁觀者。一個人愈是專注於各種活動，專注於人或思想，他的心理也就愈健康。

　　成熟的人能夠自我接納，能夠承認包含弱點和缺點的內在特質；他們從不被動屈從，能接納人性的各個方面，因而在他們自己內在以及社會中很少發生衝突；他們努力盡可能去做，並且在過程當中，努力改善自己。成熟的人也能夠承認人的情緒，他們既不是情緒的俘虜，也不試圖掩蓋情緒，健康的人格控制，使這些情緒不致於破壞人與人之間的活動，這種控制不是壓抑，而是把情緒轉變到更有建設性的方向上去。由於成熟的人感受到安全感的重大意義，因此他們能接受挫折和自我接納，有效地控制情緒，他們也學

會用均衡感，去處理人生的憂慮和自我恐嚇。健康的人可以擺脫憂慮，但他們更少感受到威脅。

# 參、心理成熟

心理成熟則是護理工作者第三項重要的素質。心理成熟度高的護理工作者，面對社會和環境的變化，較易適應；換句話說，心理成熟度較高者，比較容易根據外界的變化調節自己的行為，其自控能力、承受能力都比較好。而心理成熟度較低者，不太容易適應不斷變化的環境，也不太容易形成良好的自我控制，如此一來，在人際關係和心理健康中容易出現問題。

事實上，心理成熟度與我們在其他部分所談的「心理年齡」，存在著一定的相關。從一般意義上來看，隨著年齡的增長，人的心理成熟度也應不斷增長，但這種增長與人們的身高、體重的增長並不相同，亦即它並非由自然規律、單方面控制的增長，而是在自然規律與社會環境的雙重作用下形成的增長。因此，如何利用社會環境，使自己的心理達到與年齡相匹配的成熟度，就成為一個迫切需要解決的問題；筆者認為，這方面能力的培養與應付環境變化的能力密不可分，不妨從以下四個方面著手。

## 一、社會認知水準

一個人對社會的認識，與他的心理成熟度有高度相關。認識是受環境影響的，要克服環境影響所帶來的偏差，不僅要從實踐上獲得感性的認識，還要提高理性的認識水準。剛畢業的大學生對社會認識的水準相對較低，因此在新工作中會遇到很多問題，例如：與同事如何相處？如何克服不熟悉的工作帶來的緊張感？這些問題對一個心理成熟度高的人來說，不會感受到太大的挫折；但在心理成熟度較低的人看來，會覺得很挫折。

## 二、耐壓的能力

古人說：「天將降大任於斯人也，必先苦其心志，勞其筋骨，餓其體

膚。」這樣，才能「增益其所不能」。在社會變革中，社會的發展往往超越人們的心理承受能力，並形成一定的社會壓力。鍛鍊自己的耐壓能力是一個很重要的工作。

## 三、應付突變的能力

突變對人的影響，在心理學中叫做「壓力」，個體面對壓力通常有兩種反應行為，即理性應對與情感應對。前者以對事物發展的規律性認識為基礎，把握事物的規律。這樣一來，個體不僅能洞察事物的本質，也能預測未來，並根據未來事物可能的發展而採取必要的行動。後者則帶有一定的盲目性。研究顯示，心理成熟度高的人在壓力狀況下，多採用理性應對；因此，提高我們在突變環境下的應付能力，有助於增強心理成熟度。

## 四、心理平衡的能力

瞭解自己的優勢與不足，可以減輕緊張情緒。因為明確承認自己的能力有限，就可能擺脫某種潛在的不良情緒，這樣就會懂得何時該去求助於他人，怎樣與他人合作共事。另外，還要學會在危機中尋找機遇，在面對危機時，應該想想怎樣因勢利導，藉此危機變成轉機，如果能夠從挫折中吸取經驗教訓，那麼今後就能減少挫折。

### 思考問題

1. 護理工作的基本素質可從哪六項來探討？
2. 護理工作者思想道德的基本要求包含哪些？
3. 對於護理工作者的心理素質具體的要求包含哪些？
4. 心理學家奧爾波特認為成熟的人應具有哪幾項人格特徵？
5. 我們可以從哪幾方面培養心理的成熟？

## 第二節　同理心

　　護理工作是一種具有高度愛心與熱心的專業服務工作。同理心是一種高層次的人性善良表現，更是護理工作者不可缺少的人格特質；不論我們的成績多好，工作績效多好，無論我們懂多少道理，最重要的是，我們要教人如何成為一個具有同理心的善良助人工作者。當美國作家詹姆斯（Henry James, 1843-1916）的侄子問他，他這一生應該做什麼時，詹姆斯回答：「人生有三樣東西是重要的：第一是要善良，第二是要善良，第三還是要善良。」當我們要幫助人的時候，堅持「己所不欲、勿施於人」的原則，這就是同理心的基礎。本節討論下列三個項目：(1)何謂同理心；(2)掌握情感；(3)移情同理心。

## 壹、何謂同理心

　　何謂同理心？我們將從兩方面來討論：情感的反應以及理解他人。前者是我們個人對外界他人的自然反應，後者則是人際關係中的必要態度，兩者都是護理工作者重要的人格特質。

### 一、情感的反應

　　話說九個月大的孩子每次看到其他孩子跌倒，眼眶便會泛起淚水，然後爬到母親懷裡尋求慰藉，彷彿跌倒的人是他。十五個月大的小明看到朋友小華在哭，會拿出玩具熊安慰他，如果小華仍然哭個不停，小明還會拿抱枕給他。這些情形是孩子的母親協助專家做研究時，觀察記錄下來的；而該研究顯示，同理心的形成可溯及嬰兒時期。事實上，嬰兒自出生日起，聽到其他嬰兒啼哭便會感到難過，有人認為這是人類同理心表現的最初徵兆。

　　發展心理學家發現，嬰兒還未完全明瞭人我之分時，便能同情他人的痛

苦。幾個月大的嬰兒看到其他孩子哭，也會跟著哭，好像感同身受似的。約週歲時，孩子開始明白他人的痛苦是他人的，但仍會感到不知所措。紐約大學的霍夫曼（Martin L. Hoffman）曾做過相關研究，他注意到一個兩歲大的孩子，會去安慰一個哭泣的孩子，而事實上孩子的媽媽就在身旁。其他同齡的孩子也表現出相同的困惑，他們會模仿他人的痛苦（可能是為了更瞭解他人的感受），例如：看到其他孩子手受傷時，一個兩歲大的孩子可能會把手伸進嘴裡，看看自己是否也會痛，或者看到母親哭泣時，孩子會擦拭自己的眼睛，雖然他並未流淚。

## 二、理解他人

1920 年，美國心理學家錢欽納（Edward Bradford Titchener, 1867-1927）首次使用同理心一詞時，指的就是前述個案所指的「行為模仿」。同理心一詞源自希臘文empatheia（神入），原來是美學理論家用以形容理解他人主觀經驗的能力。錢欽納認為，同理心源自身體上模仿他人的痛苦，進而引發相同的痛苦感受。他使用同理心一詞與同情區別，因同情並無感同身受之意。

當孩子到了三歲半時，就不再做行為模仿，而能區別他人與自己的痛苦，也較能安慰他人。下面是一個母親的記錄：

> 鄰居的一個小孩在哭……小芳走過去拿餅乾給他吃，一路跟著他走，甚至自己也開始發出哭的聲音。接著她想要撫摸他的頭，但他躲開了……他漸漸不哭了，但小芳似乎仍很關心，仍不斷拿玩具給他，拍拍他的頭和肩。

到了這個階段，孩子對他人情感的敏感度開始有所不同，有些很敏銳（如小芳），也有的開始變得冷漠。美國心理學會的瑞耶若（Marian Radke-Yarrow, 1918-2007）與魏斯勒（Carolyn Zahn Waxler）曾做過一系列的相關研究，他們發現同理心的差異與父母的管教方式很有關係。管教方式如果強調對他人的影響，例如：「看你害得妹妹這麼難過」，而不只是：「你怎麼這

麼調皮」時，孩子的同理心會較敏銳。此外，身教也很重要，孩子會觀察大人對其他人情感的反應方式，從而加以模仿，漸漸塑造出長大後的反應模式。

根據上面的個案顯示，同理心是與生俱來的人性表現，然而這種表現的深化強度是隨著個人成長的環境與學習而有所差異。如此一來，護理工作者在這方面（心理學）的專業訓練，就更凸顯其重要性。

# 貳、掌握情感

同理心與情感失調有著密切的關係。嬰兒透過不斷的情感調和，慢慢瞭解有人願意分享他的感受，這種感覺約始於八個月大時（此時的嬰兒已開始有人己之別），之後終其一生仍會因應其他親密關係而不斷重塑。失調的親子關係是很糟糕的，在一項實驗中，母親刻意對嬰兒的行為做過度或過少的反應，結果嬰兒立刻表現出驚慌或痛苦的樣子。

## 一、反應不當

親子之間長期缺乏調和，對孩子的情感會造成嚴重的傷害，例如：母親對孩子的特定情感（如快樂、悲傷、對擁抱的渴望等），一直未能做同理心的回應，孩子會漸漸逃避表達或甚至不去感受這些情緒，最後其他的情感也會消失。同樣的道理，孩子也會因為某些不當的情緒特別容易得到回應，而有偏好的傾向。嬰兒也會模仿大人的情緒，研究發現，三個月大的嬰兒因母親情緒沮喪，在遊玩時較易表現出憤怒與悲傷的情緒，與其他正常家庭的小孩相比，較少表現自發的好奇與興趣。

在某個研究計畫中，一個母親持續對孩子的行為做冷淡的反應，後來這個孩子竟變得較被動。這個研究指出：「孩子會告訴自己，我的活躍動作從未引起母親的反應，還不如靜靜的。」所幸這樣的後果並非無可補救，在人的一生中，人際互動的模式會不斷因人際關係而重塑，包含與親友，乃至心理醫師的關係。早年失衡還是可以調整過來，這是一輩子不斷進行的歷程。

　　有些心理分析專家認為，心理治療做的就是情感調和的補救工作，在治療的過程中，治療師必須時時做出回應，以瞭解病患的內心狀態，這很類似親子之間的情感調和動作，有些專家稱之為回映（mirroring）。這種回映往往是意在言外，在不知不覺中進行的，但仍可證明病患能夠產生有人瞭解自己的安慰感。

## 二、感情不調和

　　童年時期缺乏情感調和，可能會造成一生的情感傷害，而且受害者可能不只是孩子本身。曾有研究顯示，在極端殘酷暴力的犯罪中，罪犯的童年生活有一共同特點，不是待過多個寄養家庭，就是在孤兒院長大，這顯示他們在情感上遭到忽略，很少有情感調和的機會。

　　情感上遭到忽略會使同理心鈍化，長期的情感虐待（如嚴酷體罰、威脅、羞辱等）卻可能造成不良的後果，有可能對周遭人們的情感過度敏感，對於有威脅性的訊息有一種近似受過創傷而養成的警覺。童年遭受心理虐待的孩子便常有這樣的問題，長大後情感嚴重起伏不定，有些甚至變成近似邊緣型人格違常者（borderline personality disorder）。這類型的人往往對周圍人們的眼光特別敏感，源於在童年時都有受虐的經驗。

## 參、移情同理心

　　「移情」是再現他人經驗的能力，也就是說，有能力去感覺他人的情緒、心境和思想。移情是在人際交往中，用類推的方法獲得的，這種「再現他人經驗的能力」是護理工作者的必要人格特質之一。在社會交往中，人們彼此的情感是相互作用和影響的，情緒不但可以被識別，也是可以相通的，因此理解他人的情緒和行為完全是可能的。在移情時，我們總是將自己的經驗作為出發點。

## 一、感受他人情緒

為了能夠感覺到這些有焦慮的人將如何行動，你必須首先在心理上把自己置於他們的情緒結構之中，設想自己也處於與他們具有相同焦慮的情境。因為你不知道會發生什麼事，因而感到不安，於是希望尋找相同心境的人來交談，以減輕不安的心情。

要與他人發生移情作用，就必須對對方提供的各種訊息相當敏感。這些訊息包含：面部表情、動作姿勢、說話方式、臉紅、顫抖等，例如：當你觀察到某人發抖或動作不平穩時，根據你的經驗，就可以知道這個人很拘束、感到不安。

## 二、移情能力

從心理學的觀點來看，移情能力與智力無關。智力高的人，有時卻不能與他人發生移情作用，因為他們通常喜歡靠邏輯推理來解釋某件事，卻忽視或不注意對方的情緒變化，也就產生不了認同感。移情在交談中特別重要，如果與你談話的人不同意你的意見，你應該首先考慮，他為什麼對你持反對意見，要想到這可能是經驗或經歷不同的緣故。設身處地，就有了認同感。

經驗告訴我們，自我中心比較強的人，移情能力通常較低。因為他們總是炫耀自己，從不顧及他人的反應，從不把自己置身於他人的位置。相反的，他們故意不去理解他人的思想和情緒，而代之以攻擊性的語言，例如常會說：「是這樣嗎？真是一派胡言！」護理工作者應該以此為戒。

總之，移情對護理工作者的好處是：能進一步瞭解他人（如病患或同事），也能進一步瞭解自己，進一步加深人際關係，這些好處使人覺得移情是必要的。在人際交往中，移情是建立在無條件地接受他人的基礎上，它與正直、誠實密切相關。

以下建議有助於培養護理工作者的移情能力：

1. 充分瞭解自己的情緒、慾望和願望，同時也要瞭解他人的情緒、慾望和願望。

2. 學會積極傾聽，讓人把話講完，不要匆忙下結論，下結論前一定要多思考。

3. 留意觀察街上的行人、餐廳的用餐者、火車上的旅客等，根據他們的表情特徵，來感覺他們的心理情緒狀態。

4. 在判斷他人時，切不可只憑相貌為依據；只憑他人的臉部表情、走路方式或握手姿勢來判斷一個人，是很困難的。

5. 讀者不妨試試：當電視裡播放影片的時候，關閉聲音，試著猜測人物對話的主題。這樣一來，能夠訓練你洞察人的敏感性，以達到移情，這是很有用的。

6. 在交談中，可能發現某人激烈反對你，他的意見完全是針對你的。這時你要冷靜，並要深入考慮：「這個人為什麼對我有這種態度？」

7. 要經常反問自己，為什麼在某種情境下，你會有這種反應，而沒有那種反應。深入瞭解自己的行為背景，會使你更容易「用他人眼光觀察世界」。

8. 如果你不喜歡某人，切不可感情用事，要努力從自己身上找出原因。

9. 只有全面地瞭解他人的情況，你才能對他人下結論，或改變對他人的態度。你一旦知道他人的行為動機和方法時，才有可能比較準確地判斷他人，同時對他人的行為反應也會恰當些。

10. 請記住：每一個人都有一定的心境，而這種心境一定會影響到他的行為。

## 【心理解碼：兩則愛心的故事】

### 一、愛心永存

男孩和女孩是在醫院裡相遇的，相處得不錯，很快便成了好朋友。

終於有一天，醫院告知他們，二人的病情均已經到了無法醫治的地步，於是他們各自回家了。在家裡，他們的病情一天天地加重，但他們卻都沒有忘記曾經的一個約定，那就是寫信鼓勵對方。

一個月後，女孩手中握著男孩的來信，帶著微笑闔上了雙眼。痛心的母親在整理女兒遺物的時候，發現了一疊尚未寄出的信，其中一封是留給母親的，信上說，她曾和男孩有一個約定，答應和他共同度過人生的最後旅程，她讓母親替她履行諾言，並把信陸續寄給他。

母親無法克制自己的感情，決定去見這個男孩，並讓他知道有一個女孩要他好好活下去。

到了男孩的家，女孩的母親看到的卻是桌子上黑色相框裡的一個男孩。男孩的母親淚流滿面，她拿起桌子上的一疊信，硬咽地說，男孩在一個月前已經走了，讓她替他發出那些給女孩的信，他說因為有一個與他命運相同的人在等著他的鼓勵……

那一疊疊尚未寄出去的信，記載著一個至死不渝的約定，傳送著一份超越生死的鼓舞與關心，並堅定地告訴我們：愛心是永不磨滅的，是永存的！

## 二、愛心比樓高

根據伊甸基金會表示，從 2008 年到現在，台灣民眾經由伊甸的守護商店捐出的零錢超過新台幣五千萬。這些充滿愛心的零錢累積的高度，相當於很多棟的 101 大樓。

台灣不僅是地理景觀的寶島，也是充滿愛與善的寶島。除了伊甸基金會推動的愛心零錢捐，其他的慈善團體也在民眾每天要接觸的便利商店擺設募集統一發票或零錢的募捐箱，讓民眾在平時消費之餘，順手捐發票或零錢，即時送出愛心。2011 年 3 月 11 日的日本地震與海嘯，台灣對日本的捐款高居世界第一；而世界上許多發生災難的國家，也都收到台灣的捐款；許多慈善團體，例如：台灣世界展望會、慈濟功德會等，更將台灣的愛心送到世界各地。

做善事只能捐錢嗎？捐錢只是一個最簡單的方法，因為由慈善團體專業的運用，使大家所捐的善款能積少成多，充分發揮愛心的力量，去幫助需要被幫助的人。另外，捐血救人、到醫院或老人安養院做志工服務，也是很多

愛心人士經常在做的善事。時時升起善的意念，讓社會更祥和。

**思考問題**

1. 同理心可以從哪兩個方面來討論？
2. 護理工作者如何培養自己的移情能力？
3. 從兩則愛心故事裡，身為護理工作者的您，有何感想？

## 第三節　助人的技巧

本節探討下列三個項目：(1)助人的意義；(2)助人的基礎；(3)助人三階段模式。

## 壹、助人的意義

既然護理工作是一種助人的專業工作，我們有必要針對助人的意義再做一次確認。討論的內容包含以下兩個項目：(1)人類美德；(2)愛心為業。

### 一、人類美德

助人是美德之一，更是護理工作者必備的修養，熱情關心幫助他人更是人們讚美的崇高精神品質。人與人之間互相理解、信任、友愛、團結、互助，是個人心靈美、人格美的昇華。

### 二、愛心為業

羅曼‧羅蘭（Romain Rolland, 1866-1944）說：「一旦自私的幸福變成人生的唯一目標，人生就變得沒有目標。」因此，滿腦子裝著自己、爭名於

朝、爭利於市的人，雖然忙忙碌碌，最終卻是空虛的。而那些淡於個人得失、關心他人疾苦、樂於施愛於人的人，生活才是最充實的。

護理工作者要真正提高和實現人生價值，就不能停留在「自我」的境界，而要樹立遠大的理想和目標，並執著追求。這個目標愈接近社會，人生的價值也就愈大，個人也就愈能領略人生的真諦。一滴水離開了大海，很快就會乾涸；一個人離開了他人、團體，也就成了無源之水、無根之木。人們只有在相互依存、相互幫助的關係中，才能有所成就，才能創造自身的價值，才能贏得他人的尊重，才能塑造美好的品德！

# 貳、助人的基礎

助人的美德需要以行動來實踐，然而在助人行動的過程中，則需要不斷的自我訓練，以便加強助人的基礎。因此，我們將討論下列兩個項目：(1)自我成長；(2)助人歷程。

## 一、自我成長

在《助人技巧》（*Helping Skills*）一書中，作者指出一位女性助人專業者的自我成長經驗。甲女士擔任某工作介紹所的諮詢師已經多年，她喜歡為人做測驗解釋，也喜歡和那些想轉換工作的求助者一起分享資源。她在一次的助人技巧課程裡，學習到各個諮詢理論，也開始發展出一個理論導向去幫助那些求助者。可是，她對一些事情的過去看法與作法卻被挑戰了，這包含：對人性的假設、對環境塑造人類行為的角色，以及她想用來助人的模式等。她覺得很興奮，因為從這些理論和哲學議題的學習中，可以改變過去的舊觀念，讓她學習專業成長，以便成為一個更好的助人工作者。

## 二、助人歷程

助人歷程包含帶領求助者「進入」自我瞭解中，然後再將他們「帶出」外在的世界，而能有較好的問題處理能力。要達到這樣的目標，助人者就要

像一個合作者兼催化者的角色。對於求助者該怎麼過日子，助人者有的是他們在助人關係中所呈現的同理心以及特殊助人技巧，以引導求助者探索他們的感覺與價值，瞭解他們的問題所在，並執行想法上、情感上和行為上的改變。

# 參、助人三階段模式

在《助人技巧》一書中介紹了「助人三階段模式」，包含：探索、洞察，以及行動，這是一種應用助人技巧的架構，來引導求助者經歷一個過程，從問題探索到對問題有較多的瞭解，然後能在生活中做改變。這個架構是根據臨床和教學經驗而來，也受到求助者中心、心理分析、認知行為等理論的影響。這個三段式理論取向，對我們形成整個助人歷程的看法有很大的貢獻，每一個理論取向是這個助人模式中每一個階段的主要影響來源。

助人歷程包含三個階段：探索階段（幫助個案探索他們的想法、感覺、行為）、洞察階段（幫助個案瞭解他們的想法、感覺、行為），以及行動階段（幫助個案在其探索和洞察的努力下，決定所要採取的行動）。在討論技巧之前，我們先談談這個模式背後的哲學和理論基礎。助人者需要瞭解每個階段的工作任務和目標三階段，而且要清楚他們到底想要和個案完成什麼，這樣他們將更容易瞭解整體的助人步驟與細節。

## 一、規劃工作

規劃工作是在助人三階段之前所要做的功課，包含下列三個項目：探索階段的任務與目標、洞察階段的任務與目標，以及行動階段的任務與目標。

### （一）探索階段的任務與目標

包含以下五項：

1. 助人者建立支持與發展治療性關係。
2. 助人者鼓勵個案說故事。

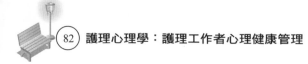

3. 助人者鼓勵個案探索想法和感覺。

4. 助人者催化感覺的激起。

5. 助人者從個案的觀點瞭解個案。

### （二）洞察階段的任務與目標

包含以下三項：

1. 助人者與個案一起建構新的洞察和瞭解。

2. 助人者鼓勵個案決定他們自己在其想法、感覺、行動上所扮演的角色。

3. 助人者與個案討論治療關係。

### （三）行動階段的任務與目標

包含以下六項：

1. 助人者鼓勵個案探索可行的行動。

2. 助人者協助個案決定行動。

3. 助人者催化行動技巧的發展。

4. 助人者對嘗試改變做回饋。

5. 助人者協助個案評估改變並修正改變計畫。

6. 助人者協助個案處理其對改變的感覺。

## 二、探索階段

在探索階段中，助人者致力於建立支持性、與個案發展出治療性的關係、鼓勵個案說故事、幫助個案探索其感覺、催化個案情緒的激起，並多認識他們的個案。助人者要達到這樣的地步，就要專注於他們的個案，仔細傾聽個案口語和非口語的行為，並對其內容做複述，對其情感做反映，並且向其提出開放性問題，以鼓勵個案的探索。

探索的重要性在於讓個案有機會去表達他們的感覺，也能思考他們的複雜問題。當個案思考他們自己問題時，他們常被自己的防衛和焦慮給困住，

讓他們覺得像在繞圓圈一樣，而不能清楚的思考問題。

　　探索階段讓助人者有個機會，能從他們個案的觀點去多認識他們。助人者不能一開始就假設他們知道個案的感覺及問題所在，一旦助人者假設他們知道個案對其問題的感覺，或應該選取怎樣的方法去解決，他們就可能將自己的標準和價值加諸在個案身上。即使個案和助人者有著同樣的年齡、種族和性別，助人者也不能假定個案一定有著相類似的問題和感覺。

　　探索階段主要是從個案中心理論獲得相關知識：如果助人者完全接納個案，傳遞同理心、尊重和真誠，個案就能夠接納他們自己。這樣的接納讓個案的潛能發展得以通暢無阻。

## 三、洞察階段

　　在洞察階段中，助人者與個案一起致力於產生新的洞察，或瞭解內在的動力，使其對問題的來源能有所覺察，並處理治療關係的課題。洞察之所以重要是因為可以幫助個案從全新的觀點來看待問題，提升個案自我瞭解的程度，讓個案負起適度的責任，幫助個案瞭解為什麼他們會有這樣的行為、想法和感覺。當個案對他們的行為有些覺察的時候，就會較容易做改變。

　　探索階段只做傾聽之類的反應，但進入洞察階段後，助人者會對個案的觀點加以挑戰，助人者會提供他們的想法，並運用他們親身的經驗來幫助個案從新的角度來看待事情，因此助人者在洞察階段是積極主動的與個案一起建構意義和經驗。此階段也包含腦力激盪術的應用，助人者和個案一起致力於發掘個案的新事物，而個案需要從助人者那裡得到外在觀點，以給與他們新的想法和回饋，特別是當個案想不通的時候。當然，助人者並不需要有「正確無誤」的觀點，他們可能提供的是另一種觀點讓個案可以想想看。同樣重要的是，雖然助人者使用他們自己的觀點，但這個階段的助人關係仍然維持著彼此合作和分享瞭解的關係，而不是助人者強將其個人洞察套在個案的身上。

　　洞察階段主要是從心理分析理論獲得相關知識，在模式中有著心理分析論的重要概念，強調童年發展是人格形成的基礎。兒童要在這個世界上存

活，通常要發展出一些防衛的因應方式，這些防衛方式雖然常是適應性的，但也可能會阻礙成人的功能發展，例如：一個人怕懲罰而發展出一種逃避所有成年人的防衛方式，在其成年後，就很難與他人以平等的關係對待。在治療中，個案需要做深度的自我探索，以瞭解這些防衛方式是如何發展出來的，也才能去減少使用，改變不適應的行為模式。個案也要瞭解是何種因素讓他們仍然沿用其防衛和不適應性的行為模式，所以說改變的要素在獲得有關行為模式起源和接續的洞察。

## 四、行動階段

　　在行動階段中，助人者引導個案朝向做決定與做改變，而這也剛好反映出個案對自己新的瞭解。助人者與個案一起探討改變的想法，他們試著決定個案是否真的想改變，以及探討改變會對個案的生活帶來怎樣的意義。他們可能透過腦力激盪的方式找出可能的改變在哪裡，然後幫助個案選擇要改變的是什麼。

　　在一些案例中，助人者有時會教導個案如何做改變的技巧，助人者有時也會協助個案發展策略而讓個案可以嘗試新的行為，並從助人關係以外的關係中詢問他人的看法。此外，助人者和個案持續地評估行動計畫的成果，必要時能做修改，以幫助個案得到他們想要的目標。在助人的前兩個階段，進行的過程是互助合作的，助人者會持續地問個案他們對改變以及改變歷程的感覺是什麼。再一次強調，助人者並非專家，而是引導者，能夠帶領個案探索行動的想法和感覺，並在過程中做積極的改變。

　　當個案將他們的新想法付諸實行時，他們想法中的改變才能根深蒂固。在洞察階段中缺少行動，想法上的改變通常只能維持很短的時間；心理分析論者假設洞察自然而然帶出行為上的改變，所以助人者不需要去鼓勵個案去想改變的事。對有些個案來說可能真的是如此，不過有一些事情會讓個案即使獲得洞察，卻還是難以採取行動，例如：

　　1. 個案可能缺乏做改變所需的技巧。

　　2. 雖然助人歷程中，洞察的獲得是可能的，但是改變卻很困難，因為一

個人的舊有習性很難打破，加上人們安於已知，不願冒著改變和未知的危險。

3. 他人對個案所做的改變可能有強烈的反應，此時個案需要助人者協助，以找出因應阻礙改變之道。所以，個案常常需要學習一些適當的技巧，以克服改變所面臨的阻礙。

　　探索和洞察為個案提供了瞭解動機和負起改變責任的基礎，在發展行動計畫之前，助人者和個案對個案問題的範圍和動力，需要先有一個適度的瞭解。不同於電視上的脫口秀節目，心理學家僅憑聽到三句話就能給建議；我們強調的是要仔細深思的傾聽和探問，以幫助個案充分地探索他們的問題和獲得新的洞察。最後，行動階段的理論基礎在於行為和認知，稱為行為理論，這些理論認為，行為（包含想法）是透過學習原則（例如：增強、懲罰、塑造、類化、削弱、模仿、思考中介行為）而學習到的，所以也同樣地能透過這些學習原則改變過來。助人者應視助人為一種行為和認知原則的應用，幫助個案對目前的行為做評估，教導新行為，增強其改變，以協助其修改無效的行動計畫。

## 思考問題

1. 在助人過程中，護理工作者如何展現助人美德的一面？
2. 助人三階段模式包含哪些？
3. 在助人工作中，行動階段的任務與目標包含哪些？
4. 助人過程中的洞察階段，護理工作者可運用哪些技巧？
5. 助人者在發展行動計畫之前，有哪些注意事項？

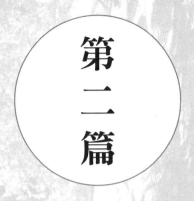

第二篇

# 護理心理學的應用

第四章　認識人格
　　　　──發現個人的真實面目

第五章　認識思維
　　　　──轉換經驗與概念過程

第六章　認識認知
　　　　──促進新舊知識的交替

第七章　認識需要
　　　　──滿足人類生活的動力

第八章　認識溝通
　　　　──建構人際關係的橋樑

第九章　認識情緒
　　　　──反應個人的內心世界

第十章　認識壓力
　　　　──適應衝突挑戰的機制

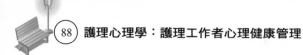

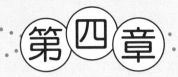

# 認識人格
## ——發現個人的真實面目

　　本章「認識人格」主要的任務是討論「發現個人的真實面目」。由於護理工作者與病患的行為與行動，都反應出個人的人格特質，包含受到個人某些隱藏性人格特質的影響，因此探討人格相關問題是心理學在護理工作應用上的首要任務。護理工作者本身除了必須對自己的人格特質有所瞭解外，還需瞭解，甚至發覺病患在治療過程中的心理特質，以便提供更好的協助。本章規劃為三節：第一節「人格的基礎」，第二節「人格的表現」，第三節「人格問題諮詢」。

　　第一節「人格的基礎」將探討四項議題：(1)人格的意義；(2)人格的形成；(3)人格的發展；(4)人格測驗。在第一項「人格的意義」中，將討論：人格特質、人格層次，以及人格主義等三個項目；在第二項「人格的形成」中，將討論：人格基礎、社會因素，以及社會實踐等三個項目；在第三項「人格的發展」中，將討論：早期發展、中期發展，以及後期發展等三個項目；在第四項「人格測驗」中，將討論：自我陳述、情境測驗，以及投射測驗等三個項目。

　　第二節「人格的表現」將探討五項議題：(1)人格社會化，(2)人格動力；(3)人格障礙；(4)人格改變；(5)人格心理。在第一項「人格社會化」中，將討論：社會規範、人格內化等兩個項目；在第二項「人格動力」中，將討論：

人格組成、自我成就等兩個項目；在第三項「人格障礙」中，將討論：人格偏差、人格障礙，以及精神病質人格等三個項目；在第四項「人格改變」中，將討論：人格的改變、人格的整合等兩個項目；在第五項「人格心理」中，將討論：人格心理研究、個性心理發展等兩個項目。

第三節「人格問題諮詢」將探討四項議題：(1)孤獨心理；(2)急躁心理；(3)嫉妒心理；(4)依賴心理。在第一項「孤獨心理」中，將討論：孤獨問題、孤獨問題諮詢等兩個項目；在第二項「急躁心理」中，將討論：急躁問題、急躁問題諮詢等兩個項目；在第三項「嫉妒心理」中，將討論嫉妒問題、嫉妒問題諮詢等兩個項目；在第四項「依賴心理」中，將討論：依賴問題、依賴問題諮詢等兩個項目。

# 第一節　人格的基礎

本節首先要針對人格的基礎，討論下列四個項目：(1)人格的意義；(2)人格的形成；(3)人格的發展；(4)人格測驗。

## 壹、人格的意義

人格或稱個性，是指個人在對他人、對自己、對事物，甚至對適應整個環境時所顯示的獨特個性。「人格」一詞來自拉丁文「面具」（Persona），後被引用於心理學，由美國心理學家奧爾波特（Gordon Willard Allport, 1897-1967）在 1961 年所提出，後來發展成為主流的「人格特質理論」。人格意義的探討包含以下三個項目：(1)人格特質；(2)人格層次；(3)人格主義。

### 一、人格特質

人格特質理論是一種認為人格由許多個別特質有機組合起來的理論。奧爾波特認為，正確的人格理論必須具有能夠測量人格的單位，這個單位就是

「特質」。特質是一種「神經─心理組織」，是影響人的行為最實質的因素。如果能對一個人的人格特質做科學分析，就可能預測他在特定情境中的行為。

　　奧爾波特把人格特質分為兩類：個人特質以及共同特質。前者是個人在遺傳和環境的獨特條件下所形成，也稱為獨有特質，是人與人差別的主要決定因素；後者是許多人（群體）具有的特質，是受種族、遺傳和同一文化環境所影響而形成的共同東西。從共同特質來看，人與人之間的差別在於這種特質的多寡或強弱。奧爾波特還把個人特質按其對人格形成的影響程度，分為以下三種：(1)基本特質，即滲透於人格、人的活動的各個方面特質，這種特質只有少數人具備；(2)核心特質，即作為人格的建築構件的特質；(3)次要特質，即對個人在適應環境時產生暫時影響的特質，它不是決定人格的主要因素。

　　在研究方法上，奧爾波特重視個案研究，並提出各種人格特質，經過測驗、分析後，做出心理圖式，以表示一個人的人格特點。卡特爾（Raymond Bernard Cattell, 1905-1998）按照奧爾波特的上述論點，曾從日常用語中找出與人格特質有關的詞彙共四千五百多個，再從中整理出表示人格的最基本用語一百七十一個。進而根據這些詞彙之間的相互關係，把它們分為四十二組，認為這些是直接與環境相聯繫並表現於外在行為中的人格表面特質，隱藏在它們後面的有十幾個根源特質；如果我們要知道一個人的人格，首先要測出這些根源特質在人格中的表現程度。另一位美國實驗心理學家吉爾福德（Joy Paul Guilford, 1897-1987），也把人格看作由個人獨特的各種特質所組成的模型，他認為人格特質至少有七個，包含：個人的態度、氣質、能力傾向、形態、生理、需要，以及興趣。

## 二、人格層次

　　人格層次理論是第二次世界大戰後，在德國興起的另一種人格理論。克拉格斯（Ludwig Klages, 1872-1956）是其先驅，代表人物有萊爾喜（P. H. Lersch）和羅賽克（E. Rothacker）等人。他們把人格結構看成是由多層次所

組成的整體，其中有高級層次和低級層次之分：無意識的心理機能和低級情緒狀態等屬於低級層次，意識狀態和它的高級表現屬於高級層次；它們雖有區別，但相互聯繫著。低級層次在時間上發展成熟較早，是下層結構，並成為支持高級層次的基礎；高級層次是在低級層次的基礎上產生，同時又可以控制低級層次，發揮著指導和控制低級層次的衝動作用。

層次的個體發展過程和層次的種族發展過程相一致，個體發展過程重複著種族發展過程，他們對人格分層次數目的見解和分層方法不盡相同。羅賽克認為，人格作為整體結構可分為五層：生命層、植物層、情緒層、人格層，以及自我層。萊爾喜則把人格分為基礎層（指身心發展的生物因素）和上建築層（指身心發展的社會歷史因素，其產生於大腦皮層）。

## 三、人格主義

人格主義（Personalism）是一種以基督教中的新教徒為主要對象的唯心主義哲學流派。「人格主義」一詞雖然早在 1860 年代即有人使用，但直到二十世紀初期，法國哲學家雷諾維葉（Charles Renouvier, 1815-1903）才在《人格主義》（Le Personnalisme, 1903）一書中，用「人格主義」來闡述其關於世界規律的先驅性哲學觀點，比較系統地提出了人格主義的理論。人格主義在美國影響最大，在英、法、德及拉丁美洲，甚至東方的某些國家也有流傳，其思想淵源主要是基督教神學、笛卡兒（R. Descartes, 1596-1650）、萊布尼茨（Gottfried Wilhelm Leibniz, 1646-1716）、貝克萊（George Berkeley, 1685-1753）、康德（Immanuel Kant, 1724-1804）、黑格爾（Georg W. F. Hegel, 1770-1831），以及尼采（Friedrich Wilhelm Nietzsche, 1844-1900）等人的學說。

美國人格主義的創始人為牧師鮑恩（Borden Parker Bowne, 1847-1910），他與同時代的霍伊森（George Holmes Howison, 1834-1916）為第一代美國人格主義者的主要代表。第二代美國人格主義者的主要代表為佛留耶林（Ralph Tyler Flewelling, 1871-1960）和布萊特曼（Edgar Sheffield Brightman, 1884-1953）等人，以前者為首組成了加利福尼亞學派，以後者為

首組成了波士頓學派。此外，法國的穆尼埃（E. Mounier, 1905-1950）、俄國的別爾加耶夫（Nikolai Alexandrovich Berdyaev, 1874-1948），以及德國的施特恩（William Stern, 1871-1938）也是人格主義的著名代表。人格主義沒有嚴密統一的理論體系，但在某些基本理論觀點與實踐準則方面，卻有如下的共同特徵：

1. 認為人的自我、人格是獨立存在的第一性實體，是創造外部世界的精神基礎。

2. 強調認識過程是單個主體的自我創造之內部過程，認為只有經過認識主體創造的東西才能成為認識的對象，人們只能認識自己創造的對象。

3. 認為自我是具有自由意志和道德價值的有限人格，上帝是無限的最高人格，是一切存在物的根基和有限人格的創造者，現實世界是無數單個有限人格所組成的系統，要由上帝這個最高人格來協調和統治，並按照其旨意來發展。

4. 調和科學與宗教，並要科學服從於宗教，認為用上帝這個無限的人格可以解釋一切生命現象並說明科學，要科學以宗教為本質的前提之下進行研究。

5. 提倡以人格主義理論為基礎來建立統一的世界宗教，進而彌補分裂，實現世界統一。

6. 認為人格的完善與道德的再生是改造社會的唯一途徑。由於與天主教神學思想的復甦緊密結合，人格主義得到了發展。

## 貳、人格的形成

一般來說，人格的形成是先天的遺傳因素，以及後天的環境、教育因素相互作用的結果。這種相互作用是從人誕生開始，延續一生的發展過程。關於人格的形成，包含以下三個項目：(1)人格基礎；(2)社會因素；(3)社會實踐。

## 一、人格基礎

人格的形成依賴於一定的自然基礎，即素質。素質是嬰兒出生時所具有的解剖的和生理的特性，特別是腦和神經系統的特性。其中高級神經活動的類型是形成人格心理特徵的重要前提條件。但是，素質只是為人格的形成提供了一般可能性，並不是主要的決定因素。

在人格的所有心理特徵中，受先天因素制約程度最大的是氣質，雖然它具有穩定性，但是它在決定人的行為方面只居從屬地位，在後天的環境和教育的影響下也會發生緩慢的變化。人格是在自然基礎上形成和發展的，但主要是由個體的生活所決定，並受社會歷史條件所影響。

## 二、社會因素

社會實踐是導向人格成熟的正面作用，而社會規範則是另一種促進人格發展產生的助力。在兒童時期，社會主要透過家庭和學校對兒童人格的形成產生影響，文化因素如影視、文藝和報紙等宣傳工具也有重大影響。當青年進入職場工作以後，社會因素就會直接發生作用。任何個人都生活在一定的社會歷史條件下和一定的社會關係中，他的社會地位以及一定的社會意識決定著他的世界觀、理想和信念，進而決定著他的行為動機和目的，影響著他的能力和性格。由此可見，人格心理特徵是受社會歷史條件制約的，具有鮮明的社會歷史性。

性格是最重要的人格心理特徵。不同時代、不同民族、不同的社會生活和自然風貌，都會在性格上打下烙印，形成不同時代和不同民族的典型性格。在階級社會中，性格也會被打上階級的烙印，不同階級的實踐形成不同的典型性格。

## 三、社會實踐

社會實踐對於人格的形成和發展具有主導作用，但必須透過個體的心理活動而發生作用。因此，對於相同的現實生活和教育影響，不同的人也可能

形成不相同的人格。在個體生活中起作用的後天因素是家庭、學校和社會。家庭的經濟條件和社會地位、家庭成員之間的關係，以及兒童在家庭中所扮演的角色和地位等，都會對兒童人格的形成留下不可磨滅的足跡，其中最主要的是父母對兒童的態度和教育方法。

　　父母積極的鼓勵和民主的態度，以及使兒童體會到親子之愛，有利於保持兒童穩定的情緒，形成兒童的自尊心、自信心和對人友好的態度；反之，過於溺愛和管束不當都會妨礙兒童人格的正常發展。學校教育以及文化程度是人格形成的第二個後天因素，教師對學生的態度和要求、同學之間的關係等，對學生人格的形成有著重要的影響。教師的教學熱情和民主作風會鼓勵學生學習的積極性和主動性，增強學生之間的友好關係；而專橫或放任態度，則會降低學生學習的自覺性，使學生產生叛逆心理或者出現任性行為。

## 參、人格的發展

　　一般而言，人格發展的議題是建立在人格發展階段論的基礎上。這個理論是美國精神病學家艾瑞克森（Erik Homburger Erikson, 1902-1994），在繼承奧地利精神病學家弗洛伊德（Sigmund Freud, 1856-1939）學說的基礎上，所提出來的一種人格發展理論。這個理論重視社會文化因素的作用和環境對人的影響，認為人格發展可以分為八個階段，這八個階段是由遺傳所決定，但是能否從一個階段向另一個階段順利過渡，卻取決於環境。因此，每個階段都是個人自我與社會生活相互作用的過程，也都存在危機，也有對立的兩極情況；危機的解決，則表示著從前一個階段向後一個階段的發展過程。當危機問題獲得積極解決，會使個人的自我力量與適應環境的能力增強，因而形成良好的人格品質；消極或負面的解決時，則反之。這八個階段僅指出所代表的年齡，而非個人的全部生涯。這八個階段分為下列三個時期：(1)早期發展；(2)中期發展；(3)後期發展。

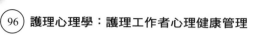

# 一、早期發展

人格的早期發展，包含下列四個階段：(1)信賴與不信賴；(2)自主與疑惑；(3)主動與內疚；(4)勤奮與自卑。

## （一）信賴與不信賴

信賴與不信賴是個人第一階段的人格發展，年齡從出生到一歲左右。在這個年齡階段的嬰兒，完全依賴他人的照顧。在這個過程中，嬰兒對需要是否獲得滿足，開始會產生對外界的信賴與不信賴之反應。

## （二）自主與疑惑

自主與疑惑是個人第二階段的人格發展，年齡從一歲到三歲之間。在這個年齡階段的孩子，開始有自主性的行動意願，例如：行動、停止與方向選擇，以及對事物的好惡反應（接受或拒絕）。在這個過程中，當孩子的自主意願與行動經常受到阻止時，就會產生羞怯或疑惑的反應；反之，則會增強其自主性的人格基礎。

## （三）主動與內疚

主動與內疚則是個人第三階段的人格發展，年齡從三歲到四歲之間。在這個年齡階段的孩子，是延續上一階段的自主性意願人格特質，而採取實際行動，例如：主動尋找或選擇個人喜歡的人、事、物，因此，他們開始被要求對其行為負責。假使其選擇造成負面結果，則會被譴責，因而產生內疚心理；反之，其主動性的人格特質就會在這一階段增強。

## （四）勤奮與自卑

勤奮與自卑是個人第四階段的人格發展，年齡從六歲到十一歲之間。這是所謂的兒童後期，正準備邁入少年時期。在這個年齡階段的兒童，是人格特質發展最旺盛的階段，例如：自我認識、自我發現、相互合作、彼此競

爭，開始設定個人的理想與目標，因此，他們開始意識到個人勤奮與努力的重要性。假使其努力的結果經常是負面的，則會產生自卑的心理反應；反之，其勤奮的人格特質就會增強。

## 二、中期發展

人格的中期發展，包含下列兩個階段：(1)自我認同與角色混亂；(2)親密與孤獨。

### （一）自我認同與角色混亂

自我認同與角色混亂是個人第五階段的人格發展，年齡從十二歲到十三歲之間，即是所謂的少年時期。在這個年齡階段的少年，不但是人格特質發展的旺盛階段，更是人格定型階段，例如：自我認知、自我認同，以及自我角色定位等。除了個人理想與目標認同之外，還包含性別認同，因此，他們開始尋找自我認同。假使在這段期間的努力結果經常被否定，則會產生角色混亂的心理；反之，其自我認同的人格特質就會增強。

### （二）親密與孤獨

親密與孤獨是個人第六階段的人格發展，年齡從二十歲到二十四歲之間，這即是所謂的青年時期。在這個年齡階段的青年，開始規劃「成家」與「立業」的生涯決策，例如：尋找工作目標、尋找戀愛對象，以及更親密的工作、休閒與生活夥伴。假使在這段期間的努力經常以失敗收場，就會產生孤獨的心理反應；反之，其與他人親密關係的人格特質就會增強。

## 三、後期發展

人格的後期發展，包含下列兩個階段：(1)關心下一代與自我關注；(2)自我整合與失望。

## （一）關心下一代與自我關注

關心下一代與自我關注是個人第七階段的人格發展，年齡從二十五歲到六十五歲之間，這是跨越青年、壯年、老年三階段的人生。在這個年齡階段的個人，經歷了成家立業、生兒育女、養家活口、親子教養、空巢時期，以及退休壓力。在這段期間的個人，把重點放在照顧家庭與子女身上，甚至包含照顧父母，因而忽略了對自己的關注。這是一段最長的歲月，也是最具有挑戰與危機性的人格發展。

## （二）自我整合與失望

自我整合與失望是個人最後階段的人格發展，也可以說是人格發展的結論，年齡在六十五歲以上，即是所謂退休後的老年時期。在這個年齡階段的老年人，開始回顧與檢討自己的人生歷程，包含對事業、家庭、婚姻、子女、健康，以及人際關係等的整合與自我評價。假使對這段期間的整合評價是否定的，則會產生失望的心理反應；反之，則對自我實現持肯定的態度。

上述八個階段危機的積極解決可以形成八種品質，依次為：希望、自我控制與意志、生活方向和目的、能力、忠誠、愛、關心他人，以及智慧，完成每一階段的發展任務便會逐漸養成健康而成熟的人格。艾瑞克森的人格發展階段論對教育和社會有一定的影響。

# 肆、人格測驗

人格測驗（Personality Test）是用以測量人格特徵方面個體差異的方法。人格測驗的方式主要有三大類：(1)自我陳述；(2)情境測驗；(3)投射測驗。

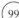

## 一、自我陳述

自我陳述的人格測驗之特徵，是研究者要求受測者自行報告個人內在的傾向、感覺、態度，以及意見等，然後根據所得資料推斷受測者的人格特徵。其中最常用的是訪談法與自檢量表兩種。

## 二、情境測驗

情境測驗的方式，是由研究者設計好一種與某一日常生活片斷相似的特殊情境，然後將受測者置於此類情境中觀察，以預測個體在類似的真實情境中的行為特徵。

## 三、投射測驗

投射測驗是根據投射作用的原理設計而成的測驗方式，是由若干曖昧不清的刺激所組成。受測者可對這些含糊的刺激隨意加以解釋，而使自己的動機、態度、情感及性格等內在特徵無意中投射出來。研究者再將其反應分類、計分和量化，據此來推斷個體的人格特徵。其中最常用的是「羅夏克墨漬測驗」（Rorschach Inkblot Method, RIM）和「主題統覺測驗」（Thematic Apperception Test, TAT）。

**思考問題**

1. 奧爾波特把人格特質依據對人格形成的影響程度，分為哪三種？
2. 羅賽克認為人格作為整體結構，可分為哪五層？
3. 依據人格主義的基本理論觀點與實踐準則，人格有哪些共同特徵？
4. 艾瑞克森認為人格發展可以分為哪八個階段？
5. 人格測驗的方式主要有哪三大類？

# 第二節　人格的表現

　　針對人格的表現主題，本節探討下列五個項目：(1)人格社會化；(2)人格動力；(3)人格障礙；(4)人格改變；(5)人格心理。

## 壹、人格社會化

　　人格表現是個人經過成長發展的結果。社會透過滿足個體需要，使個人接受該社會存在所必須的行為模式。隨著個體的成長，在思想、行為上逐漸接近成人，最後變成一個被家庭與社會所接受的社會成員。這種經由社會薰陶與學習訓練，而從自然人轉變成社會人的過程，就稱為人格社會化過程。

### 一、社會規範

　　社會、文化與個人總是處在一個相互影響、相互制約的過程中。個人與社會的關係，必須遵從一定的規範才能取得平衡；社會和文化對個體人格的形成會產生重大影響；個體所受到的社會化程度決定其在社會中的地位。與社會化過程相伴隨而生的，在個體身上會發生兩種過程，即反射與內化。這兩個過程的完成程度不同，則個體適應社會與反抗社會的程度也會不同。

### 二、人格內化

　　新生嬰兒生活在被人類所特定安排的社會化環境中，隨時隨地都會受到周圍環境的潛移默化作用，它會將所屬團體特有的價值觀念、態度體系和行為規範等「反射」到人格體系中，經過「內化」而形成人格的重要組成部分。關於人格社會化的研究，目前西方較有代表性的學派是以艾瑞克森（Erik Homburger Erikson）為代表的新精神分析理論、以班杜拉（Albert Bandura, 1925- ）為代表的社會學習論，以及以柯爾伯格（Lawrence Kohlberg,

1927-1987）為代表的道德發展認知論等。

此外，犯罪心理學家莫雷爾認為，犯罪心理的產生始於對反社會心理的屈服，這是人格內化不良的結果，也是人格衝突的不良結局。他發現在人格對反社會心理屈服之前，有一個等待與求助的時期，即個體在人格衝突時並不甘心屈服，會焦急地等待著援助和關心。如果在此期間進行就算是極為輕微的開導和勸告，也能使其恢復意志。這個等待與求助的時期相當長，即使在屈服於反社會心理之後仍有相當時間存在，因此不能認為他已形成反社會心理，人格就已完全改變，而應盡力挽救。

# 貳、人格動力

人格除了被動的社會化之外，還具備有動態的能量，此稱為「人格動力」（personality dynamics），這是精神分析學派關於人格的一種理論。該理論認為，人格結構中不同部分之間的動態平衡關係，影響著個體心理發展的狀況與水準。

## 一、人格組成

弗洛伊德認為，人格包含三個組成部分：本我、自我，以及超我。本我又稱為「生物我」，是代表追求滿足生物本能慾望的人格結構的最基本部分；本我遵循快樂原則，要求毫無掩飾地尋求快感，以滿足基本的生物需要，是人類行為的基礎動力。自我又稱為「現實我」，是透過與現實環境的接觸本我中，所發展出來的人格結構部分，是本我和外界現實之間的調節者；自我遵循現實原則。自我和本我的關係就像騎士和馬的關係：馬提供能量，而騎士則指導馬的能量朝著它想去遊歷的現實路程前進。超我又稱為「道德我」，是童年早期在父母的影響下所形成的，代表良心和道德力量的人格結構部分。

## 二、自我成就

超我一旦形成，人就按其價值觀念和各自的理想而獨立行事。如此一來，自我就必須同時協調與滿足本我、超我和現實等三方面的要求。也就是說，在使本我（即本能慾望與衝動）的要求獲得滿足時，不僅要考慮外界現實是否允許，還要考慮超我是否認可。本我、自我和超我三者所占據的意識水準是不同的，它們的相互關係即構成人格動力結構。人的心理活動可以從三者之間的人格動力關係中得以闡明。

## 參、人格障礙

人格障礙是指，一個人在社會化過程中產生不良的結果；按照不同程度的表現，包含以下三個項目：(1)人格偏差；(2)人格障礙；(3)精神病質人格。

## 一、人格偏差

人格偏差是指，一個人的行為反應超越社會規範的範圍，這種不正常的行為通常會反應在性格失常，嚴重者則會反應在人格障礙犯罪上。

### （一）人格失常

人格偏差又稱為「人格失常」，是多種變態行為的總稱，其中包含：反社會人格、性變態、妄想性人格、精神分裂性人格、酗酒、吸毒等。各類性格失常者的共同特徵是，他們的行為失常並不給他們自己帶來痛苦，因為這些變態行為在社會化過程中，已成為他們人格結構的一部分。人格失常者因違背社會規範與社會生活適應的標準，不但不能從事正常的社會生活，有時甚至會危害社會。人格失常與遺傳有關，但主要是受到社會因素的影響。心理學家對人格正常與人格失常的區分，多從以下四個方面來進行分析：

1. 以個人行為符合社會標準與否來劃分正常與失常。
2. 以個人對其環境適應的優劣來劃分正常與失常。

3. 以個人的主觀感受來劃分正常與失常。

4. 採用統計學上常態分配的概念來區分正常與失常。

### （二）人格障礙犯罪

犯罪心理學研究顯示，犯罪心理的產生與人格社會化問題有密切聯繫，人格的不完全社會化和人格社會化的缺陷，孕育著犯罪心理的基礎，因此提高人的人格水準，即能夠預防犯罪心理的產生。社會化人格和反社會人格的區別，是一般人與犯罪者之間的一個重要界限。認識和解決人格的積極和消極改變，已成為犯罪心理分析和矯治上的重要研究課題。

人格障礙犯罪是犯罪理論之一，屬於精神醫學派的犯罪學說，其認為人之所以犯罪是由於犯罪者的人格障礙所致。人格障礙又稱為病態人格、人格異常。德國的施奈德（K. Schneider）認為，人格障礙者的特點是：情緒控制差、心情浮躁、行為衝動、缺乏自信心、缺乏主見、缺乏罪惡感、不負責任、反社會性、自我表現、自我中心、不愛他人、愛整他人、不能適應團體等，這些特點與犯罪都有著密切關係。但是美國的精神醫學界並不同意施奈德等人重視遺傳素質的人格障礙理論，美國精神病醫學協會確定了「反社會人格」這一術語，認為反社會人格者經常引起糾紛，處罰或矯正對他們都不起作用，他們不忠誠於任何人物、團體和法規，缺乏感情，經常表現出顯著的情緒激動之不成熟狀態，雖然缺乏責任感與判斷力，但又有把自己的行動合理化的能力，這些特點也與犯罪有密切關係。

## 二、人格障礙

人格障礙一般從童年或少年期開始，並持續終生的顯著偏離常態的人格，其一般特徵為：

1. 有紊亂不定的心理特點，以及與人難以相處的人際關係，例如：偏執懷疑、自戀、被動性侵犯等。

2. 認為自己對他人不需負任何責任，對不道德的行為沒有罪惡感，對傷害他人的行為不後悔，對自己的一切行為都執意的辯護。

3. 把自己遇到的一切困難都歸咎於命運和他人的錯誤，把社會和外界對自己不利的條件都看作是不應該，而對自己的缺點卻無所察覺，也不改正。

4. 在任何環境中都表現出猜疑、仇視和偏頗的看法。

具有人格障礙的人，由於其內心體驗背離生活常情，外在行為違反社會準則，所以經常給社會和他人造成損失，給自己帶來痛苦。無論是醫療、教育或懲罰措施，都很難從根本上改變這類偏離常態的內心體驗及行為模式。

## 三、精神病質人格

精神病質人格與精神疾病不同，後者是病理心理的表現，而前者則是長期的個體心理特徵之異常發展。一個人原來的人格發展正常，但在成年以後由於社會心理因素所造成的人格異常，稱之為人格改變，這不屬於人格障礙；另外，由於腦部器質性病損所造成的人格異常，稱之為器質性人格綜合症，也不屬於人格障礙。此概念由來已久，幾經變遷，英國的普里德（James Cowles Prichard, 1786-1848）於 1835 年首先提出「悖德狂」一詞，用來指出智力及推理沒有缺陷，但衝動不能自制、情感及行為違背社會規範的各種情況；德國的科赫（J. L. A. Koch）於 1891 年提出精神病質低劣人格，用來指出沒有精神病或智力低下，但行為異常、不近人情的情況；德國著名的精神病學家克雷佩林（Emil Kraepelin, 1856-1926）在其《精神病學》第八版（1913）一書中，首次引用了這一概念，改稱為「精神病質人格」（psychopathic personality）。

施奈德（K. Schneider）於 1923 年指出，克雷佩林書中所說的病態人格，只描述了因人格異常而危害社會的情況，並沒有包含只給自己帶來損失及痛苦的人格異常，例如：以過分消極被動或過分退縮內向為特徵的人格等。據此，施奈德提出「異常人格」一詞，用來包含所有危及社會和危及本人的各種情況。如今，國際上多採用「人格障礙」，以取代許多早期術語。根據人格障礙者的不同表現，可將人格障礙分為不同類型。世界衛生組織（WHO）

的「國際疾病分類」（International Statistical Classification of Diseases and Related Health Problems, ICD）第十版，將其分為反社會型、偏執型、分裂樣型、分裂型、強迫型、自戀型、邊緣型、表演型、迴避型、依賴型。

# 肆、人格改變

人格改變是指個體人格發生的任何持久性改變，這項人格的改變分為以下兩個層次：(1)人格的改變；(2)人格的整合。

## 一、人格的改變

人格改變的有關研究可分為理論與實際兩方面。對人格改變的理論研究，心理學者主要注意到兩個問題：人格改變的原因，以及行為一旦改變，如何能持久。

有關第一個問題的理論很多，其中以精神分析理論的「不快後果」說與人本主義心理學的「自我實現」說影響較大。有關第二個問題的理論主要有「單純聯結」說、「增強」說，以及「情境恆常」說。關於人格改變的實際研究可分為有計畫的人格改變和無計畫的人格改變：前者是在他人或群體有計畫、有目的的誘導下實現的，其中包含：社會化作用、人員訓練、廣告宣傳、思想訓練、心理治療，以及藥物效應等；後者是無方向性和意外發生的，主要包含：文化變遷、戰爭影響、身體損傷、強制拘禁、老邁現象，以及長期隔離等。

## 二、人格的整合

隨著心理發展，人格的各個方面逐漸由最初的互不相關，發展到和諧一致性狀態的過程。五歲以前的整合主要是使兒童釐清自身與客體，稱之為初級整合。五歲以後的整合則意味著協調人格的各個方面，此一整合的人格又與環境相互協調，能執行完整的社會化行為，稱之為次級整合。人格整合也可以稱為人格組織，但後者更強調各部分之間的關係，而較少強調一致性。

人的身心健康時，人格處於和諧狀態，人格的各個部分之間、局部與整體之間，其關係是協調一致的，這樣才能保證整體機能的正常發揮。

# 伍、人格心理

人格心理是指，個人的性格、氣質、能力、個性傾向等個性特徵。人格心理的探討包含以下兩個項目：(1)人格心理研究；(2)個性心理發展。

## 一、人格心理研究

人格心理也稱為個性心理，是心理學的一個分支，以人的性格、氣質、能力、個性傾向等個性特徵為研究對象，探討其發展、構成及表現規律。個性心理學的研究為宣傳、教育、醫療衛生、人才選拔和培訓、人事管理等廣泛實踐領域，提供了個性心理方面的知識。科學的個性心理學在二十世紀初以德國為中心，由性格學的研究發展起來。德國心理學家霍夫曼（H. Hoffman）對歷史上知名人物的性格形成做了詳細研究，嘗試分析性格構造中的生物因子；德國精神病學家和心理學家克雷奇默爾（Ernst Kretschmer, 1888-1964），研究精神病患者和體型的關係，確定了體型與氣質、性格的關係。

瑞士心理學家榮格（Carl Gustav Jung, 1875-1961）在《心理類型學》（*Psychological Types or the Psychology of Individuation*）一書中，以心理分析學的觀點，開創了向性類型論；德國心理學家斯普蘭格（Eduard Spranger, 1882-1963）把人的基本生活領域分為六個方面，並依據人們對其生活領域的不同傾向，將性格分為六類。1940 年代，美國興起了個性心理學的研究。美國心理學家奧爾波特進行了特質的研究，1937 年出版的《個性：一項心理的解釋》（*Personality: A Psychological Interpretation*）一書，被認為是使個性心理學成為獨立科學的重要指標。

## 二、個性心理發展

在西方心理學中，個性心理發展有四個特點：

1. 從古代延續下來的氣質類型學和近代性格類型學的研究，到重視個性特質的研究。
2. 在個性結構方面，從弗洛伊德以本能為基礎的個性結構觀，朝向以人性為主的結構觀發展，重視人的行為目的性研究。
3. 從五○年代後開始重視兒童個性發展的社會性研究。
4. 由思辨方法或現象學方法的探討到重視教學方法的應用。

### 思考問題

1. 弗洛伊德認為人格包含哪三個組成部分？
2. 心理學對人格正常與人格失常的區分，可以從哪四方面著手？
3. 人格障礙的一般特徵包含哪些？
4. 研究人格改變，要注意哪兩個問題？
5. 個性心理發展有哪四個特點？

## 第三節　人格問題諮詢

人格心理問題大部分反應在性格方面，也就是人格的外在表現。在此參考《心理學百科全書》（*Encyclopedia of Psychology*）的說明，人格心理問題包含以下九個項目：孤獨、急躁、嫉妒、羞怯、虛榮、依賴、自卑、自負，以及自我中心。以下選擇其中的四個項目加以討論：(1)孤獨心理；(2)急躁心理；(3)嫉妒心理；(4)依賴心理。

# 壹、孤獨心理

　　大多數的人都體驗過孤獨的痛苦。相關統計資料顯示，孤獨感已成為現代人的通病。心理學家指出，隨著社會變得愈來愈富有，這種對孤獨感和人與人之間關係的關注將繼續增加。孤獨感的界定和孤立的涵義是不同的，孤獨是個人對自己社會交往數量的多少和質量好壞的感受，對孤獨感的這種界定，可以幫助我們理解為什麼有些人雖然遠離人群，生活卻感到非常快樂，而有些人儘管被人群所包圍，且經常與他人交往，卻依舊感到孤獨。現在有許多「新人類」常抱怨身邊沒有多少真正的朋友，對這些人來說，與某些人進行坦誠交往的需要不能獲得滿足時，將產生強烈的孤獨感。

## 一、孤獨問題

　　產生孤獨感的原因主要有三個：

1. 對他人和自我的消極評價：孤獨的人可能更內向、焦慮，對拒絕反應更敏感，並且更容易抑鬱。孤獨的人在朋友身上花的時間較少，很少約會，也很少參加聚會，沒有什麼親密朋友。在人際交往時，他們對自己和對方的評價極端消極。這也就是為什麼對許多身處大學校園的學生來說，孤獨仍然是一個存在的問題。

2. 有孤獨感的人傾向於在社交時，對他人和自己給予嚴厲、苛刻的評價。許多有孤獨感的人缺乏一些基本的社交技能，進而使他們無法與他人建立持久的關係。

3. 基本社交技能的缺乏：有的人樂意與他人交往，但一旦進行比較重要且時間較長的交談時就會出現困難，因其缺乏基本的社交技能，加上沒有機會去訓練社交技能，所以難以有持久的朋友。他們對自己的夥伴不太感興趣，常常不能對別人的觀點加以評論，也較少向對方提供有關自己的訊息。相反的，這些孤獨者更多談論的是自己，並常常述說與對方興趣無關的話題，傾向扮演一個「被動消極的社交角色」，

也就是說，在交談中不願付出太多努力；他們並不知道這種交往方式會趕跑潛在的朋友。

## 二、孤獨問題諮詢

孤單寂寞的情緒體驗稱之為「孤獨感」，改變孤獨感的方式有以下幾種方式：

1. 孤獨與外界因素有關，比如更換住所、更換生活環境，一切都不熟悉，容易使人感到孤獨，但更主要的是本身之人格所致。性格外向的人會把個人的興趣轉向自我以外的外界事物、人和周圍環境，這種人一般不會感到孤獨；但性格內向的人會把個人的興趣轉向深邃的內心世界，此時就容易感到孤獨。

2. 應盡量多和他人交往，加強人與人之間的相互聯繫，不要使人際關係冷淡和疏遠。交友要發自內心，沒有從心靈上活躍起來，勉勉強強地去交際，那只是一種多餘的形式，是一種掩飾內心孤獨的幌子，不會有真正的心靈溝通。展現自己是克服孤獨的最佳藥方，總是設法隱藏自己的內心世界，則會在孤獨的路上愈走愈落寞。

3. 不應該害怕孤獨。詩人布洛克說得好：「一個懂得孤獨或至少在孤獨中思考過自己的人，才會更加心胸坦蕩，也更能理解他人不能理解的事情。」護理工作者可以利用病患的治療期間好好思考孤獨問題。這說明了人們理解孤獨的人、信任孤獨的人，相信他們一定能在孤獨中不斷探索、不斷追求，而最終沿著坦誠的路走出孤獨。

## 貳、急躁心理

急躁症是躁狂抑鬱症的一種發作形式，愈來愈多的現代人，因為許多內外在壓力而產生類似這種病態反應。急躁症以情緒高漲、思維跳躍，以及言語動作增多為典型症狀。躁狂抑鬱性精神病的發病與精神刺激因素有關，但只能看成誘發因素。

## 一、急躁問題

急躁症狀態的主要臨床症狀是心境高漲、興趣廣泛、思維跳躍、自我評價過高，以及食慾增強、睡眠減少等，說明如下：

1. 心境高漲：患者會表現出輕鬆、愉快、興高采烈、洋洋自得、喜形於色，好像人間從無煩惱事。心境高漲往往生動、鮮明，與內心體驗和周圍環境相協調，具有感染力。病患常自稱是樂天派，常常高興極了，生活充滿陽光，絢麗多彩。情緒反應上可能較不穩定、易被激怒，常因細小瑣事或意見遭駁斥，或者要求未滿足而暴跳如雷，而出現破壞或攻擊行為；有些病患的躁狂期也會出現短暫心情不佳的情況。

2. 興趣廣泛：喜歡熱鬧，主動與人親近，與不相識的人也一見如故。常逗樂他人、愛管閒事、愛打抱不平。凡事缺乏深思熟慮，興之所至就狂購亂買，每月薪資常在幾天內空空如也，患者雖終日多說、多動，甚至聲嘶力竭，卻毫無倦意，精力顯得異常旺盛。

3. 思維跳躍：聯想過程明顯加快，概念接踵而至，說話聲大量多，滔滔不絕。因注意力分散，話題常隨境轉移，常出現觀念飄忽的現象。患者常有腦子開了竅、變聰明了、舌頭跟思想賽跑的體驗。

4. 自我評價過高：在心境高漲的情況下，自我感覺良好，感到身體從未如此健康，精力從未如此充沛。思慮敏捷，一目十行。往往過高評價自己的才智、地位，自命不凡，出現誇大觀念。

5. 食慾、性慾一般是增強的，睡眠需求則減少。

## 二、急躁問題諮詢

急躁是一種常見的心理現象，有些人的急躁與其後天的生活環境有關，即受到社會生活條件的影響所造成的。人們的急躁跟他們對問題的認識有關，當人們認識到問題很緊迫、很重要時，往往會產生急躁心理，而當人們認為此事無足輕重時，就會產生拖拉的思想。以下三項提供諮詢的參考：

1. 不斷加強自身修養，通過修身養性來調節自己的情緒，或是加強思想

修養，或是提高文化層次，以一顆愛心去對待他人，增加自己的包容性，或者去學下棋等，目的都是給自己一個舒適的環境，舒適怡人、忘掉煩惱、擺脫急躁。

2. 要知道急躁跟人們對生活、學習或工作的日程安排有關，一般說來，那些做事缺乏計畫性的人容易產生急躁的心理。急躁還和當前的事件有關，對於那些生死攸關、緊迫感很強、壓力很大、影響面向廣的事情，人們往往會表現出焦急情緒。一個責任感強的人也會產生焦躁的心理，而一個責任感不強的人，則辦事可能拖拖拉拉、視而不見。

3. 運用模糊計畫法，這是指做事一方面要有計畫，另一方面，計畫又不可過於完備，這樣能使自己的行動既有計畫性，又有自由度，進而消除急躁。一個人如果做事沒有計畫，就會手忙腳亂，不知所措；而計畫性過強，又會束縛自己的手腳，缺乏必要的靈活性。模糊計畫法克服了兩者的弱點，做計畫力求從總體上來把握，不拘泥於一些細節，在執行計畫時，可根據具體情況增加或減少一些內容，這樣就能使生活、學習和工作顯得有條不紊。

# 參、嫉妒心理

嫉妒是因為見他人好而記恨，是一種極想排除或破壞他人優越地位的情感心態。有嫉妒心的人無法與他人友好相處，見不得他人在各個方面優於自己，對他人不信任、不平等待人。人之所以會產生嫉妒之心，事實上是源於自卑心態，原因是在比較中發現他人優於自己，而自己又認為無能力超越他人，因而產生嫉妒心態。

## 一、嫉妒問題

嫉妒通常反應在下列三個主要問題上：

1. 嫉妒是痛苦的製造者，是婚姻的破壞者，在各種心理問題中是對人傷害最嚴重的心態，可以稱得上是心靈上的惡性腫瘤。這種類型的人，

缺乏正確的競爭心理，只關注他人的表現，同時內心產生嚴重的怨恨，時間一久，心中的壓抑聚集就會形成問題心理，對健康也會造成極大傷害。

2. 嫉妒心強的人往往只能生活在非常痛苦的「病態」中。嫉妒者的人生哲學就是「我得不到的，你也別想得到」，反映到現實中，就是：「自己無所為也不讓他人有所為」；一旦發現他人在某些方面超過自己，就產生羨慕但又不甘心，因為自己達不到而惱怒又憎恨他人的嫉妒心態。

3. 嫉妒心強的人往往浪費時間在與他人斤斤計較，看到他人容貌好、衣服穿得漂亮，就認為是出風頭，是在和自己媲美；看到他人成績比自己好，就認為是他考試作弊，沒啥了不起；看到他人比自己行，超越自己，心中就不愉快、焦慮，甚至於發脾氣或攻擊他人；那麼此人就應該當心，是不是患了嫉妒症。

## 二、嫉妒問題諮詢

要改變嫉妒的心態，應該要做到下列四點：

1. 要有廣闊的胸懷，能容忍他人。各人有各人的長處，不能因為自己有所短而乞求他人不超過自己，你的成績不應該成為他人進步的障礙，對同學任何方面的成績或進步要樂觀其成。這種良好的精神狀態，於人於己都有利。

2. 不要用放大鏡看自己，如果只看自己的優點，而且看得過重，就接受不了被他人挑戰的事實，更不能容忍他人超前的現實。在任何時候，把自己看得輕些，心境也許會好些。把自己當成金子，就常有覺得被埋沒的痛苦；若把自己當成一顆螺絲，就有整部機器順利運轉的快樂與滿足。

3. 對他人的成績和進步有正確的評價和態度。如果對他人取得的成績有了正確的認識，看到其中蘊含著辛勤，你就會覺得來之不易，自己完全可以從中得到鼓舞。對於他人的成績，一種態度是消極嫉妒、貶

低、打擊，進而抬高自己；另一種是無視事實，抱著無所謂的態度，故步自封；還有一種是奮起直追，「你行我更行」，努力學習、工作。顯然第三種態度才是正確的、有益的；這種自強不息的作法，不僅能熄滅嫉妒之火，而且會燃起奮進之火，透過努力縮小距離，進而達到新的平衡。

4. 充實自己的生活。英國哲學家培根（Francis Bacon, 1561-1626）說過：「嫉妒是一種四處游離的性慾，能享有它的只能是閒人。如果我們工作、學習的節奏很緊張，生活過得很有意義，就不會花很大的功夫耗在嫉妒裡。嫉妒他人，不會增加自己生活快樂的細胞。」

# 肆、依賴心理

依賴心理的具體表現為兩種傾向：一種是依賴大多數的從眾心理，自己缺乏獨立的見解，不是從自己的實際情況做出切合實際的選擇，而是人云亦云，見他人都往大城市、大公司擠，自己也跟著湊熱鬧；另一種則是依賴政策，依賴他人的傾向，不是主動選擇，積極競爭，而是覺得反正國家有福利制度，萬一失業就坐等救濟金，這種心態也是與激烈競爭的社會現實格格不入的。

## 一、依賴問題

依賴心理的產生原因，包含：父母過分保護，從小嬌生慣養，使孩子過著飯來張口、茶來伸手的依賴生活，或是父母在教育時過於嚴厲，甚至子女稍不服從就責打，不給飯吃等，或是對子女過於干涉，不信任子女，甚至成年後還要干涉他們的生活，或是經常包庇子女的缺點和錯誤。

依賴可以是物質上的，亦可以是精神上的；可以是單向的，亦可能是雙向的。如果一個成年人的依賴心理表現過分強烈，或僅是停留在某一幼小年齡的依賴內容上，這種依賴關係就會影響一個人的成長，甚至妨礙一個人的心理健康。如果關係終止時，則依賴者在以後的成長道路上，會出現一些心

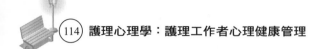

理反應，甚至以某種生理症狀出現。

依賴心理反應主要是情緒上的，而生理反應則表現在身體的某種不適，例如：頭痛、腹痛、哮喘等。長期不正常的依賴關係，會使依賴者的心理發育停滯，甚至會倒退，生活自理能力差、缺乏自信、不能承擔成人角色。

## 二、依賴問題諮詢

克服依賴心理的方法如下：

1. 找出依賴的原因，在心理發展上有什麼現象。在家庭中，如果家人給你過多的關懷照顧，自己則要堅持：自己能做的事自己去做，絕不依賴他人。同時要向父母說明，自己已經長大了，應該要有自己的獨立性，許多事情要由自己去做而不再讓父母代勞。

2. 鍛鍊自己獨立自主的能力，提高對困難、挫折的心理承受力。當遇到困難、挫折時，要全面地加以分析再想辦法克服它，而不要只是向父母或朋友尋求幫助。

**思考問題**

1. 產生孤獨感的原因主要有哪三個？
2. 想要改變孤獨感有哪些方式？
3. 想要改變急躁心理有哪些方法？
4. 嫉妒通常反應在哪三個主要問題上？
5. 想要改變嫉妒的心態，可以做到哪些？
6. 想要克服依賴有哪些方法？

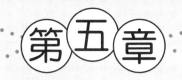

# 認識思維
## ——轉換經驗與概念過程

　　本章「認識思維」主要的任務是討論「轉換經驗與概念過程」。由於護理工作者與病患的行為與行動都反應出個人的思維特質,也受到個人某些思維反應模式的影響,因此,探討思維相關問題是心理學在護理工作應用上的第二項任務(第一項是人格)。護理工作者本身除了必須對自己的思維模式有所瞭解外,還需要瞭解病患在治療過程中,反應在思維方面的心理特質,以便提供更好的醫療協助。本章規劃為三節:第一節「思維的基礎」,第二節「思維的表現」,第三節「思維問題諮詢」。

　　第一節「思維的基礎」將探討三項議題:(1)思維的意義;(2)思維的能力;(3)創造性思維。在第一項「思維的意義」中,將討論:何謂思維、思維的基礎等兩個項目;在第二項「思維的能力」中,將討論:思維的擴散性、思維的展現,以及思維的善用等三個項目;在第三項「創造性思維」中,將討論:創與造、培養創造力等兩個項目。

　　第二節「思維的表現」將探討三項議題:(1)概括性表現;(2)創造性表現;(3)擴張性表現。在第一項「概括性表現」中,將討論:語言的工具性、語言的非工具性等兩個項目;在第二項「創造性表現」中,將討論:創造性靈感、創新慾望,以及開放觀念等三個項目;在第三項「擴張性表現」中,將討論:掌握訊息、解決問題、思考與想像,以及知識系統化等四個項目。

第三節「思維問題諮詢」將探討三項議題：(1)思維問題；(2)思維障礙問題；(3)正確思考。在第一項「思維問題」中，將討論：思維具體性、思維過程性等兩個項目；在第二項「思維障礙問題」中，將討論：障礙性思維、病態性思維等兩個項目；在第三項「正確思考」中，將討論：思維評價、正確思維等兩個項目。

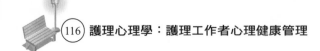

# 第一節　思維的基礎

本節將討論思維的基礎議題，包含：(1)思維的意義；(2)思維的能力；(3)創造性思維。因此，我們首要的任務是：如何培養個人的思維品質。

## 壹、思維的意義

思維意義的探討，包含下列兩個項目：(1)何謂思維；(2)思維的基礎。

### 一、何謂思維

思維是人腦對客觀事物概括和間接的反映，是認識的高級形式，揭露事物的本質特徵和內部聯繫，主要表現在人們解決問題的活動中。敏捷性是思維的重要品質，思維能力是順利、高效率，且有創造性地學習知識和解決問題的重要保障。因此，擁有強力思維能力以及思維敏捷的人，都具有以下三個特點：

1. 思考能隨機變化、舉一反三、觸類旁通，能做出超乎常人的構思。這種能力主要表現在關連性的聯想上。
2. 思考能標新立異，不人云亦云，能超常脫俗，不落窠臼。思維能力並非先天注定的，而是在後天學習和工作中漸漸培養起來的。
3. 思考過程靈敏、迅速、連貫、暢通、範圍廣闊，能縱橫馳騁、反應敏捷，在較短時間內能構成較多的設想，例如：作文思路寬闊，語言生

動流暢，解題能做多種選擇，思路清晰。

## 二、思維的基礎

個人的思維能力表現必須建立在一定的基礎上。我們要如何培養自己的思維能力呢？不妨從以下幾個方面做起。

### （一）科學思維方法

思維能力需要有科學的思維方法，思維方法的科學性是提高思維敏捷性的另一重要條件。有的學生不瞭解科學的思維方法，雖然有同樣的知識基礎，思維卻混亂、呆板、思路狹窄、速度慢，缺乏敏捷性。而掌握了科學的思維方法的學生則相反，其思路清晰、靈活、新穎，思維速度較快。

### （二）深厚的知識基礎

思維能力要建立在深厚的文化知識基礎上，忽視了基礎知識的學習，孤立地強調思維的培養，是不妥的。思維是在對已有的知識之間進行聯繫，或對已有的知識進行重組，而獲得新知識或解決問題的心理操作過程，優良的思維品質正是在學習過程中形成的。思維是在已有方式的基礎上進行的，沒有大量豐富的科學文化知識，是不可能進行敏捷性思維活動。愛因斯坦有很好的思維能力，也是與他豐富淵博的知識分不開的。他在研究廣義相對論時，由於需要對具體現象進行定量的描述，而遇到了數學知識不足的困難，為此他進行了為期七年的進修。可見，思維能力、靈感的產生，不是靠處處無依據地胡思亂想，而是以深厚的文化知識累積為基礎。

### （三）累積感性資料

在個人的記憶資料庫裡儲存了兩種資料：理性與感性。前者是一般性的知識，後者則是具有比較敏感性的知識。我們要學會觀察，累積豐富的感性資料。觀察是人類獲得知識的一種特殊形式，同時也是發展思維能力的基礎。一個善於觀察的人，能從周圍的事物中獲得豐富的、有典型意義的感性

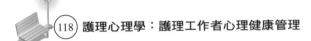

資料，在此基礎上形成正確的概括，逐步開始思維。相反的，不善於觀察的人，對周圍的事物常抱著冷漠的態度，雖然同樣也是每天在看，但是什麼也看不見，長期下來，就會成為一個頭腦貧乏、知識淺薄的人，哪裡還能談得上思維敏捷呢？

### （四）想像力活躍思維

我們要鍛鍊想像，以活躍思維。想像可以活躍思維，促進思維敏捷性的發展。想像是人們按一定目的、任務，在頭腦中獨特地創造出某一事物的形象過程。想像是青少年認識世界的重要手段，也是科技發明和文學創作的重要手段，只有加強想像的能力，才能開闊思路，找到獨特的、富有創造性的解決問題之方法。只有展開豐富的想像，才能思維靈活，激發靈感，進而使思維敏捷性得以改善。

# 貳、思維的能力

要加強思維能力，其先決條件是能夠善用電腦，當今電腦對人腦智能的模擬已達到相當高超的水準，在諸如速度、準確度等方面，電腦已遠遠走在人的前面。但總體上來說，它比較成功的領域主要是綜合多種已有訊息，推導出一種結論的思維過程，也就是在集中性思維方面。

## 一、思維的擴散性

思維的擴散性主要表現在思維的發散性特質。對於人類的思維過程——發散性思維，電腦是笨拙的或者說是無能為力的，因為那是屬於幻想家的，電腦再聰明，但它的特點僅僅是模仿，所以它還不可能完全取代人的大腦，去發明創造新東西。

### （一）發散性思維

發散性思維是從給予的訊息中，產生眾多的訊息。或者說是人們沿著不

同的方向思考，重新組織眼前的訊息和記憶系統中儲存的訊息，而產生出大量、獨特的新思想。它是從一個起點出發，思維流向所有可能的各個方向溢散，如同夜空綻放的煙火，人類許多異想天開的奇特發明就誕生在這個發散的過程中。

發散思維是一個發明家必不可少的素質。我們有了某個很新穎的設想，是前人從未這麼做過的，我們該如何來實現它呢？這時就要用到發散思維了。通過發散思維，得到了上百種的方案，然後運用邏輯推理和實驗加以集中，進而推出成果。一般人如果具有較好的發散思維能力，便具備了廣闊清晰的視野，善於從不同的角度，透過不同的途徑來探索、解決面臨的難題，這將使成功的概率成倍地提高。

## （二）善用發散性思維

在解決問題的過程中，有符合思維和發散思維兩種。符合思維是指，人們根據已知的訊息，利用熟悉的規則解決問題，也就是從所給予的訊息中，產生邏輯的結論；它是一種有方向、有範圍、有條理的思維方式，例如：甲＞丙，甲＜乙，乙＞丙，乙＜丁，於是便可以得到一個結果：丙＜丁。符合思維受限制的條件多、探索範圍窄，思考有固定方向，答案一定，而發散思維的思考過程雖然也要遵循現有的已知條件，但較無固定的邏輯順序，不需依照常規，反而從廣闊的範圍去尋求答案的過程，例如：麵粉的用途，可以做成麵包、麵條、蔥油餅、包子、饅頭等。

再如，我們隨便找一個「電」字，把想到有關「電」的詞組都列出來，這時我們就要沿著不同的方向去思考，想出「電燈」、「電影」、「電話」、「水電」、「發電機」、「電腦」、「電鍍」、「電壓」、「電磁波」等。這種思維方式在解決問題的過程中，可以產生多種答案或假說。

## 二、思維的展現

思維的展現通常反應在兩個方面：(1)豐富化想像力；(2)使知識系統化。

## （一）豐富化想像力

我們要有想像力，想像力在學習活動中具有非常重要的作用，它是人類理解問題和接受知識不可缺少的條件。因為在學校裡學習的許多知識，多數都是間接經驗，只有藉助於想像，學生們才能根據課文中的描述或老師的講解，在頭腦中形成相應的具體鮮明之新形象，例如：在學習歷史時，只有藉助想像來擴大自己的視野，才能想像當時的歷史人物及其行為形象，進而加深對歷史人物和史料的理解與記憶。這種能力的培養對解決問題也是非常實用的。

## （二）使知識系統化

我們要學好基本知識，並使知識系統化。知識是形成解決問題能力的基礎，知識對解決問題的有效性是具有決定作用的。當然，知識要系統化，片面、零碎的知識不會轉化為能力，因此，大家應對教材中的基本概念、定理、定律、法規、公式等，能真正理解，融會貫通。

# 三、思維的善用

隨著思維的擴散性與思維的展現議題，以下討論如何善用思維的兩個項目：(1)打破傳統思維模式；(2)勤於思考。

## （一）打破傳統思維模式

我們要善於打破思維固定模式。思維定論是心理活動的一種準備狀態，並偏執於解決問題的思維方向，因而阻礙了問題的解決，甚至會造成錯誤。因此在學習中要善於打破定論，克服定論所帶來的消極影響，並注意創造性思維的培養。

## （二）勤於思考

我們要養成勤於思考的習慣，鍥而不捨，並有堅強的意志力。意志愈堅

強，愈能促進思維活動的開展和深入，而思維愈活躍，就愈能解決過程中所遇到的困難，並愈能堅持到底，直到獲得成功。因而，鍥而不捨的精神與積極思維是培養發散性思維能力的必要條件。我們要想將來有所創造，現在就必須在日常的學習活動中，養成自己的堅持性和勤於思考的習慣。

## 參、創造性思維

某位教育心理學家曾說：「知識是外在的，是我們對所見事物的認識；智慧則是內涵的，是我們對無形事物的瞭解。只有二者兼備，你才能成為一個全面發展的人。」

### 一、創與造

思維是內涵的智慧，就是以創造性為核心的思考能力。根據《現代漢語辭典》的說法，創造是指「想出新方法，建立新理論，做出新的成績或東西」。以心理學的觀點來看，上述說法並不精確，因為這個定義沒有把「創」和「造」這兩個部分有機地連在一起，例如：「想出新方法」來解決數學難題，這無疑是創造，但如果只「想出新方法」，而這個新方法並不能解決任何數學難題，那就不能稱之為創造了。

因此，所謂「創」就是要打破常規，所謂「造」就是要在打破常規的基礎上，產生出具有現實意義的東西，包含：方法、理論、產品、事物等。

### 二、培養創造力

根據上述看法，我們最後得出結論：「創造性只能培養，不能教！」

創造性就像種子一樣，它需要一定的環境，包含：土壤、氣候、灌溉、施肥、培養等，才能發芽、生根、開花、結果；教育工作者就是要去創造出這樣一個適合培養學生創造性的環境。我們在前面提到，「創」與「造」兩方面必須要有機地結合起來，不打破常規，無所謂「創」，不「造」出具有現實意義的東西，只能算是天馬行空的胡思亂想。

要培養學生這種創造的特性和能力，首先要鼓勵學生「創」，如果我們事先已把「創」扼殺在教室裡，哪裡還能有「造」呢？美國教師總是愛說：「沒有提問，就沒有回答。一個好的提問比一個好的回答更有價值！」

## 【心理解碼】

### 思維的價值

　　有兩個加州青年一同到某地區創業。湯姆把石塊砸成石子運到路邊，賣給蓋房子的人；傑克則直接把石塊運到碼頭，賣給加州的花鳥商人。因為這兒的石頭總是奇形怪狀，傑克認為賣重量不如賣造型。三年後，傑克成為小鎮上第一個買汽車的人。

　　後來，政府規定不許開採石頭，只許種樹，於是這兒便成了果園。每到秋天，滿山遍野的鴨梨招徠了許多水果商人。他們把梨子成筐成筐地運往紐約和華盛頓，然後再運往歐洲和日本，因為這兒的梨汁濃肉脆，甜美無比。就在小鎮上的人們為鴨梨帶來的幸福日子歡呼雀躍時，曾經賣過石頭的果農傑克賣掉了果樹，開始種柳樹。因為他發現，來這兒的水果商人，不愁挑不到好的梨，只愁買不到盛梨的筐。五年後，他成為鎮裡第一個購買別墅的人。

　　之後，有一條鐵路從這兒貫穿南北，可以北到紐約，南抵佛羅里達。接著，果農也由賣水果開始轉為水果加工，就在一些人開始集資開工廠的時候，傑克在他的地上蓋了一座三米高、百米長的牆。這座牆面向鐵路，背依翠柳，兩旁是一望無際的梨園。坐車經過這兒的人，在欣賞盛開的梨花時，會突然看到一個大字：「可口可樂」。據說這是五百里平原中唯一的廣告，就憑這個廣告，傑克有四萬美元的額外收入。

　　英國殼牌石油公司美洲區代表威爾遜來美國考察。當他坐火車路過這個小鎮時，聽到了這個故事。他被傑克罕見的商業頭腦所震驚，當下就決定下車尋找傑克。當威爾遜找到傑克的時候，傑克正在自己的店門口與對門的店主吵架，因為他店裡的一套西裝標價八百美元的時候，同樣的西裝對門標價

只有七百五十美元。而當他標價七百五十美元的時候，對門就標價七百美元。一個月下來，他僅批發出八套西裝，而對門卻賣出了八百套。

　　威爾遜看到了這種情形，非常失望，以為被講故事的人欺騙了。但後來，當他弄清楚真相之後，立即決定以百萬美元的年薪聘請他，因為對門的那個店也是傑克開的。

　　不會思考的人，總是跟在他人後面亦步亦趨；會思考的人，才能在他人的前面開創自己的天地！

## 思考問題

1. 擁有強力思維能力以及思維敏捷的人，有哪三個特點？
2. 請說明要如何培養自己的思維能力？
3. 請分別說明，個人的記憶資料庫裡儲存了哪兩種資料？
4. 思維的展現通常反應在哪兩個方面？
5. 我們可以如何善用思維呢？

## 第二節　思維的表現

　　一般來說，思維是人以既有的知識為中介，對客觀現實的概括與間接的反映。它是在人的實際生活過程中，在感覺經驗的基礎上，在頭腦中對事物進行分析與綜合、抽象與概括，以形成概念，並應用概念進行判斷和推理，認識事物一般的和本質特徵及規律性聯繫的心理過程。本節探討下列三個項目：(1)概括性表現；(2)創造性表現；(3)擴張性表現。

# 壹、概括性表現

思維過程的基本特徵是概括性和間接性，其概括性表現在從大量個別的現象中概括出一般的東西，從眾多的本質和非本質的特性中概括出本質的特徵，從許多外部聯繫中概括出內部的規律性聯繫。

思維表現的概括性與知覺的概括性不同，知覺所概括的是事物的外部特徵與表面聯繫，而思維所概括的則是事物的內部特徵與規律性聯繫。思維的間接性是指思維不同於感知覺，它不是對事物的直接反應，而是以過去的知識經驗為中介，對事物的間接反應。關於思維與語言的關係，有以下兩種不同的觀點：(1)語言的工具性；(2)語言的非工具性。

## 一、語言的工具性

思維概括性表現的第一種觀點是語言的工具性。這項觀點認為，人的思維與語言是不可分的。語言作為一種特殊聲音的（口語）、光波的（文字）、運動的（言語發音器官的運動）刺激物，是思維的發動者，也是思維過程的憑藉與物質外殼，更是表達和交流思想的工具；因此，離開了語言就沒有了思維。

## 二、語言的非工具性

思維概括性表現的第二種觀點是語言的非工具性。這項觀點認為，思維與語言的關係並不是不可分的，語言並不是思維的唯一工具，因為從語言的產生來看，它是在人類形成以後才產生的，說明了人類最初的思維並沒有以語言作為工具。從個體思維的發展來看，在嬰幼兒掌握語言之前，已能進行初級的概括；從人的一些複雜的思維活動，例如：下棋、科學發明的靈感等來看，在一瞬間做出極其複雜、準確而富有創造性的判斷，是難以用語言的邏輯程序加以解釋的。因此，人類的思維還有可能依賴別的媒介與方式來進行，並不一定是以語言作為思維的唯一工具，但從已有的

研究成果來看，一般成人的邏輯思維過程是與語言密不可分的。

# 貳、創造性表現

　　當今國際間的競爭，主要是科學技術的競爭，其中又主要是智力的競爭、創造力的競爭。在實際生活中，有人有創造性，有人僅善於模仿，缺乏創造性。興起於美國的創造學認為，創造性不是天賦造成的，原則上每一個人都有創造性。人類如果沒有創造發明，就不會在生物競爭中成為地球上的主人。

## 一、創造性靈感

　　靈感的出現，是在百思不得其解時，由於受到某種因素的啟發，而出現「頓悟」的現象，使問題忽然迎刃而解。靈感有突如其來、不由自主的特點，有人把它看成「天賜」，其實天才在於勤奮，靈感是對艱鉅勞動的獎賞，創造性靈感只賦予那些勤於研究的人。

　　靈感是創造力的一個要素，而靈感的出現需要有深厚的知識為基礎。知識一旦形成，就把本身所擁有的智力物化到知識本身之上，成為一種獨立的存在物，並保留於人們的頭腦中或見諸於文字語言上。人們在運用這些知識時，其中潛伏著的智力因素便又表現出來，可以解決更為廣泛性的問題。當人們反覆運用知識時，可以發生形態的轉化。知識一旦轉化為能力，就可以使人所使用的知識能適應更大的範圍，而且這種適應是瞬間完成的，例如：一塊大石頭擋住去路，有的人馬上想到用撬棍把大石頭挪走，但在另一種場合中，汽車陷入泥土裡，此人也想到了撬棍，因此更進一步發明了新式起重機，這說明了槓桿原理的知識，促成了人們的解決問題能力。

## 二、創新慾望

　　創造力來自努力不懈地追求創新的慾望，沒有強烈的創造慾望，創造活動便不能進行，遇到困難也較容易放棄、回頭。美國的電話發明家貝爾，其

少年時代智力表現平平，而且貪玩，但後來受到祖父的影響，喚起了強烈的求知慾，並對發明創造產生濃厚的興趣。這說明了，創新的慾望與對創造的不懈追求是創造成功的重要條件。

此外，堅強意志是創新慾望的主要支柱。在任何領域裡要想獲得成功，沒有良好的意志品質與打拚精神是不可能的，誠如貝多芬所說：「卓越的人的一大優點是：在不利與艱難的遭遇裡百折不撓。」歌德也說過：「沒有勇氣，一切都完了！」良好的意志品質不僅表現在堅持到底的堅強毅力，還表現在辨明方向、看清利弊之後的當機立斷，能排除各種干擾，在挫折面前決不低頭。

再者，虛心好學使人的創造力更豐盈。虛心好學，不斷充實自己，才能超越自我的極限。我們可以根據自己設定的目標，準確地確定學習內容，能從所學的內容中推演出新觀念，而不是對所學材料的簡單堆積，並能在與他人交談或日常生活中獲得靈感和啟發。要善於累積自己的學習所得，並能在創造過程中加以活用，而且學習過程本身實際上就是創造性的思維過程。

## 三、開放觀念

開放觀念是指不拘泥於傳統的觀念。創造力活動本身就是一種異常行為，是對原來框架的突破與發展，否則便不稱其為創造。對大多數人來說，由於傳統文化觀念的束縛，很容易產生一種思想惰性，對他人超乎常規的想法和作法又往往多加指責。要想做出成績，重要的是要有打破定論、標新立異的思想品格，並將學到的知識轉化為實踐的力量

培養創造能力，要和自己的學習、工作結合起來，在學習、工作過程中鍛鍊自己的創造能力，例如：學生可參加感興趣的課外活動小組，也可常把課堂學到的知識，應用於解決所遇到的實際問題，勤於實踐，一定會有收穫的。

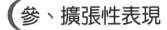

# 參、擴張性表現

電腦的運算速度隨著科技的進步，已經達到相當高的水準，幾年前曾有人工智慧（Artificial Intelligence，簡稱 AI）的開發，企圖將電腦的能力提升到人類解決或判斷事情的境界；不過畢竟電腦的智慧是人類設計的，它可以有記憶、判斷、執行等動作，只要電源充足，就可以不斷的運作，但是它現在仍不能發明創造新的東西。不過電腦可以幫助人腦蒐集廣泛的資訊、模擬複雜的運算，使人類在創造的成就上有更好的能力。

## 一、掌握訊息

擴張性思維的首要條件是蒐集資訊。以往，我們要獲得資訊的方法大多是根據經驗來判斷，要往哪一個方向去找，或向哪一方面的專門人才去詢問，例如：過去要看電影，會先找報紙或雜誌的影劇版，深入一點看看影評或是觀眾的迴響，再配合自己的喜好挑一部電影去觀賞；但現在，只要上網際網路，除了電影公司的影片簡介及專業的影評外，還有精彩的演員訪談及拍攝影片的幕後紀錄。

考試的方式決定學校教育學生的方向，以往的考試偏向於記憶力的測驗，因為記憶力代表我們可以快速取得資訊（因為已在腦的記憶之中），就可以根據過去的經驗，透過分析與思考，產生全新的創意或解決問題的方法。不過，這種方式現在已經落伍了，我們可以有很差的記憶力，但是只要我們可以透過網際網路，就可以輕鬆擁有全世界的豐富資訊。以前需要看過書籍之後，才可以被我們所利用，但是現在只要運用簡單的關鍵字搜尋，就可以找到所需的資料。

## 二、解決問題

我們要如何運用資訊，才能夠解決問題或是創新發明？答案是分析與模擬。很多的發明是先有一個簡單的輪廓，透過資訊的蒐集，經由大腦從廣泛

的範圍找出約略可行的方案，再做可行性的試驗，逐步完成新的發明。要解決問題就必須把問題看得清楚透徹，分析其中的關鍵之處，而擴張思維的能力便決定我們是否能夠全面分析，進而掌握問題的焦點。

分析與模擬也是電腦最擅長的，例如：在飛行模擬器的運用上，為了讓飛行員在還未實際駕駛飛機之前，就可以先充分瞭解飛機的各項性能，飛行模擬器會預先設計飛行情境或突發的危機狀況，來訓練飛機駕駛員的危機應變能力，這個方式不僅節省大量的金錢與時間，更降低了人員傷亡的機率。透過模擬的過程，飛機製造商可以更進一步改善飛機的性能，航空公司也可以訓練飛機駕駛員的專業能力。飛行模擬器的各種模擬，都是經過廣泛或擴張性的預設思考而得來的，再經由電腦記錄各種飛機飛行參數及飛機機械的各種物理數據，做精密的分析，使飛機駕駛員好像真的在開實體的飛機一般。

## 三、思考與想像

曾經有一種「人類的大腦只使用了 10 ％」的說法，不論這個論點是否為真實，我們應該可以說如果大腦不思考，就不會有任何的創新或發明。一個人或坐或臥時，他的大腦都在思考與想像任何事物，可能是在思考要如何解決眼前的財務危機、思考要買哪個區段的豪宅，或是想像自己坐在雪梨歌劇院觀賞藝術表演、想像自己開著超級跑車馳騁於德國的不限速高速公路。我們曾看過電影或卡通影片，劇中很多新奇的發明根本還沒有問世，但經由傳播之後，就有發明家尋著電影的劇情設計出可以被人類利用的物品。若沒有撰寫劇本或導演的豐富想像力，以及劇務製作人員的精心策劃，我們就看不到實際的新發明。

那麼，又是什麼樣的動機使我們去思考與想像呢？遇到困難時，會迫使我們去思考；想要擁有未曾有的設施，就要先想像有這樣的東西存在；需要決定時，我們就要思考；需要開創新的商品市場，我們要想像新商品如何被喜愛與被接受。如果一個人平常都不思考或想像，等到需要思考或想像的時候，你想這個人的思考範圍能夠廣泛嗎？想像的層次能夠綿密嗎？所以，思考與想像需要經常練習。

# 四、知識系統化

　　雖然擴張性的思維鼓勵我們要多方向的思考與想像，但是如果沒有充足的知識作為基礎，那麼思考的方向就會變得天方夜譚，只會是海闊天空的想像而不易實現。當然，知識要系統化代表著被有組織的吸收，並且可以被團體所共同使用，不是只有知道的人才可以使用被系統化的知識，透過共同的合作，能夠使簡單的知識累積成巨大的新知識或發明。如果我們讀的書籍沒有加以系統化，那就只是一本白紙滿布文字的裝訂物而已；同樣的，電腦在這方面也提供了相當的幫助，使我們在運用知識系統化的過程中，可以捨去舊有的方式，應用電腦的速度及龐大的記憶體與功能強大的軟體，使知識系統化變得更有效率。

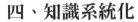

【心理解碼】

### 三輪同樣考題

　　王小姐應徵一家頗具規模的公司，該公司把前來應徵的人安排在會議室，分成三天進行三次筆試之考試。第一次考試，王小姐便以99分的好成績排在第一，一位劉小姐以95分的成績排在第二。第二天考卷一發下來，王小姐感到納悶，因為當天的試題和第一天的試題完全一樣，她以為發錯了試卷，但監考人員一再強調，試卷沒有發錯。既然試卷沒有發錯，王小姐也沒有想太多，就很有自信地開始作答，還不到考試規定時間的一半，試卷便寫完了。第二次考試成績一公布出來，王小姐仍以99分的成績排在第一，而那位交卷最晚的劉小姐，則以98分的成績排在第二。

　　第三天，監考人員在發考卷前就說：「這次考題和前兩次試題都一樣，這是公司的安排，我們只是遵照執行，如果有誰覺得這種考核辦法不合理，你可以放下試卷，離開考場。」這次考試，絕大部分考生根本用不著看考題，很快地就直接把前兩次的答案給寫上去，不到半個鐘頭，整個考場就只剩下那位劉小姐，仍絞盡腦汁，時而修改，時而補充，好像她沒有寫過這份

考卷。第三次成績，王小姐與劉小姐以99分並列第一。但王小姐心想，我的平均成績還是第一。

　　第四天放榜時，王小姐以為自己眼花了：上面只有劉小姐的名字。王小姐於是就直奔總經理辦公室，理直氣壯地質問：「我三次都考了最高分，為什麼不錄用我，而錄用了他人呢？你們這種考核公平嗎？」王小姐顯得異常激動，總經理笑呵呵地凝視著她，直到她心平氣和後才開口說話。

　　「王小姐，我們的確很欣賞妳的成績，但我們公司並未向外承諾，誰考了最高分就錄用誰。成績的高低只是錄用職員的部分依據，妳三次都考了最高分，可惜妳每次的答案都一樣。如果我們公司也像妳答題一樣，總是用同一種思維模式去經營，有可能面對詭譎多變的商業競爭嗎？我們需要的職員不單單要有才華，更應該要懂得反思，善於發現錯漏的人才能有進步，職員有進步，公司才能有發展，我們公司之所以大費周章，用同一張試卷對你們進行考核，不僅僅是考你們的知識，也在考你們的反思能力。這次妳未能被錄用，我實在很抱歉。」於是，王小姐羞愧地走出總經理的辦公室。

　　時常反思的人其實是最勇敢和聰明的人，他們的勇敢在於他們的否定自己，他們的聰明在於他們否定自己的同時也肯定了自己，進一步的超越自己，道理就是這麼簡單！

## 思考問題

1. 思維過程的基本特徵包含哪兩個？
2. 關於思維與語言的關係，有哪兩種不同的觀點？
3. 有關思維的創新慾望，可以從哪些而來？
4. 在思維中，個人如何培養開放的觀念？
5. 個人呈現擴張性的思維可以表現在哪些方面？

## 第三節 思維問題諮詢

思維問題既然是隨著人格問題反應在護理心理學的應用上，思維問題的諮詢就顯得特別重要了。本節探討以下三個項目：(1)思維問題；(2)思維障礙問題；(3)正確思考。

## 壹、思維問題

思維問題的探討，包含以下兩個項目：(1)思維具體性；(2)思維過程性。

### 一、思維具體性

思維是以感覺、知覺為基礎而產生的，具有客觀事物的真實性，即思維的具體性；思維活動進程有一定的目標指向，即思維的目的性；思維的活動結合現實問題去思考，而不是空想、幻想，即思維的實際性；思維能通過實踐來檢驗、驗證，即思維的實踐性；思維活動在其形式上或結構上符合邏輯推理的客觀規律，為人們所理解，並可相互交流，即思維的邏輯性。通常，正常的思維應具有具體性、目的性、實際性、實踐性，以及邏輯性。

### 二、思維過程性

人們在感覺和知覺的基礎上，藉助於思維的作用，從事物的表面現象和外部聯繫，進一步分析、比較、認識某些事物的特點，並利用以往的知識和形成的概念進行綜合、判斷和推理，使之由感性認識上升到理性認識，此一完整的心理活動稱為思維。

# 貳、思維障礙問題

思維障礙問題的探討分為二類：(1)障礙性思維；(2)病態性思維。

## 一、障礙性思維

障礙性思維的探討，包含以下三個項目：(1)思維中斷；(2)思維貧乏遲緩；(3)奔逸性思維。

### （一）思維中斷

思維中斷為聯想自主性障礙，係指意識清醒時，無外界原因，思維突然中斷或言語突然停頓，片刻後，再接續新的內容，多見於精神分裂症患者。其特點是患者在意識清晰的情況下，談話突然中斷，默不作聲，並非為了選擇適當的詞彙，而是思維活動短暫停頓，雖又恢復談話，但往往不能繼續原有話題，患者有明顯的不自主感。

患者在思維過程中，突然被另一種思維插入進來，稱之為思維被插入；有時患者自訴自己的思維被外界力量剝奪了，稱之為思維被剝奪；患者的思維無法維持下去，繼續思維的過程被阻隔，稱之為思維被阻隔。上述三種個體的被動性體驗，均可導致思維中斷的產生。

### （二）思維貧乏遲緩

思維遲緩亦稱為思維抑制，是思維聯想障礙中聯想速度障礙的一種。思維遲緩多為病理性的，常可見於各類精神疾病。其特點是聯想受到抑制，其速度減慢、思路阻塞，患者常常感到考慮問題十分困難，對於某些概念需要停留相當長的時間才能反應過來，或思維活動局限於某一方面，或在某一概念上反覆糾纏不清，這又稱為思維黏滯。隨著聯想過程黏滯，患者要想很久才能表達自己的意思，故說話常常吞吞吐吐，言語緩慢，語音較低。

再者，思維貧乏是思維聯想障礙中的常見症狀，表現為聯想數量減少，

思維內容貧乏，常見於精神分裂症及某些精神病。其特點是思維聯想的數量較平時或以往明顯減少，概念短缺，常在思維聯想過程中感到力不從心，以致於發展到思維內容空洞貧乏。隨著思維內容空洞貧乏，詞彙量也會減少，言語顯得單調，常以是或者不是回答問題。與之交談時，患者常茫然不知所措、默不作聲，陳述問題時過於簡單。

### （三）奔逸性思維

奔逸性思維又稱為意念飄忽，是指聯想速度明顯加快，大量概念不斷湧現，是躁狂症的典型症狀。其特點是聯想速度快，思維活動湧如潮水，言語增多，概念像連珠砲似的接二連三地產生，因此患者口若懸河、滔滔不絕，一個話題未完，接著又進入另一話題。

患者因聯想過快，常常感到舌頭與思維在賽跑，而舌頭則永遠落後於自己的思維活動，所以患者的話語常有遺漏、片斷、前後脫節的現象。在患者的話語中，上下之間常有音韻的聯繫，或有意義上的聯繫，又稱為音連、意連現象。儘管患者言語中有些不切題之處，但有時仍能回到原來構思的主題上。嚴重思維奔逸時，患者由於聯想太快，無法將全部思想表達出來，以致於詞不達意，被認為思維破裂或思維散漫。

## 二、病態性思維

病態性思維的探討，包含以下兩個項目：(1)妄想性思維；(2)強迫性思維。

### （一）妄想性思維

妄想是指，荒謬、缺乏事實根據的事，但是被患者所堅信不移，不能以其文化水準及社會背景來解釋的一種病態信念。妄想是思維障礙中最常見、最重要的症狀，是患者在不清楚的基礎上，判斷推理得出的荒謬結論。這種荒謬結論儘管與客觀現實不符，但患者堅信不移，不能用說服或講道理來糾正，也不能以經驗教訓來改變。這種病態的信念，與患者的文化水準、社會

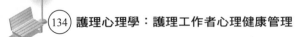

地位，以及一般的知識常識也不相稱。

妄想是個別的心理現象，基本的信念有時也會難以理解，已不能歸於病態信念。疾病的早期，由於患者的完整性受損還不明顯，且對妄想半信半疑，而到了疾病的某個階段，則不僅堅信不移，而且會反映在患者的整個行為之中。有些患者的妄想狀況發展緩慢，這種患者特別危險，他們會四處控告、跟蹤追擊，隱蔽的妄想常會突然轉為衝動行為，自傷、傷人或毀物屢屢發生。有些患者的妄想發展較快，例如：躁狂症患者或麻痺性失智患者的誇大妄想，以及更年期偏執症的罪惡妄想均屬此類。有些妄想在環境改善時，有暫時性的緩解，但往往是纏綿終生，至疾病晚期，常常由於精神衰退而變得更為嚴重。

## （二）強迫性思維

強迫性思維是一種反覆呈現的思維，患者明知毫無必要，但又不能擺脫，屬於思維控制障礙，多見於強迫症，偶見於抑鬱症、精神分裂症和腦炎後遺症。其特點是患者會反覆出現一些想法、念頭，明知不必要或不合理，但又很難克服、很難克制，是強迫性思維的重要特點。

患者常常會反覆去想一些特別的問題，例如：一天為什麼是二十四個小時？人為何只有二隻手，而不是三隻手？這些問題既無法解答，又無現實意義，但患者卻會不斷地想，又不停的問。患者對於強迫性思維的態度各不相同，初期會表現較為強烈的焦慮、緊張不安，後期則會有所好轉。強迫性思維常導致強迫性行為，例如：總擔心自己說出一些不堪入耳的話，於是碰到熟人時，就會情不自禁地用雙手摀住自己的嘴巴。

# 參、正確思考

把你的思想當作一塊土地，經過辛勤且有計畫的耕耘，就可以把這塊土地開墾成產量豐富的良田；或者也可以讓它荒蕪，任由它雜草叢生。想要從你的思想中得到豐收，你必須付出努力和投入各項準備工作，這些工作的安

排和執行就是正確思考的結果。所有計畫、目標和成就，都是思考的產物。你的思考能力，是你唯一能完全控制的東西，你可以用智慧，或是以愚蠢的方式運用你的思想，但無論你如何運用它，它都會顯現出一定的力量。

## 一、思維評價

作為一個正確的思考者，你必須仔細調查你所得到的每一項資料，你必須瞭解你所得到的資料如何被修改或誇大，這種現象在每次政治選舉中完全表露無疑。

在接受任何人的言論之前，應該找尋其發表此一言論背後的動機，必須謹慎決定是否應接受狂熱者的言論，因為這種人的情緒很容易失控，雖然有些人的動機是值得讚揚的，但值得讚揚的本身並不等於正確。無論誰企圖影響你，你都必須充分發揮你的判斷力並小心謹慎，如果言論顯得不合理，或是與你的經驗不符時，便應該做進一步的調查。

當你向他人請教事實或請他人做判斷時，切勿先告知你的答案，因為有些人可能會調整他們原來的言論來配合你所希望的答案。

## 二、正確思維

正確的思考是以下列兩種推理作為基礎：

1. 歸納法：是指從部分導向全部、從特定事例導向一般事例，以及從個人導向宇宙的推理過程，它是以經驗實證為基礎，並從基礎中得出結論。

2. 演繹法：是指以一般性的邏輯假設為基礎，得出特定結論的推理過程。

這兩種推理方法之間有很大的不同，但二者可以一起運用，例如：每當你用石頭丟窗戶的時候，只要石頭不變，則窗戶一定會被打破，反覆幾次用石頭扔窗戶之後，就可以歸納出一個結論，亦即玻璃是易碎的，而石頭不會碎。從這個結論出發，你也可以進行演繹推理，將瞭解其他不易碎的東西（例如：棒球）也會打破玻璃，而石頭也會打破其他易碎的東西。

　　但我們很可能一不小心就做出錯誤的推理，進而導出錯誤的結論，你必須嚴格地要求推理的正確性，也就是嚴格地要求自己要進行正確思考，必須審查你的推理結果，並找出其中的錯誤。除了審查你自己的思考過程之外，還可以運用這兩種推理方式，審查他人的思考結果是否正確。為了要成為一位正確的思考者，你必須採用下列兩個重要步驟：

　　1. 把事實和感覺、假設、未經證實的假說和謠言分開。

　　2. 將事實分成兩個範疇：重要的和不重要的事實。

　　你只能接受那些以事實，或正確的假說為基礎所提出的意見。同樣的，你不可以提供沒有事實或正確假說作為根據的意見。正確思考者在沒有確信之前，是不會提供任何意見的，雖然他們從他人那兒聽取事實、資料和建議，但是他們保留接受與否的權利。報紙、閒聊和謠言，都不是得知事實的可靠媒介，因為它們所傳達消息經常會出現變化，而且也沒有經過嚴格的查證。

　　「期待」通常是形成大眾所接受之「事實」的原因，因為一般人常常很自然地認為自己的期待和事實是一致的，由於這種一般人所接受的「事實」是如此輕易地被提出來；所以你必須記住，想要瞭解真正的事實，通常是必須付出代價的，也就是努力追查事件的真實性代價。

　　從前，美國曾經流傳著一個謠言：「在百事可樂的罐子裡，發現了皮下注射器的注射針」，而當時有二十幾個州都有這樣的報導。基於此一事實，百事可樂的股價在短期內嚴重下跌，投資人以賠本的價錢拋售百事可樂股票，但公司的管理階層仍然保證這種情況幾乎不可能發生。有些正確的思考者並不相信此一謠言，並且逢低買進該公司的股票，最後聯邦藥物管理局和聯邦調查局，宣布這些報導完全是惡作劇。

　　在這個事件中，誰才是真正的獲利者？是那些因為恐慌而賠本賣出股票的人？或是那些經過正確思考後低價買進股票的人？

## 【心理解碼】

### 超越慣性

一家酒店經營得很好，人氣旺盛、財源廣進。酒店的老總準備開展另外一項業務，由於沒有太多的時間管理這家酒店，就打算在現有的三個部門經理中物色一位成為總經理。

老總問第一位部門經理：「是先有雞還是先有蛋？」他不假思索地答道：「先有雞。」老總接著問第二位部門經理：「是先有雞還是先有蛋？」他胸有成竹地答道：「先有蛋。」這時，老董向最後一位部門經理說：「你來說說，是先有雞還是先有蛋？」第三位部門經理認真地答道：「客人先點雞，就先有雞；客人先點蛋，就先有蛋？」老董笑了。他決定將第三位部門經理升任為這家酒店的總經理。

就事論事，往往很容易局限在一個傳統的思考架構裡，這就是常說的「習慣性思維」，易淪為口號式的目標，跳不出來時，就找不到處理事情的正確方法；相反地，當我們換個角度，跳出原有慣性思維的框框時，我們就走上了一條超越的新路。追求「卓越」是現代企業與個人的理想目標，然而追求「超越」更為重要，思維的展現也是如此。

## 思考問題

1. 思維可以包含哪兩個項目？
2. 障礙性思維可以包含哪三方面？
3. 病態性思維可以包含哪兩方面？
4. 正確的思考是以哪兩種推理作為基礎？
5. 為了要成為一位正確的思考者，要採用哪兩個重要步驟？

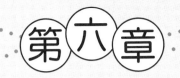

# 認識認知
## ——促進新舊知識的交替

　　本章「認識認知」主要的任務是討論「促進新舊知識的交替」。由於護理工作者與病患的行動都反應出個人的認知能力，這項能力也受到個人某些認知反應的影響，因此探討認知相關問題是心理學在護理工作應用上的第三項任務（第一項是人格，第二項是思維）。護理工作者本身除了必須對自己的認知模式有所瞭解外，還需要瞭解病患在治療過程中，反應在認知方面的心理特質，以便提供更好的醫療協助。本章規劃為三節：第一節「認知的基礎」，第二節「認知的表現」，第三節「認知問題諮詢」。

　　第一節「認知的基礎」將探討三項議題：(1)何謂認知；(2)認知結構與類型；(3)認知心理學。在第一項「何謂認知」中，將討論：認知的意義、認知的基本理論，以及認知過程等三個項目；在第二項「認知結構與類型」中，將討論：認知結構、認知類型等兩個項目；在第三項「認知心理學」中，將討論：認知心理學基礎、抽象的分析法等兩個項目。

　　第二節「認知的表現」將探討三項議題：(1)觀察力；(2)判斷力；(3)決策能力。在第一項「觀察力」中，將討論：觀察的意義、觀察的內涵，以及觀察的技巧等三個項目；在第二項「判斷力」中，將討論：判斷的意義、掌握知識經驗、掌握分析，以及善用觀察力等四個項目；在第三項「決策能力」中，將討論：決策的意義、勇於決策、善於選擇計畫，以及決策訓練等四個

項目。

　　第三節「認知問題諮詢」將探討三項議題：(1)認知失調；(2)認知療法；(3)強化認知能力。在第一項「認知失調」中，將討論：認知矛盾問題、處理認知失調等兩個項目；在第二項「認知療法」中，將討論：認知療法、適應技能療法、問題解決療法，以及認知重建療法等四個項目；在第三項「強化認知能力」中，將討論：克服人性弱點、掌握發現優點、記取經驗，以及加強信心等四個項目。

# 第一節　認知的基礎

　　認知的主要作用是促進個人的新舊知識交替，是人腦反映客觀事物的特性與聯繫，並揭露事物對人的意義與作用的心理活動。同時，認知也是指記憶過程中的一個環節，過去感知過的事物在當前重新出現時，仍能認識。由此可見它在護理心理學應用上的重要性。本節討論下列三個項目：(1)何謂認知；(2)認知結構與類型；(3)認知心理學。

## 壹、何謂認知

　　「認知」是一般生活上的常用詞之一，與「認識」的概念相同。但是，在心理學中，特別是在護理心理學的應用上具有重要意義，例如：為何病患對某件看來簡單的事情卻難以瞭解，甚至排斥它，這就是反映出此人的認知貧乏或者認知偏差。認知的探討包含下列三個項目：(1)認知的意義；(2)認知的基本理論；(3)認知過程。

### 一、認知的意義

　　認知有以下兩種涵義：狹義以及廣義。

### （一）狹義的認知

狹義的認知是指記憶過程中的一個環節，又稱為再認，是指過去感知過的事物在當前重新出現時仍能認識，例如：認出過去曾經見過的人、記過的英語單字，或認出走過的地方等。認知與回憶不同，回憶是過去感知過的事物不在眼前，而能在頭腦中重現出來，而認知是過去感知過的事物重新出現後而能再認出來；一般來說，認知要比回憶容易一些。認知過程的速度和準確性與主客觀的條件有關，例如：對熟悉的事物容易正確而迅速地認知。

認知的難易也與過去感知過的事物在當前呈現的環境有關，一個不很熟悉的人在原來見面的那個特定環境中容易認出，但在另一個新環境中就不容易認出。

### （二）廣義的認知

廣義的認知與認識是同一個概念，是人腦反映客觀事物的特性與聯繫，並揭露事物對人的意義與作用的心理活動。現代認知心理學強調認知的結構意義，認為認知係以個人已有的知識結構來接納新知識，新知識為舊知識結構所吸收，舊知識結構又從中得到改造與發展。

## 二、認知的基本理論

認知的基本理論主要建立在「認知歸因論」的基礎上來解釋認知，是關於人們對他人或自己的工作、學習或其他行為原因，進行分析、解釋和推論的理論。該理論最初是由美國社會心理學家海德（Fritz Heider, 1896-1988）於 1958 年所提出，到了六〇年代中期引起了一些心理學家的興趣。歸因理論認為，人們關於行為結果的因果知覺，會影響他們隨後的情感、期望和行為。

人們透過這種因果歸因，可以認識、預測和控制他們的環境及其隨後的行為。社會認知歸因理論在教育、兒童、管理和臨床心理等各個領域，已得到日益廣泛的應用，常用以激發人們的學習和工作動機。

歸因主要有三個難度：

1. 歸因的可控制性難度：即原因是否容易為個體所控制，任務難度是一個不可控制的原因。

2. 歸因的內外源難度：內源歸因是指把成敗歸結於努力與否，外源歸因則是指把成敗歸結為任務難易度。

3. 歸因的穩定性難度：有些原因對一個人來說是相對穩定的，例如：能力；但有些原因就很不穩定，例如：情緒。

以上三個難度對於隨後的情感、期望和行為的作用是呈現交互性的，例如：成功時作出內源而穩定的歸因（如能力強），將產生最大程度的期望，但如果作出外源而穩定的歸因（如任務容易），就可能會降低期望。再如，同屬於內源歸因的「能力」和「努力」，對於之後的情感和評價作用也很不同，成功時，歸因於「能力」比歸因於「努力」更能激起自豪、愉快等積極情感，且作用更持久；在失敗或者不順利的情況下，多作「努力不夠」的歸因，可保持信心，增強努力程度，提高學習期望。這一點對護理工作者來說非常重要，請切記！

## 三、認知過程

傳統心理學所稱的認知過程，是人腦透過感知覺、記憶、思維等形式，反映出客觀事物的特性、聯繫或關係的心理過程。對認知過程的心理機制歷來有不同的解釋。瑞士心理學家皮亞傑（Jean Piaget, 1896-1980）認為，認知過程是透過原有的認知結構，對刺激物進行同化、順應而達到平衡的過程。現代認知心理學主要是以訊息加工的觀點來解釋認知過程，認為認知過程就是訊息的接受、編碼、貯存、提取和使用的過程。

一般來說，會將上述過程概括為由四種成分所組成的模式：(1)感知系統；(2)記憶系統；(3)控制系統；(4)反應系統。感知系統接受由環境提供的訊息，也就是首先會把刺激的基本特徵抽取出來加以組合；記憶系統是對輸入訊息的編碼、貯存和提取活動；控制系統決定目標的先後順序，監督當前目標的執行；反應系統則控制訊息的輸出。這個認知過程並不是按照上述順序

單方向進行的，各種成分之間存在著不同方式的相互作用，以保證對訊息的加工、輸出和回饋，達成人與環境之間的聯繫。

## 貳、認知結構與類型

認知結構與類型是學習瞭解建構認知系統的基礎，包含下列兩個項目：(1)認知結構；(2)認知類型。

## 一、認知結構

認知結構是指，個人在感知及理解客觀現實的基礎上，在頭腦裡形成的一種心理結構，是由個人過去的知識經驗所組成。在認知過程中，新的感知與已形成的認知結構會發生相互作用，進而影響對當前事物的認識。皮亞傑認為，它是主體認知活動的產物。布魯納（Jerome Seymour Bruner, 1915- ）把它稱為「再現表象」（representation），有「動作」、「映像」和「符號」等三種形式。當代認知心理學傾向於把它的主要成分看作是一套「感知類目」或「知覺範疇」、「比較抽象的概念」與「主觀臆測或意象」。在學習的過程中，一個新的觀念、新的訊息或經驗，不是被現有的認知結構所同化，就是改進現有的認知結構，或是接納新的經驗產生新的認知結構。

發生認識論可說是關於認知結構的發展理論，其認為認識（知識）從內容到形式都表現為一種結構，且這種結構是逐步建構起來的。結構論與構造論是發生認識論不可缺少的兩個方面，二者是一致的。如果「沒有結構的發生」，那就是機械論和經驗論，如各種形式的行為主義；而「沒有發生的結構」，則是先驗論和預成論，例如：格式塔結構（Gestalt construction）。皮亞傑把結構理解為一個動態的轉換體系，而不是某種靜止的畫面，因此，離開構造論的結構論，將是一種「沒有結構的結構」。

構造過程展現了思維發展的辯證本質，皮亞傑的構造論包含兩個重要思想：

1. 任何發展水準的認識，將要求在這一水準之前已經獲得的東西參與其

中。如果前者實際是在後者基礎上的重構，或者是後者的重構，那麼我們只能透過後者的知識去說明前者，即知識的構造「不存在絕對的開始」，換言之，知識構造的開始是相對的、彼此互動的。

2. 任何水準的認識（知識）體系，只是一種暫時的平衡，它向著新的可能性開放，表現出更高水準的發展趨勢，因此皮亞傑把人類認識系統比作高度在不斷增加的螺旋體，以內化與外化的雙向構造來解釋所有知識的獲得機制。認識既不單純起源於主體，也不單純起源於客體，只可能起源於兩者的相互作用之活動中。

隨著活動的發展，主客體開始分化，原來互不相關、孤立存在的動作結構，沿著內、外相反的方向發展，分別聯合成為統一的主體動作內部結構，和客體之間的外部結構。前者稱為內部協調或內部構造，後者稱為外部協調或外部構造，兩者合稱為雙向構造。內化的發展導致主體思維形式和認知結構的進化，它的原始素材是主體動作協調中的邏輯數學經驗。外化的發展導致思維內容的演化，外化構造把客體的物理經驗組織起來，進而建立起客體之間相互聯繫的結構，而形成廣義的物理知識。

就外化來說，從對感知運動階段的穩定性客體的認識，到形式運算階段物理規律的概括成功，都是外化構造的產物。至於內化，從感知運動時內部動作的協調（其中蘊含動作邏輯）到形式運算的運算邏輯結構之形成，均應歸功於內化構造的建樹。內、外化構造既相區別又相聯繫，它們是同步發展的，雙向構造描繪了知識發展的動態過程，它們統一於主客體相互作用的活動。主體只有憑藉自身現有的認知結構去同化、改造外界的刺激，才能察覺這些刺激中所包含的客觀屬性。

## 二、認知類型

個人的認知風格或類型是指，個人在知覺、記憶和思維模式上的個別差異，也可以說是理解、貯存和利用訊息的個人獨特方式。

美國心理學家維特金（Herman A. Witkin, 1916-1979）提出，劃分認知類型的一個主要指標是場域依存性特徵。以極端的場域依存性和其對立面——

極端的場域獨立性為兩個端點，構成了不同認知方式的一個連續體，而每個人都在這個連續體上占有一定的位置，測定人們認知類型的實驗有「棒框測驗」（Rod and Frame Test）和「鑲嵌圖形測驗」（Embedded Figures Test）。在「棒框測驗」中，受測者坐在暗室內，面對著一個可調傾斜度的亮框，框的中心安裝有一個能轉動度數的亮棒，施測者即要求受測者把亮棒調成垂直狀；「鑲嵌圖形測驗」則是要求受測者，從複雜圖形中找出嵌入其中的簡單圖形。場域依存性大的受測者，在「棒框測驗」上的表現為誤差大，在「鑲嵌圖形測驗」中不能很快地找出簡單的圖形；而場域獨立性大的受測者則相反。

認知類型與學習有密切關係，關於認知類型的研究對於深入瞭解學生、貫徹因材施教方針、提高教育質量有一定意義。

# 參、認知心理學

認知心理學是西方現代心理學的一個新流派，起始於 1950 年代中期，1960 年代之後迅速發展。1967 年，美國心理學家奈瑟（Ulric Neisse, 1928- ）的《認知心理學》（*Cognitive Psychology*）一書的出版，被認為是認知心理學發展的一個重要事件，它標示著認知心理學已成為一個流派，而立足於心理學界。廣義地說，心理學中凡側重研究人的認識過程之學派，都可以叫做認知心理學派，例如：皮亞傑學派也被稱為認知心理學派，但目前西方心理學文獻中所稱的認知心理學，大都是指狹義的認知心理學，或叫做訊息加工心理學（information processing psychology）。

## 一、認知心理學基礎

認知心理學至今尚未有一個公認的確切定義，就一般而言，可以認為認知心理學是用訊息加工的觀點和術語，來說明人的認知過程之科學。它所研究的認知過程就是人接受、編碼、操作、提取和利用知識的過程，包含：感知覺、注意、記憶、表象、思維、言語等。認知心理學是心理學的歷史發展，以及心理學與鄰近一些學科交叉滲透的產物，就心理學內部發展的背景

來說，行為主義心理學放棄研究人的內部心理過程的不滿和反抗，是產生認知心理學的最直接原因；另一方面，早期馮特（Wilhelm Maximilian Wundt, 1832-1920）的意識心理學（consciousness psychology）、後來的格式塔心理學（Gestalt psychology）的一些重要觀點，甚至於行為主義心理學的某些作法，也都與認知心理學的出現有密切關係。

　　就心理學發展的外部條件來說，語言學研究的成果、訊息論和電腦科學的出現和迅速發展，以及社會實際應用的需要，決定了心理學朝著以訊息加工的原則、術語來說明人的心理活動的方向發展，導致認知心理學的出現。認知心理學的基本指導思想，是把人看成電腦式的訊息加工系統，認為人腦的工作原則和電腦的工作原則，即訊息加工的原則是相同的；因此，可以在電腦和人腦之間進行類比。強調人已有的知識和知識結構對其行為和當前的認知活動的決定作用，是認知心理學的一個重要觀點。它力求通過揭示人們如何獲取和利用知識的機制，以探究人類認識活動的規律。

## 二、抽象的分析法

　　在研究方法上，認知心理學主張採取「抽象的分析法」，即不去繁瑣地瞭解人在進行認知活動時，每一神經細胞的活動情況，而是像研究電腦程序的作用那樣，在較為抽象的水準上研究人的訊息加工的各個階段特點。具體作法除了觀察人的外部行為外，還多採用受測者「自我觀察」法，以反應時為指標衡量訊息加工過程所需的時間，並據以指出這個過程的性質。電腦模擬是認知心理學的一個特殊研究方法，研究者把關於人的認知過程的一些設想編制成電腦程序，在電腦上進行實驗驗證。

　　認知心理學是在反抗行為主義心理學的運動中產生和發展起來的，從這一點來說，它的出現對西方心理學的發展具有進步意義。多年來，它在具體研究中取得了許多成果，豐富了心理學的內容，其中一些還和人工智能的研究結合在一起，具有互相促進的作用。對認知心理學的一些基本觀點而言，例如：把人看成電腦式的訊息加工系統、強調原有知識在認知中的決定作用，以及對它的研究範圍等問題，在心理學界仍存在爭議。

## 思考問題

1. 狹義的認知是指什麼？
2. 歸因主要有哪三個難度？
3. 認知的過程可由哪四種成分所組成的模式？
4. 皮亞傑的構造論包含哪兩個重要思想？
5. 依據維特金（Witkin）心理學家的認知類型，請分別說明場域依存性與場域獨立性的不同？

# 第二節　認知的表現

　　個人的認知表現通常在一定的情況下，會依照一定的反應模式，可是相同的人在不同的情況下，或者不同的人在同樣的情況下，其反應可能會有差異。為何如此？這個問題值得護理工作者加以探討。以下探討三個關鍵性項目：(1)觀察力；(2)判斷力；(3)決策能力。

## 壹、觀察力

　　觀察，是人類認知或知覺的一種特殊形式。知覺由於其有意圖的不同，常常會有不同的效果，例如：同樣到郊外風景區登山露營，有些人雖然看到了山上的花草樹木，聽到了林中的鳥叫蟬鳴，但由於他們沒有留意周圍事物的特點，因而所得到的不過是一種籠統的印象；而另一些對植物學有興趣的人，卻能留心觀察到山中植物的分布，注意比較植物的根、莖、葉、花等形態上的異同，並發現山上樹木的葉子「向陽的一面又厚又密，背陽的一面又薄又稀」，可見他們的感知活動是有組織、有選擇性的。我們把這種有目

的、有組織、持久的知覺活動，稱為「觀察」。而觀察力則是指，能迅速地覺察出事物那些不十分顯著，然而卻是非常重要的方面和特徵的能力，它是人認識世界、增長知識的重要途徑。

進化論者達爾文（Charles Robert Darwin, 1809-1882）在他的自傳裡說：「我既沒有突出的理解力，也沒有過人的機智。只是在察覺那些稍縱即逝的事物並對其進行精細觀察的能力上，我可能在眾人之上。」不少科學家，例如：牛頓、愛迪生、愛因斯坦等，都從培養觀察能力入手，由此打開科學的大門；居禮夫人的女兒則是把「觀察」譽為學者的第一美德；一位蘇聯教育家也說：「對一個有觀察力的教師來說，學生的歡樂、興奮、驚奇、疑惑、恐懼、窘困和其他內心活動的最細微表現，都逃不過他的眼睛。」一個教師如果對學生的這些表現視若無睹，他就很難成為學生的良師益友。另外，藝術家、作家、工人、工程師、演員等，都是多麼需要觀察力，而且是敏銳的觀察力。因此我們可以這樣說，觀察是智慧的窗口、思維的觸角、認識世界的途徑、檢驗理論的手段、踏進科學領域的起點。

## 一、觀察的意義

觀察力是人們成功地完成學習任務的重要前提。無論是語文、數學等學科的學習，還是圖畫、音樂等活動的順利完成，都有賴於良好的觀察力。觀察力強的人，平時累積了豐富的有典型意義的感性材料，就會形成正確的概括，逐步向思維過渡。

觀察活動是直接面向生動的外部世界，因此它最能激發人們對事物內部奧秘探求的慾望。通過觀察，人們從大自然中、從社會中發現了新的事物，發現了用過去所學的知識不能解釋的現象，這將有利於打破以往狹隘的經驗所造成的心理定論，培養出對客觀事物的獨立探索精神。另外，從觀察中所瞭解的事物之間的種種外部聯繫，並運用自己的直覺和猜測，就可以對自己尚不能解決的問題，提出大膽的假設，做出嘗試性的回答。

人的觀察力有著明顯的差異，這種差異包含觀察的全面性、目的性、精確性等幾個方面。它並不是先天注定的，而是在後天學習和生活過程中逐漸

形成的。為了發展觀察力，就必須長期地、反覆地練習觀察。那麼，該如何培養觀察力呢？

## 二、觀察的內涵

觀察的內涵是指，分析或評估觀察者對觀察對象與過程中所展現的特質。觀察內涵的探討，包含下列三個項目：(1)觀察的品質；(2)觀察的態度；(3)觀察的目的。

### （一）觀察的品質

在學習活動過程中，要明確觀察的目的性，把握觀察的對象、要求、方法和步驟，使觀察具有條理性，能綜觀全局、有條不紊地進行觀察。同時，要力求理解所觀察的內容，能敏銳地發現一般人所不容易發現或容易忽略的東西。同時，既要注意搜索那些預期的事物，還要注意觀察那些意外的情況。我們需要把觀察力的各種優秀品質有效地結合起來，使自己能夠按照預定的目標，去獲得系統的、理解的、深刻的，以及真實可靠的知識。

### （二）觀察的態度

觀察態度愈積極，觀察的效果愈好。要幫助人，就要能設身處地理解人；要理解人，就要觀察人；要學會觀察人，就要有滿腔的熱情，要有將心比心的積極態度，否則就不能找到理解人和幫助人的鑰匙。我們只要有積極的學習態度，那麼在大自然中的種種事物就會是一本本精彩豐富的「活書」，處處有數學、哲學、物理、化學等知識，時時有使我們驚訝和值得思考的奧秘。反之，如果沒有學習精神和積極進取精神，那麼對一切就會視若無睹、充耳不聞，觀察力勢必陷於遲鈍。

### （三）觀察的目的

觀察是一種有目的的感知活動。人的周圍環境是複雜而千變萬化的，要能從周圍環境中優先地分出感知的對象，其目的性愈強，感知愈清晰。當人

們明瞭目的任務後，才能使自己的注意力集中在所要觀察的對象上，才能有效的進行細緻的觀察，也才能對觀察的對象有清晰的感知。學生在學習過程中應按老師的教導和教材的需要，確實明瞭觀察的目的，使自己的注意力集中在所要觀察的主要對象上，以爭取得到好的觀察效果。如果只是漫無目的地瀏覽一番，東張西望、心不在焉，就必然會降低學習效果。只有明確觀察目的，竭力去捕捉新鮮事物，那麼就一定能開展觀察力。

## 三、觀察的技巧

觀察的技巧是指，觀察者應用在觀察過程中所配備的技巧。對護理工作者來說，觀察技巧的探討，包含下列兩個原則：(1)觀察計畫與紀錄；(2)觀察與活動結合。

### （一）觀察計畫與紀錄

把廣闊的興趣和中心興趣結合起來，形成濃厚的觀察興趣，這是增強觀察力的重要條件，因為興趣可以增強求知慾，提高觀察的敏銳性。此外，為了保證觀察活動有系統、有步驟地進行，需要擬定周密的觀察計畫，明確觀察的對象、任務和要求、步驟及方法，做到心中有數、系統進行。計畫可以是書面的，也可以是表象的形式保留在頭腦中，可視情況而定。寫觀察紀錄或觀察日記，對於培養自己的思維能力、語言表達能力、發展智力等都是有實質作用的，同時還可以培養持之以恆的自我管理精神。

### （二）觀察與活動結合

言語活動的參加可以大大提高觀察的質量，這是因為在觀察前，觀察的目的、任務總是用言語來表述的，言語有利於將你的注意力集中穩定在觀察的客體上。在觀察過程中，對觀察對象做言語描述，可以使人對事物的認識更加準確和清楚，例如：某人在描繪他所觀察的鳥類標本時發現，「脖子上的白色逐漸變成淺灰色，而背部是墨綠色的」，可以促進他對標本鳥羽毛色調的觀察。

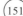

# 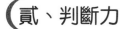貳、判斷力

　　生活中常常可以看到，人的判斷力水準差異非常明顯：有些人的判斷力十分準確，有些人卻常常判斷錯誤、充滿偏見；因此，護理工作者的判斷能力與學習就顯得特別重要。判斷力的探討包含下列四個項目：(1)判斷的意義；(2)掌握知識經驗；(3)掌握分析；(4)善用觀察力。

## 一、判斷的意義

　　判斷力是對事物屬性及其事物之間的關係做出反映的能力。良好的判斷力和一個人具有豐富的經驗、對概念及概念間關係的正確把握，有密切的關係，亦即良好的判斷力是可以培養的，關鍵在於仔細地觀察、明智地把握，以及謹慎地推理。通常人們對事物的判斷往往帶有個人色彩和偏見，例如：根據某個人做出的某一舉動，就判斷出此人的為人，這是不合乎情理的。在學習過程中，對解題思路的推理過程，若受到定論的影響，也必然會找不到最佳的解題思路。判斷需要對問題認真分析、概括，然後得出結論。判斷力在一個人的生活、學習中有著極其重要的作用，所以我們應盡力培養判斷力。

## 二、掌握知識經驗

　　由於抽象思維在青年人的學習過程具有指導作用，所以掌握豐富的知識經驗，對提高觀察力、判斷力有著極其重要的作用。有了豐富的知識經驗，就能做到「一望而知」、「一看就懂」，或者一看就發現值得深思的問題。判斷，往往是與自己已有的知識經驗相聯繫的，所謂「仁者見仁，智者見智」，就含有這種意思。反之，對某一方面的知識一無所知的人，必然會對有關現象「視而不見，聽而不聞」，會因鑑別能力低而使判斷產生偏差或將很重要的現象給忽略了。所以人們應注重更多知識的累積，把學習當成一件愉快的事情，這樣自然就會吸收到很多東西。

## 三、掌握分析

　　年輕人由於年輕氣盛，做事易衝動，往往不顧後果，例如：有的人聽到有人說某人說他的壞話，就判斷那個人不是好人，與自己作對。其實有時候這其中有些東西是不屬實的，這時就該冷靜分析，不要輕易與人為敵、做出判斷，否則不但對自己不利，而且會影響到人與人之間的相處，例如：在考試中，把「戊、戌、戍、戎、戒」五個類似的字用混了（例如：戊戌政變、甲乙丙丁戊己庚辛、戍守、兵戎相見、色戒），這不僅跟平時的知識掌握牢固性有關，還與自己的分析力有關，這時就需要仔細比較；而粗心的人一不小心就會用混了。

## 四、善用觀察力

　　學習是從「不完全的知」到「較完全的知」，逐步地掌握自然現象和社會現象的產生和發展規律的過程。我們的學習是從感性認識開始，以感知為基礎，而觀察是感知的一種特殊形式，是一種高級形態的感知。俄國生理學家巴夫洛夫（Ivan Petrovich Pavlov, 1849-1936）給自己立了一條座右銘——觀察、觀察、再觀察。俗話說：「處處留心皆學問」，只有留心去耳聞、去目睹，即用心去感知、去觀察，才能獲得大量的訊息，為理解事物的本質和規律，提供豐富的感性材料。「耳聰」、「目明」，才能聰明而有智慧。

　　研究顯示，在人腦獲得的訊息中，80％以上是透過視、聽得來的。正如某哲人所說：「一個閉目塞聽，與客觀外界根本絕緣的人，是無所謂認識的。」十七世紀捷克教育家誇美紐斯（John Amos Comenius, 1592-1670）說：「人們是在感知覺的基礎上認識現實世界的。」只有透過觀察掌握了一定的感性材料，才能根據這些材料得出正確的概念、判斷和推理，進而提升到理論。增強觀察力，對於學習差的人來說就更為重要了，學生學習成績落後的原因縱然是複雜的，但普遍的特點之一是觀察力差；可見，人們在日常學習、生活中注意觀察力的培養是很有必要的。

## 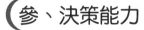 參、決策能力

個人決策能力的高下，是根據個人的觀察力與判斷力反應的結果，換言之，決策能力與觀察力及判斷力是因果關係，護理工作者在這方面的訓練值得重視。決策能力的探討，包含下列四個項目：(1)決策的意義；(2)勇於決策；(3)善於選擇計畫；(4)決策訓練。

### 一、決策的意義

每個人在工作和生活中，都不可避免地遇到要做決定的時候，簡單的如：今天要穿什麼衣服、在哪兒吃午飯；重要的如：要找一個什麼樣的伴侶、考大學填選志願要填什麼科系等。人們在做決定的時候，通常會出現兩種情況：一種是既然做出了決定，就按部就班地開始施行；另一種則是做了決定後，還過分擔憂會有什麼不良後果。

### 二、勇於決策

有時優柔寡斷是由於知識、訊息的不足所引起的。平時如果能多留心身邊各種人、事的動態，掌握同一類事件中的不同情況，在選擇時就會比較有目的性，也能比較果斷。有些人並不是缺乏解決某些問題的能力，也有足夠的時間可選擇，但總是左顧右盼、猶豫不決、舉棋不定，其原因是缺乏自信。因此，要相信自己的能力，在關鍵時刻把握機遇、正確決斷。同時也要明白，任何選擇都伴隨著得失，有得必有失，因此不能因為害怕失去而不敢選擇。只有敢於失去，才能真正得到，這才是明智而健康的心理。

### 三、善於選擇計畫

一個人在一件事情上猶豫不決，往往表示另有其他的事與此事造成了衝突。換句話說，是選擇造成了一個人的猶豫不決，例如：到底要穿哪件衣服去赴約。有些人害怕他人嘲笑自己，經常對最簡單的事也會反覆思索好長時

間。有些人因為在許多方面都能施展出才華，所以對自己到底從事什麼職業遲遲無法決定，無端浪費了許多寶貴時間。

　　缺乏決斷力的人，遇事總是耗費許多時間和精力去想：該不該這麼做和要不要這麼做。如此一來，日子久了，人也就變得行事猶豫，不能當機立斷，以致於在瑣碎小事上也不敢直接決定。由於決策和執行決策的能力不強，患得患失，這種人會因此而處於焦慮狀態，這就是所謂的「當斷不斷，反受其亂」。當需要做出的決策愈重大時，其焦慮情況會更嚴重，持續時間會更長，對人的身心損害也就愈大，而且愈不易做出清晰正確的決策。

　　長期的高度焦慮易導致焦慮性神經症。同時，因為遇事拿不定主意而習慣聽取他人的意見，依賴他人，久而久之，就會覺得自己在他人心目中的價值下降，甚至會覺得被他人瞧不起，因此產生強烈的自卑感。這種不良的心理狀態，反過來又會加重他在決策時的遲疑不決。為此，優柔寡斷的年輕人應該針對具體原因做相應的調整。

## 四、決策訓練

　　判斷力可以用一些決策來加以訓練，例如：決定看哪部電影、寫什麼信、買什麼樣的外套，應先給自己定個期限，如看電影的決定要在五分鐘之內做出、寫信最多用一個小時、買外套最多只用兩個小時。另外，要強制自己在某一時限內做出決定，決定好了就不再改變。不要寫了信又撕掉、買了外套又退回店裡，或者總覺得自己在某件事上做得太莽撞、不顧後果等，要知道這些想法正是造成一個人缺乏主見的關鍵所在。

　　還有一些值得注意的地方，例如：不要一出錯就懊悔。有些事情做得不好，並非是人們無能所造成的，只要是事出有因，就不要過分自責，以免形成習慣性的自怨自艾，遇事時會更加猶豫不決。不要苛求完美，要求永遠不犯錯誤，正是什麼也做不成的原因。好比一封信始終不寫，是因為還沒想到完美恰當的措辭，可是萬一永遠想不出完美的語句，這封信不就永遠寫不成了？此外，一件事想多了，就會聯想到許多其他問題，有時明明是一件小事，也可能愈看愈嚴重。盡量少模仿他人，遇事自己先拿個主意，把他人的

意見或行為只當做參考依據，要相信自己做出的決定不比他人差；有了這種信念後，再做決斷時就會果斷得多。

**思考問題**

1. 何謂觀察與觀察力？
2. 觀察的內涵應包含哪三個項目？
3. 對護理工作者來說，觀察技巧包含哪兩個原則？
4. 請說明如何培養判斷力？
5. 請說明如何培養決策力？

## 第三節　認知問題諮詢

我們根據認知的基礎與認知的表現，進一步討論認知問題的諮詢。本節討論下列三個項目：(1)認知失調；(2)認知療法；(3)強化認知能力。

### 壹、認知失調

認知失調理論是美國社會心理學家費斯廷格（Leon Festinger, 1919-1989）於 1957 年所提出，該理論是態度和認知研究中的一個重要課題。認知失調牽涉到下列兩個問題：(1)認知矛盾問題；(2)處理認知失調。

### 一、認知矛盾問題

認知失調是指，一個人的態度和行為等的認知成分相互矛盾，從一個認知推斷出一個對立的認知時，而產生的不舒服與不愉快的情緒。其中有兩個重點：其一是認知成分，即所謂人們的思維、態度和信念等；其二是推斷，

即所謂邏輯推理是否正確。這兩點同時又是產生失調的原因，費斯廷格認為，隨著認知失調的不斷增加，一個人要求減少和消除失調的壓力也就愈來愈大。

## 二、處理認知失調

減少和消除這種因失調而產生的壓力和心理緊張，通常採取以下三種途徑：第一，減少不協調的認知成分；第二，增加協調的認知成分；第三，改變不協調的認知成分，使之不再與另一個認知成分相矛盾。

為了證明與發展該理論，費斯廷格及其支持者開展了一系列的實驗研究，並發現了由認知不協調到恢復協調而引起態度及行為改變的某些規律，例如：所謂強調順從的認知結果、登門檻效應（Skips threshold effect）等。

# 貳、認知療法

在認知諮詢的範圍裡，有四項重要的課題：(1)認知療法；(2)適應技能療法；(3)問題解決療法；(4)認知重建療法。

## 一、認知療法

認知療法是心理療法之一，是一組治療方法的集合名詞，強調認知過程在決定行為中的重要作用，認為行為和情緒大多來自個人對情境的評價，而評價受到信念、假設、形象、自我交談等的影響。

認知療法有以下三個共同假設：

1. 行為和情緒是透過認知過程發展而來的。
2. 在學習理論基礎上建立的治療程序，能有效地影響認知過程。
3. 心理諮詢者應作為「診斷家和教育家」，發現不良適應的認知過程，並安排學習來改變它們。

現在認知療法的心理學家有兩類：一類是受過傳統訓練的治療專家，他們相信在治療變態的情緒中，思想管理有著重要作用；另一類則是行為治療

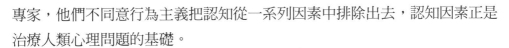

專家，他們不同意行為主義把認知從一系列因素中排除出去，認知因素正是治療人類心理問題的基礎。

認知療法與其它傳統療法有些區別，認知療法強調認知的首要作用，而傳統的心理治療更強調情緒；認知療法一般不大關心無意識驅力和無意識防禦，認為極大部分的心理問題，用不著深入地追尋埋在無意識之中的內容根源便能夠解決。認知療法與行為療法的區別在於前者對心理現象給予更重要的地位，認為正統行為主義太狹隘，而不考慮心理現象，許多問題便不能解決。

## 二、適應技能療法

主要的適應技能療法是「隱蔽的模型化」，指的是在實際生活中進行作業之前，訓練心理疾病患者對困難的作業進行心理複述；另一個治療法是「系統的去敏感化」，治療專家先誘導患者產生焦慮，然後訓練他們有效地應付它。適應技能療法主要是教導患者適應技能，透過操作認知，來擺脫焦慮。

## 三、問題解決療法

主張問題解決療法的心理治療師相信，不恰當的解決問題技能與這些焦躁情緒，諸如挫折、仇視、焦慮和憂鬱等，有著密切的關係，而建構解決問題的模型，就能使病患有效地減少這種焦躁情緒。

## 四、認知重建療法

認知重建療法是指埃利斯（Albert Ellis, 1913-2007）的「理性—情緒行為治療法」（Rational-Emotive Behavior Therapy, REBT）、貝克（Aaron Temkin Beck, 1921- ）的「認知治療法」，以及米切鮑姆（D. Meichenbaum）的「自我指導治療法」。前兩者試圖重新建立信念和假設，後者的目的是要改變自我言語的過程。

# 參、強化認知能力

強化認知能力是護理工作者必修的課題，以便提供更優良的服務品質。學習內容的探討，包含下列四個項目：(1)克服人性弱點；(2)掌握發現優點；(3)記取經驗；(4)加強信心。

## 一、克服人性弱點

長久以來，許多哲學家都忠告我們：要認識自己。但是，大部分的人都把它解釋為「僅認識你消極的一面」，大部分的自我評估都包含太多的缺點、錯誤與無能。因此，勵志專家安東尼‧羅賓（Anthony Robbins, 1960-）指出，人類最大的弱點就是自貶，亦即廉價出賣自己。這種毛病以很多的方式顯示，例如：老王在報紙上看到一份他喜歡的工作，但是他沒有採取行動，因為他想：「我的能力恐怕不足，何必自找麻煩！」

認識自己的缺點固然是很好的，應可藉此謀求改進；但如果僅認識自己的消極面，就會陷入混亂，使自己變得沒有什麼價值。要正確、全面地認識自己，絕不要看輕自己。遣詞用句就像一部投影機，把你心裡的意念活動都投射出來，它所顯示的圖像決定你自己和他人對你的反應，例如：你對一群人說：「很遺憾，我們失敗了！」此時，他們會看到什麼畫面？他們真的會看到「失敗」這個字眼所傳達的打擊、失望和憂傷。但如果你說：「我相信這個新計畫會成功。」他們就會振奮，準備再次嘗試。又如，如果你說：「這會花一大筆錢。」人們看到的是錢流出去回不來；反過來說：「我們做了很大的投資。」人們就會看到利潤滾滾而來，是個很令人開心的畫面。以下四種方法，可以使你的意念活動所投射出來的圖像產生積極的效應。

## （一）用正面語句描述自我感受

當有人問你：「你今天覺得怎麼樣？」你若回答說：「我很疲倦」或「我頭在痛」、「但願今天是週末」、「我感到不怎麼好」，他人就會覺得

很糟糕。你要練習做到下面這一點，它很簡單卻有無比的威力。當有人問：「你好嗎？」或「你今天覺得怎麼樣？」你要回答：「好極了。謝謝你，你呢？」在每一種時機說你很快活，就會真的感到快活，而且這會使你更有分量，為你贏得更多的朋友。

## （二）用積極的話語去鼓勵他人

只要有機會，就去稱讚人。每個人都渴望被稱讚，所以每天都要特意對你的妻子或丈夫說出一些讚美的話，要注意並稱讚跟你一起工作的夥伴。真誠的讚美是成功的工具，要不斷地使用它。

## （三）用積極的話語對他人陳述你的計畫

當人們聽到類似「這是個好消息，我們遇到了絕佳的機會……」的話時，心中自然就會升起希望。但是當聽到：「不管我們喜不喜歡，我們都得做這工作」的話時，內心就會產生沉悶、厭煩的感覺，連帶他們的行動反應也會跟著受影響。所以，要讓人看到成功的希望，才能贏得他人的支持。

## （四）用有利的字眼描述他人

當與他人談論第三者時，要用建設性的詞句來稱讚他，例如：「他真是一個很好的人」或「他們告訴我他很出色」，絕對要小心避免說破壞性的話。因為第三者終究會知道你的批評，然後用類似的語句反過來打擊你。

# 二、掌握發現優點

你知道自己的優點嗎？所謂的優點是任何你能運用的才幹、能力、技藝與人格特質，這些優點也就是使你能有貢獻、能繼續成長的要素。但是，大家總覺得說自己的優點是不對的，會顯得不太謙虛。其實，自己在某方面確實有優點卻去否定它，這種作法既不合人性，也表示不誠實。肯定自己的優點絕不是吹牛，相反地，這才是誠實的表現。

## （一）發現優點

你有哪些優點？自己清楚嗎？你是不是知道自己所有的優點？你能不能說出這些優點？在他人問起他們有什麼優點時，他們也許會說：「我不知道！不過我想我是有些優點的。」可是在他人問起他們有什麼缺點的時候，他們倒是能很快地羅列出一大堆。大多數的人都被教會一個觀念：講自己的優點是不對的，講自己有的缺點是絕對應該的。

## （二）展現優點

希望你能真正清楚自己有哪些優點，因為要成功就一定得好好利用你的優點。舉個例子來講，要是有人說你菜燒得好，也許你會說：「哪裡，哪裡，其實燒得不好。」可是菜燒得好，絕對是特殊的才能。菜要燒得好需要相當多的條件，要有創造力，時間要拿捏得準，還要具備組織能力。假如有人告訴你：「你在電話裡很會說話。」你也許會說：「用電話談話很容易，這沒什麼了不起！」或者說：「這也算不上什麼特殊的才能！」然而你要知道，有很多人覺得用電話談話非常困難，因此打電話打得好實在是值得驕傲的優點。

當然，發現自己的優點並不容易。有一個人在小時候就非常嫉妒哥哥，他回憶說：「我的哥哥會打棒球，會念書，而從來就沒有人說我有什麼才能或優點，所以我就非常嫉妒他。長大後我才發現自己會拉小提琴、口才很好，也很受他人賞識，我也有我自己的才能；後來，我開始欣賞他的表現，因為我發現了我自己的優點，所以我就能崇拜和欣賞他的才能，而不帶嫉妒的情緒。」因此，發現自己的優點有利於發揮自己的潛能，那麼，如何挖掘自己的優點呢？

要想清楚你的優點，首先必須重視自己，要塑造自己對自己的好印象，想一想過去的經驗，尤其是那些好的經驗。從過去的經驗中培養了什麼樣的優點？幽默感？意志力？野心？熱愛學習？樂觀的生活態度？還有其他什麼樣的優點呢？

## 三、記取經驗

　　不可否認的，每個人都會碰到不愉快的事情，可是過了幾年再回頭來看過去那段不愉快的經驗時，卻往往發現：原來那段不愉快的經驗只是另外一種形式的好經驗。想必你也一定經歷過這樣的事情。這是一個好的態度：無論是怎樣壞的經驗，我們都可以發現它積極的一面。從貧窮中我們可以學會賺錢的方法；從困苦中我們可以培養出同情心；從寂寞中我們可以尋找心靈的平靜。只要我們用積極的態度來看待自己的生活，我們就會發現沒有任何一個經驗是白費的。進一步來說，要想成功，我們絕對不能老是記起過去的壞經驗，即使要從壞經驗中挑出積極的一面不是件容易的事，可是為了繼續不斷地成長，我們就非得強調積極的態度不可。

　　我們或許會這麼說：「當我開始用積極的態度來看待我的過去時，我對自己看法的轉變，連自己都不太敢相信。舉例來說：小時候我常覺得焦急煩躁，在家裡，媽媽老叫我做這個做那個，但是我非常討厭做這些事情。可是我強迫自己用積極的心態來看待這段經驗時，我瞭解到也就是從這裡我培養出做事情的能力，從這裡我也學會了如何去負責任。說實在的，用積極的眼光看待自己的過去，使我對自己的感受變得非常的好。」等到你能用積極的心態看待過去，也就能用積極的心態看待現在。你必須仔細地看看自己，發現自己具有哪些優良特質——這些也是你本質的一部分。這些都是你具有的優點，而優點就是力量，你的優點能使你更自由、更自在。

## 四、加強信心

　　信心的來源是發現你真正的優點——你的特長。就如某人曾經說過的：「我從來就不把我的組織能力當做優點，現在我可認為那真是了不起的技術，我想，我再也不應該把我的組織能力當做尋常的事來看待。」你也可以像他們一樣，學會怎樣去強調你的優點。一直注意你不會做的事，只會使你垂頭喪氣，請自行製作優點檢查表，把你的優點列出來；請你一定要花一點時間來填寫這個表，因為發現自己的優點和明瞭本身的缺點一樣重要。設計

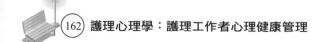
的本領、機械能力、身體動作協調、令人愉快的性格，樣樣都是你的優點，千萬不要因為你具有這些特質，就把這些特質看得不重要。

在你開始用積極的目光看自己之餘，你又該如何以新鮮的方式和積極的眼光去看待他人呢？你要是能夠發現他人的優點，那麼你和他人的關係自然會變得更為成功，而這也是你成功的一部分。大部分的人都會發現，批評他人、貶低他人要比讚賞他人的優點容易得多，但是看待他人的優點比起看待他人的缺點，好處要多得多，而且把注意力集中在他人的優點上，也能夠使自己更能強調自己的優點。你可以這樣想：「一旦我開始能欣賞他人的優點，我也就能發現自己的優點。」也可以這樣想：「我開始注意到他人的優點時，我的觀察力也隨著進步了，我現在看人的方式和以往不同──我愈來愈能用積極的眼光看待他人了。」

請記住：正如我們被制約（或被教導），當聽到他人對自己的讚美就覺得不自在一樣，我們也因為同樣的理由，使得在稱讚他人時也覺得十分不自在；但別讓這種心理限制住自己！事實上，要是你能發掘他人的優點，進而表達你真心的欣賞，那麼你和他人一定都會覺得更為快樂和幸福。我們都知道，要改掉舊有的習慣不容易，像有些家庭裡，言語上表示欣賞是從沒有的事，但卻把敲他人的頭當作是一種讚賞的方式，這正可說明，有些時侯我們難免都會害怕表達自己的感受。要是你的家裡沒有彼此讚賞的習慣，此時不要灰心，你依然可以去改變這樣的情況；一時要改變也許並不容易，但只要你耐心地去練習和實驗，成功一定會屬於你的。

## 思考問題

1. 減少和消除認知失調而產生的壓力和心理緊張，可採取哪三種途徑？
2. 認知療法有哪三個共同假設？
3. 如果要強化認知能力，可以從哪四方面來學習？
4. 運用哪四種方法，可以克服人性的弱點？
5. 對自己有信心的來源，最主要的是什麼？

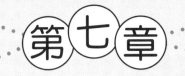

# 認識需要
## ——滿足人類生活的動力

　　本章「認識需要」主要的任務是討論「滿足人類生活的動力」。需要是個人對生理和社會要求的反應。人類為了生存和發展，必須滿足其不同層次的需要；當個人的基本需要獲得滿足時，即處於相對平衡狀態，這種平衡狀態有助於個人保持健康。換言之，需要是滿足人類生活的動力；因此，探討需要的相關問題，是心理學在護理工作應用上的第四項任務（第一項是人格，第二項是思維，第三項是認知）。護理工作者本身除了必須對自己的需要有所瞭解外，還需要瞭解病患在治療過程中反應在需要方面的心理特質，以便提供更好的醫療協助。本章規劃為三節：第一節「需要的基礎」，第二節「需要的表現」，第三節「需要問題諮詢」。

　　第一節「需要的基礎」將探討四項議題：(1)需要的背景；(2)需要的內容；(3)影響需要的因素；(4)護理工作的應用。在第一項「需要的背景」中，將討論：基本需要、需要理論化等兩個項目；在第二項「需要的內容」中，將討論：基本需要層次、需要層次論的特點與規律等兩個項目；在第三項「影響需要的因素」中，將討論：生理與心理因素、環境與社會文化因素，以及個人因素等三個項目；在第四項「護理工作的應用」中，將討論：病患的需要、護理的應用，以及滿足病患需要的方法等三個項目。

　　第二節「需要的表現」將探討兩項議題：(1)需要的條件與特徵；(2)需要

層次的表現。在第一項「需要的條件與特徵」中，將討論：社會條件、動機的層次，以及滿足的基礎等三個項目；在第二項「需要層次的表現」中，將討論：生理需要、安全需要、愛與歸屬需要、尊重需要，以及自我實現需要等五個項目。

第三節「需要問題諮詢」將探討兩項議題：(1)需要與健康；(2)生存需求慾望。在第一項「需要與健康」中，將討論：需要的動機、挫折有礙健康等兩個項目；在第二項「生存需求慾望」中，將討論：目的與手段問題、滿足與目的問題、慾望的對立問題，以及無休止的慾望問題等四個項目。

## 第一節　需要的基礎

需要是個人對生理和社會要求的反應，個人具有生物屬性，又具有社會屬性。人類為了生存和發展，必須滿足其基本需要；當個體的基本需要得到滿足時，則處於相對平衡狀態，這種平衡狀態有助於個體保持健康。本節討論下列四個項目：(1)需要的背景；(2)需要的內容；(3)影響需要的因素；(4)護理工作的應用。

## 壹、需要的背景

需要的背景探討，包含下列兩個項目：(1)基本需要；(2)需要理論化。

### 一、基本需要

人是一個生物個體，為了生存、成長和發展，必須滿足一些基本的需要，例如：食物、休息、睡眠、情愛、交往等。當人的這些需要得到滿足時，就處於一種相對平衡的健康狀態；反之，則可能陷入緊張、焦慮、憤怒等情緒中，進而會影響個體的生理功能，甚至導致疾病。每個人都有一些基本的需要，包含：生理的、心理的，以及社會的。

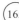

## 二、需要理論化

　　為了更清楚地解釋並說明人類的行為及其動機，許多學者試圖將人的需要昇華為理論。在護理工作中，常用的需要理論是馬斯洛的人類基本需要理論。美國學者馬斯洛，是當代最著名的心理學家，享有「人本心理學之父」的稱號。他在 1940 年代提出「人類基本需要層次論」，在社會心理學界產生廣泛的影響，並為護理理論和實踐奠定了重要基礎。他認為，人有許多基本需要，這些需要具有「缺乏它引起疾病，有了它免於疾病，恢復它治癒疾病」等特點，這些基本需要是人類所共有的。

## 貳、需要的內容

　　需要的內容探討以下兩個項目：(1)基本需要層次；(2)層次論的特點與規律。

## 一、基本需要層次

　　馬斯洛將人的基本需要按其重要性，以及發生的先後順序列成五個層次，並用「金字塔」的形狀加以描述（如下圖），形成了「人類基本需要層次論」（hierarchy of human basic theory）。

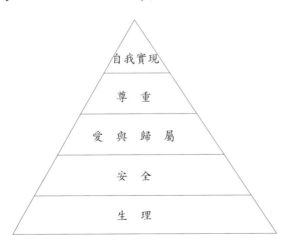

## （一）生理需要

這是人類生存最基本的需要，它包含對陽光、空氣、水分、食物、排泄、休息、睡眠、避免疼痛等的需要，如果這些需要發生了變化，需要的反應會直接發生在生理上。在考慮各種需要時，應首先考慮生理需要。生理需要應排在所有的需要之前，因為缺乏生理需要，人類便無法生存。減輕疼痛也很重要，如果生理疼痛得很厲害，一個人便無法休息、睡眠，無法思考其他事情，故生理需要是需要層次中最低層的需要。在一般情況下，成人都能自己滿足自己的生理需要，但對於老人、幼兒、殘疾者、病患來說，則不能完全由自己滿足，所以應該要由護理工作者加以照顧。

## （二）安全需要

當生理需要獲得滿足時，安全需要便愈加強烈。安全需要包含生理安全和心理安全等兩個部分：前者是指個體需要處於生理上的安全狀態，需要受到保護，避免身體上的傷害；後者是指個體需要有一種心理上的安全感，希望得到他人的信任，並避免恐懼、焦慮和憂愁等不良情緒。在一般情況下，人們希望有熟悉的生活和工作環境，在心理上比較有安全感。人需要一個安全、有秩序、可預知、有組織的環境，不被意外、危險的事情所困擾，例如：生活穩定、有保障、受保護、避免危險與恐懼。除此之外，人需要感受到自己是安全的、不受傷害等。

## （三）愛與歸屬需要

愛與歸屬是指個體需要去愛他人和被他人愛，希望被他人或集體接納，以建立良好的人際關係，否則會產生孤獨、自卑和挫折感，甚至絕望。個體希望和周圍的人們友好相處，成為群體的一員，希望得到他人的信任和友愛；如果沒有愛的接觸或情緒的連結，人即便在生理與安全上的需要均已獲得滿足，仍不會有良好的成長。基於此，馬斯洛發現：一個人潛在的生長和發展能力，會因為缺乏愛而受阻。

### （四）尊重需要

個體既希望自己擁有自尊，視自己為一個有價值的人，同時又希望被他人尊敬，得到他人的肯定、認同與重視。尊重需要對促進健康，尤其是心理健康非常重要。

### （五）自我實現需要

自我實現是需要的最高層次，是指個體的潛能得到充分發揮，實現自己在工作及生活上的願望，並能從中得到滿足。當所有低層次的需要都得到滿足後，才能達到此境界。

以上各個層次的需要從低到高，一個層次的需要相對滿足了，就會往高一層次的需要發展，愈到上層，滿足的百分比愈少。但需要的程序不是完全固定的，在同一時期內，幾種需要可以同時存在，各個層次的需要會相互依賴與重疊。高層次的需要發展後，低層次的需要依然存在，只是對行為影響的比重減低而已，每一個時期內總有一種需要處於支配的地位。

在馬斯洛提出「人類基本需要層次論」幾年之後，凱利希（Richard Kalish）將此理論加以修改，在生理和安全需要之間增加了一個層次，即性、活動、探險、操縱、好奇心等刺激的需要。

## 二、需要層次論的特點與規律

需要層次論的特點與規律之探討，包含下列二個項目：(1)需要層次論的特點；(2)需要層次論的規律。

### （一）需要層次論的特點

第一，需要理論中的各種需要，是人類的普遍需要。

第二，生理需要是基礎，也是最重要的，只有當生理需要獲得滿足後，才能考慮其他需要。

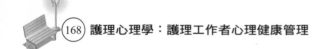

　　第三，有些需要必須立即和持續滿足（例如：空氣），而有的需要則可暫緩（例如：休息），不過最終這些需要還是要得到滿足。

### （二）需要層次論的規律

　　第一，在一般情況下，當一個層次的需要被滿足後，更高層次的需要才會出現，且愈來愈明顯。

　　第二，各層次之間會相互聯繫、相互影響。

　　第三，隨著個體需要層次的向上移動，各種需要的意義將因人而異，並受個體的個人信仰、社會文化背景，以及身心發展情況等影響。

　　第四，層次愈高的需要，其滿足的方式愈有差異，例如：人們對飲食、飲水的滿足方式基本相似，但實現自我價值的方式卻因人而異。

## 參、影響需要的因素

　　人的基本需要之滿足程度與健康狀況密切相關，若人的基本需要沒有得到滿足，就會直接或間接影響其生理功能，甚至造成疾病。因此，護理工作者瞭解阻礙病患的基本需要滿足的因素，是非常必要的，許多因素均可在不同程度上影響病患需要的滿足。影響需要的因素可以分為以下三大類：(1)生理與心理因素；(2)環境與社會文化因素；(3)個人因素。

## 一、生理與心理因素

### （一）生理因素

　　各種疾病、疲勞、疼痛，以及生理障礙等，均可導致若干需要不能被滿足，例如：腦出血的病患常出現頭痛、噁心、嘔吐、部分癱瘓、失語等，影響了空氣、營養、休息、安全、活動、溝通等基本需要的滿足，長期治療又會進一步影響其自尊和自我實現需要的滿足。

### （二）心理因素

　　焦慮、興奮，以及害怕等，均可能影響人體需要的滿足，例如：過度的焦慮會引起食慾下降、失眠，以及注意力不集中，進一步又會影響其營養的攝取、工作學習的效率等，使其基本需要無法得到充分的滿足。

## 二、環境與社會文化因素

### （一）環境因素

　　陌生的環境、光線和溫度不適宜、通風不良、噪音，以及環境污染嚴重等，均會造成身體的不適而影響需要的滿足，例如：住在加護病房的病患，會由於病房的照明、醫療儀器的聲音，以及治療和操作的干擾等，無法好好地休息與睡眠。

### （二）社會文化因素

　　社會文化因素包含：緊張的人際關係、缺乏有效的溝通技巧、社交能力差或群體壓力過大等，容易影響愛與歸屬的需要以及自尊需要的滿足。此外，社會的風俗與群體的習慣也會有所影響，例如：一個迷信的人生病後，很可能會先去求神問卜而不去看醫生，這樣一來，疾病有可能因此被延誤治療，而影響生理需要的滿足。

## 三、個人因素

### （一）個人特質因素

　　個人特質因素包含個人的習慣、信仰、價值觀，以及生活經歷，都會影響一個人需要的滿足，例如：一個長期偏食者可能會影響其身體對營養需求的滿足；一個安於現狀、不思進取的人會影響其自我實現的需要得到滿足。

## （二）個人認知因素

個人認知因素是指，認知障礙和知識缺乏，包含缺乏相關知識、資料或訊息，會影響人們正確的認識、識別自我需要，以及選擇滿足需要的途徑和手段，個人的認知能力較低時，會影響有關訊息的接收、理解和應用；同時，如果衛生保健工作者未能提供充足、有效的訊息和知識，也會使護理對象處於知識缺乏狀態，進而影響其基本需要的滿足，例如：一個缺乏營養知識的病患，無法正確選擇有利於自身健康的食品。

# 肆、護理工作的應用

護理的功能是滿足病患的需要，所以基本需要理論已被護理工作者廣泛地應用於護理工作的各個領域；一方面，可以界定護理的範圍和任務，另一方面，可以為護理工作者識別病患和其他服務對象的需要提供一個框架，指導護理工作者評估病患的需要未被滿足時，能對病患的護理提供更好的措施。因此，馬斯洛的需要理論認為，人類不僅有生理需要，而且還有心理、社會、精神、文化和人生價值實現的需要，此一觀點恰好與整體護理思想相一致。因此，這一需要理論被廣泛地應用在護理工作中。

## 一、病患的需要

在健康狀態下，個體能夠自己滿足各類需要，而當健康出現問題時，有些基本需要就無法運用自己的能力來滿足了。護理工作者應找出服務對象未滿足的需要，以及需要護理工作者提供哪些幫助和解決的問題，以制定和實施相應的護理措施，幫助服務對象滿足需要，恢復身體的平衡和穩定。病患可能出現而未被滿足的需要，如下。

## （一）生理需要

生理需要包含下列幾個項目：氧氣、水、營養、體溫、排泄、休息、睡

眠，以及避免疼痛等。

## （二）刺激需要

　　病患在患病的急症期，對刺激的需要往往不明顯，在急症期過後會逐漸明顯。長期單調的生活不但會引起情緒低落和體力衰竭，智力也會受到影響。所以，護理工作者應注意滿足病患刺激的需要，美化醫療環境，及時做好健康教育，鼓勵病患和周圍的人保持溝通，並安排適當的娛樂。

## （三）安全需要

　　人在患病時，安全感會大大降低，會感到健康沒有保障、孤獨無助，甚至認為沒有人關心，擔心得不到良好的治療及護理，對各種治療和檢查有所疑慮，對醫護人員不信任，擔心經濟問題等。護理工作者應採取相應的措施來避免病患身體的損傷，防止發生各種意外，例如：避免墜床、保持室內安靜、避免噪音、嚴格執行無菌操作、防止交叉感染，以及預防各種併發症等。另外，還要幫助病患避免心理威脅，做好醫院環境介紹和健康教育，講解疾病的發展、康復、預防措施，以及出院之後的自我護理等，增強病患的信心和安全感，取得病患對醫護人員的信任。

## （四）愛與歸屬需要

　　人在患病後常常會感到無助，沒有安全感，因此愛與歸屬的需要就會變得更加強烈。病患希望能夠得到親屬、朋友，以及周圍人們的關心、理解和支持，所以護理工作者應該幫助病患建立良好的人際關係，歡迎親屬探視，並鼓勵親屬參與護理程序的進行，幫助病患與病患之間的溝通和建立他們之間的友誼。病患只有在獲得安全感和歸屬感後，才能真正完全接受護理。

## （五）尊重需要

　　人在愛與歸屬的需要得到滿足後，應會受到尊敬和重視，而這兩者又是非常相關。護理工作者應充分尊重病患，與其互動時要主動介紹自己，禮貌

的稱呼病患，並重視聽取他們的意見，讓病患做力所能及的事情，使其感到自身的價值所在。同時，還要尊重病患的隱私、為其保密，進行檢查時應遮蓋身體的隱私部位，尊重病患的習慣、價值觀，以及信仰等。

### （六）自我實現需要

自我實現需要的產生和滿足程度是因人而異的。護理功能是確實保證低層次需要的滿足，為自我實現需要的滿足創造條件。護理工作者應鼓勵病患表達自己的想法和希望，幫助其認識自己的能力和條件，進而能戰勝疾病，為達到自我實現而努力。

## 二、護理的應用

首先，在護理實踐中，護理工作者應該把護理對象的各種需要，看成是一個整體，在滿足低層次需要的同時應考慮高層次的需要，不能把各層次的需要分割開來。同時，儘管每個人都有共同的基本需要，但滿足的方式不能千篇一律，且同一個人在不同的生命階段對需要的滿足也有所不同，因此護理工作者應把滿足個體獨特的需要，作為護理的重點。

其次，仔細領悟和理解病患的言行，並預測其尚未表達的需要，盡力協助解決，防止問題發生，例如：病患對特殊檢查或治療產生疑慮，是安全需要的體現；病患想家、想孩子，是愛與歸屬需要的體現；病患擔心因住院而影響工作或升遷，是自我實現需要的體現。

第三，按照基本需要層次，識別護理問題的輕重緩急，以便在制訂護理計畫時，妥善排列先後順序。一般而言，愈是排在前面的需要愈重要，愈要及早地給予滿足。

## 三、滿足病患需要的方法

護理工作者幫助病患滿足其基本需要的途徑，可採取以下三種形式：

1. 協助病患滿足需要：對於部分只能自行滿足基本需要的人，護理工作者應鼓勵病患完成力所能及的護理活動，幫助其發揮最大的潛能，達

到最佳狀態。

2. 直接滿足病患的需要：對於完全無法自行滿足基本需要的人，護理工作者應直接採取相關措施，滿足其生理和心理的需要。

3. 進行健康教育：對於基本需要能自我滿足的病患，若還存在著某些因素影響其需要得到滿足，應透過衛生宣導等形式為護理對象提供衛生保健知識，消除影響需要得到滿足的因素，避免健康問題的發生和惡化。

　　無論護理工作者透過哪種方式滿足護理對象的需要，其最終目標都是希望他們能獨立滿足自我需要，並獲得健康。

1. 馬斯洛將人的基本需要按其重要性和發生的先後順序，分成哪五個層次？
2. 需要層次論有哪三個特點？
3. 需要層次論的規律有哪些？
4. 影響需要的因素有哪些？
5. 護理工作者幫助護理對象滿足基本需要的途徑，可採取哪三種形式？

## 第二節　需要的表現

　　人類為滿足生存及發展，產生了各式各樣的需要模式，這些需要模式被認為是按照不同的層次，由最底層往上發展；上述已在本章第一節討論過，本節將根據「需要的表現」之主題，說明以下兩個項目：(1)需要的條件與特徵；(2)需要層次的表現。

# 壹、需要的條件與特徵

有關各層次需要的關係，馬斯洛認為，人類生活動機的主要原理，乃是基本需要按照優先次序或力量的強弱分成幾個等級，其主要動力原則是健康人的優先需要一經滿足，相對弱勢的需要便會出現。生理需要在尚未得到滿足時，會主宰有機體，同時迫使所有能力為其服務，並組織它們，使服務達到最高效率；相對的，在滿足平息了這些需要後，更上階層的需要就會繼續出現，後者繼而主宰、組織這個人；結果，他剛從飢餓的困境中逃了出來，繼而又為安全需要所困擾。上述原則也同樣適用於愛與歸屬、自尊、自我實現層次的需要。

## 一、社會條件

馬斯洛認為，與個人動機有著密切關係的，是社會環境或社會條件。在滿足基本需要的各個先決條件中，馬斯洛舉了一些條件：言論自由，在不損害他人的前提下可以隨心所欲，捍衛自由、正義、誠實、公平，以及秩序；一旦危及這些先決條件，人們就會做出類似基本需要受到威脅時的反應。用馬斯洛的話來說，這些先決條件本身並不是目的，但因為它們和其本身就是目的的基本需要，有著如此密切的聯繫，以致於這些條件也幾乎成了目的。人們會保衛這些條件，因為沒有了它們，基本需要的滿足就無從談起，或至少已經受到了嚴重的威脅。

曾經有一段時間，馬斯洛一直意識到他的動機理論有不足之處。因為動機理論似乎無法解釋：既然整個人類是趨向於發展的，為什麼還有那麼多人無法發揮他們的潛力？後來他的思想有了些突破，他引入了挑戰（刺激）這一外部環境的附加前提條件，進而認為，人類似乎有點自相矛盾，既有惰性傾向，同時又有運動、發展的傾向。他解釋，這部分是由於生理的原因——人需要休息或恢復，但這也同時是一種心理反應——人需要聚集能量。齊夫（George K. Zipf, 1902-1950）在 1949 年出版的著作《人類行為與最小努力原

則：人類生態學導論》（*Human Behavior and the Principle of Least Effort: An Introduction to Human Ecology*）一書中，對這點亦做了描述。

## 二、動機的層次

　　馬斯洛指出，動機的層次發展原理只是一般的模式。在實際生活中，動機的層次發展並不是固定不變的，例外是很常見的，例如：在有些人身上，自尊就似乎比愛更重要；而另一些顯然是天生具有創造力的人，儘管缺乏基本需要的滿足，他們仍積極投身於創造活動。高層次的需要不是偶爾在基本需要的滿足後出現，而是在強迫、有意剝奪、放棄或壓抑基本需要及其滿足後出現（如禁欲主義）。富有理想和崇高價值的人，為追求某個理想或價值可以放棄一切，他們是堅強的人，對於不同意見或者對立觀點能夠泰然處之，他們能夠抗拒公眾輿論的潮流，能夠為堅持真理而付出個人的巨大代價。

　　一個長期失業，多年來心裡只是想著溫飽的人，可能會失去或者減少對高層次需要的慾望；心理狀態異常者對愛和友情的需要顯然完全受到挫折，以致於他們給予並接受愛與友情的慾望也都喪失殆盡。當然，歷史上也有許多人完全無視於自己的基本需要，而成了某種理想的殉道者。有幸生於能滿足人們基本需要環境中的人，會使自己的性格發展非常一致，以致於他們能在相當長的時間中，忍受這些需要的喪失或挫折。在人的早年生活中，尤其是在出生後的最初兩年裡，完全滿足他們的這些需要是很重要的。正如馬斯洛所說：幼年時期就得到安全感，變得堅強的人，在以後的生活中無論遇到何種威脅，他們通常都能保持安全感和堅強性格。

## 三、滿足的基礎

　　馬斯洛還提醒人們，不要過於拘泥地理解各層次需要的順序。我們絕不能以為只有當人們對食物的慾望得到完全的滿足後，才會出現對安全的需要；或者，只有充分滿足對安全的需要後，才會滋生出對愛的需要。我們這個社會中有很多人，他們的絕大多數基本需要都部分地得到滿足，但仍有幾

種基本需要還沒有得到滿足，正是這些尚未得到滿足的需要，強烈地影響人的行為。一旦某種需要得到滿足，那麼它就不能影響一個人的動機；一種需要一旦得到滿足，它就不再成為需要。

人們可能意識到，也可能意識不到他們的基本需要；普通人意識不到的時候多於意識到的時候，儘管在合適的技術和成熟的人之幫助下，他們也可能會變得略有所知。行為是很多驅動力作用的結果，它可能是幾種基本需要綜合作用的結果，也可能是個人的習慣、過去的經歷和能力，以及外部環境作用的結果。

# 貳、需要層次的表現

需要包含下列五個層次：(1)生理需要；(2)安全需要；(3)愛與歸屬需要；(4)尊重需要；(5)自我實現需要。

## 一、生理需要

馬斯洛認為，人的需要中最基本、最強烈、最明顯的，就是對生存的需要（Physiological need）。人們需要食物、飲水、住所、性交、睡眠，以及氧氣。一個缺少食物、自尊和愛的人，會首先要求食物，只要此一需要還未得到滿足，他就會無視或掩蓋其他的需要；整個身體將被生理需要所主宰，其人生觀也會呈現變化的趨勢。馬斯洛指出，如果一個人極度飢餓，那麼除了食物外，他對其他東西會毫無興趣。他夢見的是食物、記憶的是食物、想到的是食物，他只對食物發生感情，只感覺得到食物，而且也只需要食物，除了食物，其餘免談。

馬斯洛認為，對這種人來說，似乎能確保他一生衣食無虞，那他就會感到絕對幸福，並且不再有任何其他慾望。生活本身的意義就是吃，其他諸如自由、愛、與人交往、哲學等，都被視為無用的奢侈品，因為它們並不能當作食物來填飽肚子。馬斯洛指出，我們可以根據人類的需要列出一張很長的生理需要單子，但這可能沒多大意義，舉個例子來說，我們可以證明有多少

不同的感官快樂，如品嚐、嗅聞、撫摸等，這些都可以涵蓋在影響人類行為的生理需要中。另外，儘管生理需要比其他高層次的需要更容易分割和確定，但它們不應該被當作互不相關的孤立現象來對待，例如：一個自以為飢餓的人，實際上很可能缺乏愛、安全感或其他的東西；反之，有些人試圖用吸菸或喝水等其他行為來克服飢餓。

在馬斯洛看來，上述情況雖然是真實的，但卻不是普遍的。在正常運行的和平社會中，經常處於危機狀態中的極度飢餓是極為罕見的。當一個人說：「我餓了。」他常常是在感受食慾而不是飢餓。對文明社會中的多數人來說，這些需要都已得到相當的滿足，要是麵包很多，而一個人的肚子卻已經飽了，那會發生什麼事呢？馬斯洛自己回答道：其他（高層次的）需要就會立刻出現，而且主宰生物體的是它們，而不是生理上的飢餓。當這些需要也得到了滿足，新的（更高層次）的需要就又會出現，以此類推。

我們所說的人類基本需要，組織在一個有相對優勢關係的等級體系中，就是這個意思。馬斯洛堅決主張，人的一生實際上都處於不斷追求之中，人是一個不斷有所需要的動物，幾乎很少達到完全滿足的狀態。一個慾望得到了滿足之後，另一個慾望就會立刻產生。馬斯洛指出，生理需要雖是基本的，卻不是人類唯一的需要。對人來說，較高層次的需要才是更重要的需要，才能給人們持久而真正的快樂。

## 二、安全需要

馬斯洛指出，如果生理需要相對充分地獲得了滿足，接著就會出現一種新的需要，即安全需要（Safety need）。安全需要的直接涵義是避免危險和生活有保障，引申的涵義包含：職業穩定、一定積蓄、社會安定，以及國際和平等。當這種需要未能得到相應滿足時，它就會對個體的行為起支配作用，使行為的目標統統指向安全。處於這種狀態下的人，可能僅僅為安全而活著。

由於在健康、正常的成人身上，安全需要一般都能得到滿足，所以觀察兒童或罹患精神疾病的成人，就最有助於理解這種需要。兒童心理學家和教

師發現，兒童需要一個可以預料的世界，他們喜歡公平及一定的規律，當缺乏這些因素時，他們就會變得焦慮不安。兒童喜歡的是一定限度內的自由，而不是放任自由；按照馬斯洛的觀點，事實上這一點對發展兒童的適應性是很有必要的。不安的或罹患精神疾病的人，行動起來很像不安的兒童，馬斯洛指出，這樣的人做起事來總好像大難臨頭似的，他總像在應付一件緊急事件，一個精神疾病患者好像總是在害怕中行事……。不安的人對秩序與穩定有一種迫切需要，他會盡量避免奇怪或不測之事。當然，健康者也會尋求秩序和穩定，但並不像精神疾病患者那樣，似乎是面臨生死攸關的大事。

## 三、愛與歸屬需要

當一個人的生理需要與安全需要都得到滿足之後，愛、感情和歸屬的需要（Belongingness and love need）就會產生，並且作為新的中心，重複著前面描述的整個環節。處於此一需要階層的人，會把友愛看得非常可貴，希望能擁有幸福美滿的家庭，渴望得到社會與團體的認同、接受，並與同事建立良好和諧的人際關係。如果這一需要得不到滿足，個體就會產生強烈的孤獨感、異化感、疏離感，產生極其痛苦的體驗。馬斯洛指出，有這種需求的人會開始追求與他人建立友情，在自己的團體裡求得一席之地，他會為了達到這個目標不遺餘力，也會把這個看成高於一切，甚至會忘了當初他飢腸轆轆時，曾把愛當作不切實際或不重要的東西，並嗤之以鼻的經驗。

馬斯洛特別強調要將愛與性區別開來。他指出，性可以作為一種純粹的生理需要來研究，一般的性行為是由多方面決定的，它不僅出於性的需要，也出於其他需要，其中最主要是由愛和感情所決定。他提到，愛的需要既包含給予他人的愛，也包含接受他人的愛，他認為弗洛伊德把愛情說成來自性慾是個極大的錯誤。當然，犯這種錯誤的，不止是弗洛伊德一人，但弗洛伊德卻可以說是西方文明中此觀點最有影響的代表。弗洛伊德各種理論中最廣泛被人接受的就是：「溫情即是目的受抑制的性慾」。馬斯洛發現，心理學對愛的研究少得驚人。人們有理由指望那些嚴肅討論家庭、婚姻、性生活的作者，會把愛作為他們這個任務的一個適當的，甚至基本的部分。

他發現，缺乏愛就會抑制成長和潛力的發展。他提到，愛的飢餓是一種缺乏症，就像缺乏鹽或缺少維生素一樣；我們需要碘和維生素 C，這一點對每個人來說都是無庸置疑的。但重要的是，我們需要愛的證據與此完全是屬於同一類型的。馬斯洛說，愛是一種兩個人間健康的、親密的關係，它包含了互相信賴。在這樣一種關係中，兩個人會拋棄恐懼，不再戒備；當其中一方害怕他的弱點和缺點會被發現時，愛常常就受到傷害了。我們必須懂得愛，我們必須能愛、創造愛、預測愛，否則，整個世界就會陷於敵意和猜忌之中。

## 四、尊重需要

當上述三方面的需要獲得滿足之後，尊重或尊嚴的需要（Esteem need）就會產生，並支配人的生活。它包含自尊、自重和來自他人的敬重，例如：希望自己能夠勝任所擔負的工作，並能有所成就和建樹，希望得到他人和社會的高度評價，獲得一定的名譽和成績等。馬斯洛指出，自尊包含對獲得信心、能力、本領、成就、獨立和自由等的願望；來自他人的尊重包含威望、承認、接受、關心、地位、名譽和賞識等。

他認為，尊重需要的滿足將產生自信、有價值、有能力和天生我才必有用等的感受；反之，此一需要一旦受到挫折，就會產生自卑、弱小以及無能的感覺，並進而產生補償或精神病傾向。馬斯洛認為，最穩定和最健康的自尊，是建立在來自他人的尊敬之上，而不是建立在外在的名聲、聲望，以及無根據的奉承之上。

## 五、自我實現需要

馬斯洛指出，當上述所有需要都獲得滿足之後，動機的發展就會進入到最高層次——自我實現需要（Self-actualization need）。關於此一需要的內涵，馬斯洛認為可以歸納為，人對於自我發揮和完成的慾望，也就是一種使自己潛力得以實現的傾向。這種傾向可以解釋成是一個人想要變得愈來愈像人的本來模樣，實現人的全部潛能之慾望。換句話說，一位作曲家必須作

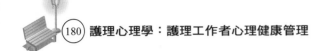

曲、一位畫家必須繪畫、一位詩人必須寫詩，否則他們始終無法寧靜。一個人能夠成為什麼，他就必須成為什麼，他必須忠於他自己的本性，此一需要就可以稱為自我實現的需要。

馬斯洛發現，當一個人對愛和尊重的需要得到合理滿足之後，自我實現的需要就會出現。當然，每個人滿足自我實現需要的方式是不大相同的，有的人可能想由此成為一位理想的母親，有的人可能想在體育上大顯身手，還有的人可能想在繪畫或創造發明上有所表現。在自我實現的需要層次上，個人間的差異是最大的。

馬斯洛晚年的時候，對上述五個需要理論進行了部分調整，他說當其他需要均已滿足時，自我實現的需要並不一定已經滿足，並不一定會有所發展。

## 思考問題

1. 滿足基本需要的社會條件包含哪些項目？
2. 在健康或正常的成人身上，安全需要大都能夠獲得滿足，但在哪些類型的人身上不容易獲得滿足？
3. 當個體愛與歸屬的需要未滿足時，會產生哪些痛苦的體驗？
4. 馬斯洛如何將愛與性區分開？
5. 尊重需要包含哪幾個方面？

## 🍁 第三節　需要問題諮詢

在本章第一節即指出：人類為了生存和發展，必須滿足其基本需要。當個體的基本需要得到滿足時，則處於相對平衡狀態，這種平衡狀態有助於個體保持健康。然而，人類在不同的階段與情況反應出不同的需求，因此就產

生了許多需要上的問題。護理工作者為了更有效的協助病患康復，必須要正視需要問題的諮詢課題。根據需求問題諮詢的主題，本節討論下列二個項目：(1)需要與健康；(2)生存需求慾望。

# 壹、需要與健康

需要與身心健康的關係是諮詢問題的關鍵。習慣是滿足需要的行為方式，嗜好是一種特殊的習慣。需要、習慣、嗜好與人的身體健康、疾病關係很大。如何處理人的需要、習慣與嗜好，對於保護人的心理健康十分重要。

## 一、需要的動機

人的行為是動機引起的，而人的動機又產生於需要。人的需要是多樣性的，通常心理學家將其分為兩大類：一類是維持人的生命需要，如對水分、食物、空氣的需要等，稱為生理需要；另一類是社會性的需要，如需要互相交往，需要知識等。社會性需要是人在生活實踐中形成的，可以分為兩種：一種是物質需要，如對房屋、汽車的需要；另一種是精神的需要，如對藝術文化的需要。

動機是激發人去行動的主觀動力，是個體發動和維持行動的一種心理狀態。人的活動都是由一定的動機所引起，並且指向一定的目的。人的動機根據動機的社會意義可以分為高尚的、正確的動機，以及庸俗的、不正確的動機。動機一旦形成，就會使個體的行動表現出積極的態度、濃厚的興趣、注意力集中，以及較高的智力效應。由於動機在從事達到目標的過程中，受到干擾與阻力，而達不到目標、遭到挫折時，人們就會感到沮喪、失意、挫敗、煩惱。不能正確對待挫折，或者挫折過大，可能會產生心理上的困擾，使人心理痛苦、情緒混亂、行為偏差，甚至導致疾病。

## 二、挫折有礙健康

人的一生會經常遇到挫折，而每個人對挫折的容忍力有很大的差異。有

的人面對挫折挑戰，堅韌不拔，進一步能激發心理能力；有的人則會悲觀失望、精神崩潰。心理學家把能承受挫折打擊的能力稱為「挫折容忍力」，挫折容忍力強的人，遭到挫折仍能保持心理健康，仍能發揮自己良好的適應能力；挫折容忍力低的人，經不起挫折對心理上的打擊，就可能會造成行為失常或心理疾病。因此，挫折容忍力是保護人的心理健康之第一道防線，例如：嚴重的挫折，在一定條件下對某些人能夠產生影響身心健康的心理反應，如憤怒的攻擊、不安、壓抑、屈從等。攻擊會表現為反脣相譏、怒目相視等；攻擊由於缺乏意識的導向，因此使行為易失去控制。不安會表現為情緒不穩定、心神不定，可能引起頭痛、頭昏、心悸、臉色蒼白等生理上的反應。壓抑能降低人的身心工作能力，長期壓抑情緒會導致疾病。屈從可使人自暴自棄、得過且過，會影響心理功能的正常發揮，不利於心理健康。

# 貳、生存需求慾望

人類為了生存和發展，必須滿足各種需要，這是指生存需要的慾望。探討這個問題，將包含下列四個項目：(1)目的與手段問題；(2)滿足與目的問題；(3)慾望的對立問題；(4)無休止的慾望問題。

## 一、目的與手段問題

只要我們對平時生活中的種種慾望進行分析，將不難發現各種慾望之間有一個共同的特點：它們通常是達到目的的手段，而非目的本身，例如：我們需要錢，目的是為了買一輛汽車，原因是鄰居家買了新汽車，而我們又不願意低人一等，所以我們也需要一輛更好的汽車；這樣我們就可以維護自尊心，並且得到他人的愛和尊重。

馬斯洛指出，當分析一個有意識的慾望時，我們往往可以究其根源，即追溯該人的其他更基本的目的。也就是說，我們面臨一個與心理病理學中的症狀作用十分相似的狀況，這些症狀的重要性並不在於它們本身，而在於它們最終意味著什麼，或者在於它們最終的目標或結果是什麼，在於它們要做

什麼或者它們的作用可能是什麼。在一天中數千次出現在我們意識中的特定慾望，比它們本身重要的，是它們所代表的東西、所導致的後果，以及其最終意義。

## 二、滿足與目的問題

如果再深入分析，我們還可以總結出一個特點，慾望總是最終導向一些我們不能再追究的目標或者需要，導致一些需要的滿足。這些需要滿足的本身似乎就是目的，不必再進一步證明或者辯護。在一般人身上，這些需要的特點是不能經常被直接看到，但經常是繁雜的、有意識慾望的概念引申；也就是說，動機的研究在某種程度上，必須是人類的終極目的、慾望或需要的研究，而這些事實意味著更合理的動機理論之又一個必要性。既然這些目的在意識中不易直接見到，我們就不得不立即解決無意識動機的問題。僅僅仔細研究有意識動機的生活，常常會遺漏許多與有意識中看到的東西同等重要或更重要的東西。精神分析學反覆論證過，一個有意識的慾望與其下面潛藏的最終無意識目標之間的關係，是完全直接的，所以我們可以認為，無意識生活是合理動機理論中不可缺少的一部分。

馬斯洛指出，充足的人類學證據顯示，全人類的基本慾望或最終慾望不完全像他們有意識的日常慾望那樣各不相同，其主要原因在於兩種不同的文化中，能提供兩種完全不同的方法來滿足基本特定的慾望。以自尊心為例，在一個社會裡，一個人要靠成為高官來滿足其自尊心，而在另一個社會中，卻要靠成為偉大的醫生、勇猛的武士，或者是運動明星等來滿足慾望。

因此，如果我們從根本上考慮問題，或許可以這樣認為，這個人想要成為高官的慾望，與那個人想要成為好醫生的慾望，有著同樣的原動力和根本目的。這樣一來我們就可以斷定，把這兩個看起來完全無關的有意識慾望歸於同一範疇，而不是根據單純的行為將它們分為不同的範疇，這將會有益於心理學家的分析。顯然，目標本身遠比通向這些目標的每一個路徑，更具有普遍性，其原因很簡單，這些路徑不會受特定的文化所制約。

## 三、慾望的對立問題

另一類同樣可以證明這一點的證據是，人們發現一個單一的精神病理學症狀，可以同時代表幾種不同的甚至是相對立的慾望。單純根據行為方式來考慮有意識的願望或表面症狀，意味著我們武斷地拒絕完整地去理解個人行為和動機狀態的可能性。因此，我們要特別指出的是，若一個行為或者有意識的願望只有一個動機，那是不尋常的、非普遍性的。

從某種角度來講，幾乎有機體的任何一個事態本身，就是一個促動狀態。如果我們說一個人失戀了，這是指什麼呢？靜態心理學可以很容易解答這個問題，但是動態心理學會以豐富的經驗，論證這句話所表達出的相當多涵義，這種感情會同時在整個有機體的肉體和精神兩方面引起反應，例如：失戀還意味著疲憊、緊張和不愉快，而且除了當時與有機體其餘部分的關係外，這樣的狀態不可避免地會導致許多其他情況的發生，例如：重新贏得感情的強烈慾望、各種形式的自衛努力，以及種種的努力等。因此，很明顯的，我們要想解釋「此人失戀了」這句話所隱含的狀態，就必須加上許許多多的描述，來說明此人由於失戀而遭遇到了什麼事情，換句話說，失戀的感情本身就是一種促動狀態。

馬斯洛指出，目前流行的關於動機的概念，一般是出於以下的一種假設：「促動狀態是一個行為特殊、與眾不同的狀態，與有機體內發生的其他情況界限分明」。然而，合理動機理論設想的卻是一切有機體狀態的普通特點，即動機是連續不斷的、無休止的、起伏的，同時也是極為複雜的。馬斯洛指出，事實上對於大多數正常人來說，其全部基本需要都能部分地得到滿足時，生命才會存在，也才有自我實現的基礎，而且這種基礎是相對的。如果這種基礎比較高層次，那麼他的生存需要的層次也會較高，自我實現的機會也會較多。同時，又都在某種程度上有所缺憾，只有具備某種缺憾（當然這種缺憾是相對的，沒有固定的），才會不斷去追求，不斷達到自我實現的目標。優勢需要滿足後，再出現新的需要，是一種緩慢地、從「無」逐漸變為「有」的過程，而不是突然從天而降的。人就是由這種低層次需要發展到

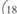

高層次需要，而逐漸獲得昇華和發展的。

在此，馬斯洛系統解釋了一個積極的動機理論，這種理論符合已知的、臨床的、觀察的、經驗的事實，但它最主要是由臨床經驗中直接導出的。在馬斯洛看來，這個理論符合詹姆士（William James, 1842-1910）和杜威（John Dewey, 1859-1952）的機能主義傳統，並且與韋特海默（Wertheimer.Max, 1880-1943）、哥爾德斯坦（Kurt Goldstein, 1878-1965），和格式塔心理學（Gestalt psychology）的整體論，以及弗洛伊德（Sigmund Freud, 1856-1939）和阿德勒（Alfred Adler, 1870-1937）的精神動力論相融合，這種融合或綜合可以稱為整體動力理論。這是一個系統的理論，一般不能單純理解，而是要有一定發展層次的。於是，馬斯洛指出，雖然生存需要沒有等級之分，但它卻是有相對之分。一種生存狀態，對於某些人是滿足的，但對於另一些人來說卻是遠遠不夠的，這就要取決於生存的慾望了。一般而言，只要滿足了最基本的生存需要，一般的人都能生存，但一般人都不會因只達到這種需要就感到滿足了。只有這樣，人類才會發展。

## 四、無休止的慾望問題

馬斯洛指出，無休止的需要是人的特性，但並非所有的需要都會得到滿足，只有極少數會達到完全滿足的狀態。一個慾望滿足後，另一個會迅速出現並取代它的位置，當這個部分被滿足了，還會有一個站到突出位置上來。人總是在希望著什麼，這是貫穿人整個一生的特點。這樣，我們就有必要研究所有動機之間的關係，同時如果我們要使研究取得廣泛的成果，就必須放棄孤立的動機單位。內驅力或慾望的出現所激起的行動，以及因目的物的獲得而引起的滿足，統統加在一起，僅僅給我們提供了一個由動機構成的總體合成物之人為的、孤立的、單一的例子。這種動機的出現，實際上總是取決於整個有機體所可能具有的其他所有動機的滿足或非滿足狀態。

需要某種東西本身，就說明了已經存在著其他需要的滿足。假如大部分時間我們都飢腸轆轆，假如我們不斷地為飢餓所困擾，假如我們一直面臨迫在眉睫的災難威脅，或者假如所有的人都恨我們，那麼，我們就不必去作

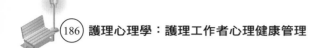

曲、去發明數學方法、去裝飾房間，或者打扮自己。

動機理論的創立者們注意到以下兩個事實：一個是除了以相對或漸進的方式外，人類從不會感到滿足；另一個是需要似乎按某種優勢等級自動排列。這兩個事實卻從未給予過合理的重視。透過對精神病理學的研究，馬斯洛瞭解到，一個有意識的慾望或一個有動機的行為之特性，這種特性與慾望及文化的特性同出一源，那就是這個慾望或行為可能有一種渠道的作用，通過這個渠道，其他慾望便得以表現。

例如：眾所周知，性行為與有意識的性慾所隱含的、無意識的目的可能是極為複雜的。其實，在某些社會中，男子的性慾可能是確立自己自信的慾望；但在另一個社會或其他社會裡，性慾則可能代表了吸引注意力的慾望，或者是對於友誼、親密感、安全感、愛的慾望，或者這些慾望的任何組合。在潛意識裡，所有這些人的性慾可能有著相同的內容，而且他們可能都會錯誤地認為自己所追求的僅僅是性滿足。但是，最重要的是我們已經知道這是錯誤的，而且我們也懂得，認真對待這個性慾和性行為其根本上所代表的東西，並不是該人在意識中認為它們所代表的東西，對於理解人是有益的，這既適用於預備行為，也適用於完成行為。

## 思考問題

1. 人的行為是動機引起的，動機又產生於需要，心理學家把動機分為哪兩大類？
2. 如何解釋人們平時生活裡的慾望「目的」與「手段」之間的問題？
3. 人類基本慾望與最終慾望之間的關聯為何？
4. 試說明馬斯洛的「生存沒有等級之分，卻是相對之分」？
5. 如何說明無休止的慾望問題？

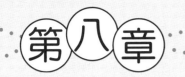

# 第八章

# 認識溝通
## ——建構人際關係的橋樑

　　本章「認識溝通」主要的任務是討論「建構人際關係的橋樑」。由於護理工作者與病患主要是透過人際溝通來取得醫療的共識，然後進行必要的治療程序；因此，護病溝通是否良好，對治療的效率與效果，有相當程度的影響。探討溝通的相關問題，是心理學在護理工作應用上的第五項任務（第一項是人格，第二項是思維，第三項是認知，第四項是需要）。本章規劃為三節：第一節「溝通的基礎」，第二節「溝通的表現」，第三節「溝通問題諮詢」。

　　第一節「溝通的基礎」將探討三項議題：(1)何謂溝通；(2)溝通的過程與管道；(3)溝通實務。在第一項「何謂溝通」中，將討論：溝通網絡、溝通關係等兩個項目；在第二項「溝通的過程與管道」中，將討論：溝通過程、溝通管道等兩個項目；在第三項「溝通實務」中，將討論：溝通話題、不該說的話、說話技巧、說話語氣與時機，以及同理心等五個項目。

　　第二節「溝通的表現」將探討三項議題：(1)傾聽；(2)交談；(3)護病溝通。在第一項「傾聽」中，將討論：傾聽技巧、反應技巧等兩個項目；在第二項「交談」中，將討論：交談的形式、交談的方法、交談的技巧，以及其他的交談技巧等四個項目；在第三項「護病溝通」中，將討論：護病溝通的概念、護病溝通的目的、治療性溝通，以及特殊病患溝通等四個項目。

第三節「溝通問題諮詢」將探討三項議題：(1)傾聽問題；(2)學會傾聽；(3)重要事項。在第一項「傾聽問題」中，將討論：專家的觀點、傾聽的關鍵，以及傾聽的層次等三個項目；在第二項「學會傾聽」中，將討論：全心全意傾聽、傾聽的同理心等兩個項目；在第三項「重要事項」中，將討論：不急於判斷、避免沉默等兩個項目。

# 第一節　溝通的基礎

溝通的基本目的，是讓不知道的一方瞭解訊息。本節探討下列三個項目：(1)何謂溝通；(2)溝通的過程與管道；(3)溝通實務。

## 壹、何謂溝通

溝通一詞來自英文的「communication」，其涵義很廣，目前尚無統一的譯法，其核心內容就是訊息交流。通訊工具之間的訊息交流，可譯為「通訊」，這是通訊技術科學所研究的問題。人與機器之間的訊息交流，是工程心理學研究的問題。利用報刊、雜誌、電台、電視等媒介，有系統地將大量消息、知識、觀念傳送給廣大群眾，叫做「傳播」，是大眾傳播學研究的問題。在組織內人與人之間的訊息交流，叫做「溝通」或「意見溝通」。

### 一、溝通網絡

人與人之間的溝通，是指兩人以上相互間經由溝通過程，交換資料、訊息、觀點、意見、情感和態度等，以達到共同的瞭解、信任與互相合作之目的。這種交流主要是透過語言和文字等來實現，人的心理因素、知識、經驗、政治觀點等，對於能否達到溝通的目的有很大的作用。以組織內的溝通網絡為例，可分為下列五種：

1. 各級主管人員之間的溝通：主要採用會議彙報的方式來進行。

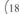

2. 上行溝通：是指下級人員的意見逐級向上反映。

3. 下行溝通：是指透過組織的各級層次，將組織的目標、計畫、方針、政策、要求、規章制度，以及組織現狀等，逐級向下傳達。

4. 平行溝通：是指組織內平行部門人員之間的溝通，其作用是增進不同部門之間的相互瞭解，以減少部門間的矛盾和衝突。

5. 業務部門與技術部門的溝通：組織內部的技術部門與業務部門如有充分的溝通，則可分擔組織主管的責任，使主管有較多時間集中於考慮組織上更重要的問題。

## 二、溝通關係

從溝通關係上來看，可將溝通分為以下五種類型。

### （一）單向溝通與雙向溝通

單向溝通是指，一方只發送訊息，另一方只接受訊息，而不回饋訊息；雙向溝通是指，雙方可相互發送訊息和接受訊息的溝通，一方發送訊息後，要聽取接受訊息一方對訊息的回饋意見，此種發送及回饋可能會持續多次，直至雙方有共同的瞭解為止。

### （二）中心溝通和無中心溝通

中心溝通是指，一個組織的人員進行溝通時需透過某人，凡採用獨斷領導方式的組織，多屬此種溝通關係；無中心溝通是指，一個組織的人員進行溝通時，並無溝通中心存在，凡採用放任領導方式的組織，多屬此種溝通關係。

### （三）直接溝通與間接溝通

直接溝通是指，溝通的雙方直接面對面地進行訊息交流；而經由第三者的溝通，則稱為間接溝通。

## （四）定型溝通與不定型溝通

定型溝通是指，有一定範圍和形式的溝通；反之，則為不定型溝通。

## （五）正式溝通與非正式溝通

正式溝通是指，透過組織系統的管道進行訊息的傳遞和交流，例如：上行溝通和下行溝通。在正式溝通管道之外進行的訊息傳遞和交流，即為非正式溝通。

# 貳、溝通的過程與管道

溝通過程與管道探討下列兩個項目：(1)溝通過程；(2)溝通管道。

## 一、溝通過程

訊息傳遞是一個動態過程，無論何種訊息的傳遞都要涉及三個基本因素：傳遞訊息、訊息，以及接受訊息，這三者相連構成溝通的基本過程。表面上看起來與貨物運輸頗為相似，但實際上卻有很大的區別。

### （一）訊息的特性

其一，訊息的傳、受雙方，皆為具有主觀能動性的人；其二，所傳訊息常常不等於所受訊息（而貨物運輸如無意外，一般發出什麼，便收到什麼）。因此，由於傳、受雙方總存在著歷史背景、文化程度、經驗範圍、立場觀點等方面的差異，他們不可能對同一訊息做出完全相同的理解，因而他們所能分享的訊息是有限的。

### （二）溝通模式

訊息溝通過程是一個複雜的過程，大抵可以分為兩類：第一類是傳統的線性模式，即是將溝通過程確定以傳者為起點，經過媒介，以受者為終點的

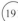

單向、直線運動；第二類是新型控制論模式，其核心是在溝通過程中建立「回饋系統」，即不僅要求傳者把訊息單向傳給受者，而且要把受者的反應透過種種途徑接收回來。

## 二、溝通管道

溝通管道是指，由訊息的發出者到訊息的接受者之間，完成訊息傳遞的途徑和媒介，是構成溝通過程模式的成分之一。根據溝通管道組織程度的不同，可分為下列幾項。

### （一）正式與非正式溝通管道

正式溝通管道是指，在一定的組織架構中，透過明文規定的管道進行訊息的交流與傳遞，例如：上級向下級下達指示、發送通知，下級向上級反映情況、彙報工作等。非正式管道是指，在正式溝通管道之外進行的訊息傳遞與交流，例如：人們私下交換意見、傳播小道消息等。

### （二）溝通媒介

根據溝通媒介的不同，可分為下列三種管道：
1. 大眾傳播管道：是指透過大眾傳播媒介進行的訊息傳遞和交流，通常是指報紙、雜誌、書籍、廣播、電影、戲劇等。
2. 口頭溝通管道：是指藉助口頭言語此一媒介進行訊息的交流和傳遞，如演講、討論、會談、電話聯繫等。
3. 書面溝通管道：是指藉助書面言語進行訊息的傳遞和交流，如布告、通知、書信等。

因此，在進行溝通時，選擇不同的溝通管道會直接影響溝通的效果，應注意下列三個事項：
1. 要考慮訊息接受者的人數，例如：兩個人面對面的溝通可採用口頭語言交流；人數眾多則宜採用大眾傳播媒介。

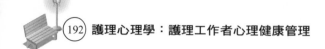

2. 要考慮訊息接受者的知識水準，例如：對文盲者，不能採用文字為溝通媒介；對聾啞人，不能用語言聲音為溝通媒介。

3. 要考慮訊息的性質，若訊息是暫時性或無關緊要的，可用言語為媒介；若訊息屬於長久性或具有重要意義的，宜採用文字為媒介。

# 參、溝通實務

從某種意義上來講，喜歡與人交談是心理健康的表現，透過談話可以表達自己的喜怒哀樂，降低內心的壓力。交談可以彼此交流看法及傳遞訊息，也可以在溝通中求得主觀世界與客觀世界的平衡。如果找不到說話的對象，就容易產生悲觀、失望等不良情緒。在人際交往中，人人都希望有一副好口才，但好口才並不只意味著滔滔不絕、唇槍舌戰；可見，能言善辯並不等於會說話，但如何才稱得上會說話呢？說明如下。

## 一、溝通話題

選擇話題，首先要考慮對方是否樂於接受。由於性別、年齡、職業、文化層次的不同，其思想水準、性格特徵、審美情趣，以及接受、理解語言的能力也會不同，在交際中自然對所感興趣的話題也不會相同。因此，在交際中要盡量選擇對方感興趣和熟悉的話題，例如：青年人對前途、愛情等話題較感興趣，老年人對身體健康的話題比較注意。

其次，要根據不同的場合選擇話題。交際者要學會入境隨俗，力求言談話題及其表達形式與所在場合的氣氛相協調。悲痛的場合，要把令人高興的話題藏在心裡；輕鬆的場合，話題自然可以開放些；正規的場合，話題一定要注意尊重雅緻。一定要認清哪些話題適宜大庭廣眾下提及，哪些話題只能在私下談論，否則只會引起他人的反感。最後，要善於把話題引到自己想解決的問題上，讓溝通變成有效。

## 二、不該說的話

　　每個人都有一些不願公開的祕密。尊重他人的隱私，是尊重他人人格的表現。所以，當與他人交談時，切勿魯莽地隨意提及他人的隱私，這樣一來，他人才會願意與你交談。相反的，若不顧他人保留隱私的心理需要，盲目地觸及敏感區，一定會影響彼此的交談效果，引起對方的極度反感。另外，也絕不主動提及他人的傷心事。

　　與人談話要留意他人的情緒，話題不要隨意觸及對方的「情感禁區」，例如：某位學生父母離異，讓他的心靈受到創傷，在與其交談時，對方又不願主動提及此事，此時最好迴避這類話題。另外，最好不要嘲笑他人的尷尬事。當他人在生活中遇到某些不盡如人意的事，在與其交談時，就應該主動迴避這些令人尷尬的話題，例如：對方高考失利，就不該不顧對方的感受，輕易提及此事。總之，交談要避人所忌，不要讓交談雙方陷入難堪的境地。

## 三、說話技巧

　　「遇物加錢」和「逢人減歲」是言語交際中，人們樂於接受的普遍心理。我們每個人都渴望能善於購物，能用最少的錢買到高貴物品是精明能幹的一種表現，例如：你買了一件挺不錯的衣服，市場行情要賣二千元左右，而你透過討價還價，只花了一千元。當你向同事展示此服裝時，如果有人說：「這衣服恐怕值三千元吧，因為我上次在一個商店看到這件衣服，標價並不便宜。」想必你的感覺一定非常良好；如果某位同事說：「你五百元買的吧！我看這衣服最多值五百元，衣料感覺上很便宜。」想必你一定不開心，覺得對方不識貨。「遇物加錢」固然能使對方開心，但千萬不要過於高估，以免有虛假讚美之感。

　　另外，每個人都希望自己年輕，因為年輕是朝氣、力量和希望的象徵，但「逢人減歲」這種方法只適用於成年人以及老年人。相反的，對於幼兒和少年如果再「減歲」，一定會引起他們的不滿，因為渴求長大成人是他們的期望。但「減歲」時不要「減」過了頭，例如：一位六十多歲的婦人，你說

她真會保養，看上去最多四、五十歲，她一定很開心，但你如果說她看上去只有二十歲，她一定認為你在尋她開心，沒大沒小。

## 四、說話語氣與時機

和他人商量某件事，客觀上就是讓對方參與研究和討論，這不僅表示對對方的信任，還有邀請對方參加討論、決策的意思，這樣對方也就會不自覺地把自己的見解，以參與者的語氣向你表達。因此，用商量的語氣說話是增進理解的關鍵，例如：你拿著一大包東西上了公共汽車，特別希望司機在兩站之間停一下，免得要提著重物走一大段路，但你如果這樣說：「喂，在那裡停一下！」或者那樣說：「司機先生，我拿著東西太重了，麻煩你能不能在前面某處停一下，謝謝你！」這兩種說話的效果肯定不太一樣，對於後者，即使司機說不能停，也會給你一個圓滿的解釋。

其次，在交談中有時是「無聲勝有聲」。保持沉默也能傳遞特定的訊息，有些時候甚至比有聲語言更有力量或更得體，例如：不速之客久坐不肯離去，你又沒有時間與之閒聊，你可以保持沉默，對他的問題不予回答，相信他一定會很快意識到自討沒趣，並自行告退。

最後，在與人交談時，要注意揣摩交談對象的心裡在想什麼，如果你說的話與對方心理相吻合，對方就會樂於接受；反之，對方就會排斥你說的話，例如：某位學生拿著不及格的考卷在沉思，你如果和他談一些關於這次考試的話題，對方一定會感興趣；但如果你和他談自己去旅遊的開心事，對方一定沒有心情與你談話。

## 五、同理心

有些事情，從不同角度看就有不同理解。人與人之間的交往，之所以容易出現矛盾紛擾，而且一時難以化解，主要是因為沒有站在對方的角度去觀察及感受。如果讓自己進入對方的角色，或把自己置身於對方的情境，就會有另一番感受，例如：當他人遇到挫折、情緒低落時，我們都喜歡幫他人論斷，然後告訴對方應該如何去做，儼然以成功者自居，無形中把對方當成了

無能和失敗的人。因此，當他人失意時，最好不要闡明自己的高見，而應該去理解、支持與鼓勵，使對方從失意中走出來，重振旗鼓，再展鴻圖。

　　與人交談不妨把自己置於對方的境地，例如：在盛夏時，某學生上課常打瞌睡，但老師並沒有用粉筆頭去丟這位學生，也沒有當眾大聲批評，而是笑著說：「到站了，醒醒吧！」而引得大家哄堂大笑，也驚醒了學生。此時，老師再語重心長地說：「夏天的確容易打瞌睡，我當學生時也常在課堂上睡覺。但學生時代是學習文化的黃金時代，學習的機會也來之不易，同學們一定要有正常的作息，才能充分把握上課學習的機會。」這個學生聽完後，其內疚感自然會油然而生，也就不好意思再打瞌睡了。同時，其他同學也會覺得老師真能理解他們，是真正在關心、愛護他們，而更喜歡聽這位老師的課了。

## 思考問題

1. 以組織內的溝通網絡為例，可分為哪五種？
2. 從溝通的關係來看，可將溝通分為哪五種類型？
3. 溝通媒介的不同，可分為哪三種管道？
4. 進行溝通若選擇不同的溝通管道時，請問需注意哪些事項而不致於影響溝通效果？
5. 要會說話，必須注意哪些事項？

## 第二節　溝通的表現

　　溝通與交流是護理工作具有藝術性的生動表現，護理工作者在護理活動中充分展現其溝通與交流技巧，以促進護病關係之良性發展，提供更最優質的護理服務。本節討論以下三個項目：(1)傾聽；(2)交談；(3)護病溝通。

# 壹、傾聽

傾聽是指，全神貫注的接收和感受對方在交談時所發出的全部訊息（包含語言和非語言的方面），並試圖理解所傳達的訊息。因此，傾聽並不是簡單的聽他人講話，還要注意對方詞語的選擇，注意其語調、流暢程度、臉部表情、身體姿勢，以及動作等。

## 一、傾聽技巧

護理人員應專心傾聽，向病患傳遞其全心全意關心的形象，使病患感受到溫暖。要做一個有效的傾聽者，應注意遵循以下六項原則：

1. 對於傾聽病患敘述的時間，有充分的估計和準備。
2. 集中注意力，排除干擾因素。
3. 不要急於做出判斷和評論。
4. 不可隨意打斷對方的述說。
5. 體會對方言外之意。
6. 注意對方的非語言表現。

## 二、反應技巧

有效傾聽的關鍵是傾聽者應全身心的投入，其表現在傾聽時，應使用一些非語言的行為和簡單的應答方式，來顯示自己的全神貫注，使對方暢所欲言。具體方法有下列五項：

1. 保持合適的距離，面向對方。
2. 視線保持接觸。
3. 良好的身體姿勢：護理人員可用舒適、放鬆的坐姿，稍向病患傾斜。
4. 避免分散注意力的舉動：如果護理人員坐在椅子上動來動去，時時看手錶，病患就會感覺到：護理人員還有別的事急著離去，沒有時間討論和思考其他的事。

5. 適時的微微點頭或應答，比如以「我懂」、「是的」來附和對方所說的話，亦可表示自己正在專注傾聽。如果病患感覺到他的講話引起了護理人員的注意，就會受到鼓勵，會更詳細地說出自己的感覺。

# 貳、交談

交談是護理人員與病患溝通的一種重要方法，其成功的條件，除了取決於護理人員與病患之間的良好關係外，還取決於恰當的運用各種交談技巧。

## 一、交談的形式

交談涉及語言溝通和非語言溝通的各種形式，分為正式交談以及非正式交談兩種。

### （一）正式交談

正式交談是指，有計畫、有準備的與病患面談，其目的常常是為了病患制訂護理計畫而蒐集資料。一般可分成五個階段：

1. 準備階段：護理人員應對每一次護病交談做充分的準備，以便能控制交談時間，使之順利進行。準備內容要包含：明確的交談目的、取得有關病患的訊息、列出可能交談的問題、事先考慮對策、必要時向其他醫護人員瞭解病患的相關情況、列出預備提出的問題、選擇交談的時間、地點和環境、注意病患的座位、姿勢是否舒適。
2. 開始階段：建立良好的第一印象非常重要，護理人員在與病患第一次見面時，應注意做到下列五點：
   (1) 首先要自我介紹。
   (2) 適當的稱呼病患。
   (3) 說明交談的目的及所需時間。
   (4) 告訴病患在交談過程中，可以隨時提問和澄清問題。
   (5) 保持合適的距離、姿勢、儀態，以及視線接觸等。

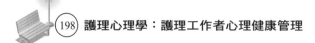

交談可以從一般性的內容開始，例如：「今天你感覺怎麼樣？」當病患感到自然放鬆時，便可以轉入正題。

3. 展開階段：交談涉及疾病、健康、環境、護理等實質性內容，護理人員應靈活地運用各種溝通技巧，鼓勵病患交談。

4. 結束階段：本階段的主要任務是終止交談，並為下一次交談創造條件。因此，在交談結束時應注意：

(1) 提醒對方交談預定的結束時間。

(2) 避免提出新問題。

(3) 對交談內容、效果做簡要的總結。

(4) 必要時約定下次交談的目標、內容、時間和地點等。

5. 交談紀錄：在交談結束後要撰寫紀錄，如果需要在交談中記錄，則應向病患做必要的解釋。且紀錄要注意保護病患隱私。

## （二）非正式交談

非正式交談是指，護理人員在查房或其他場合與病患隨意而自然的交談，其過程與注意事項與正式交談類似，其優點是能夠避免個性內向或情緒緊張的病患，遇到正式交談中的困境，更可藉此瞭解病患的身心反應，促進護病之間的感情交流。

# 二、交談的方法

交談的方式是指，詢問者與回答者之間的問答方式，主要有以下三種：(1)開放式；(2)封閉式；(3)混合式。

## （一）開放式

開放式是指，問題範圍較廣，不限制病患的回答，可以誘導和鼓勵病患開闊思路，說出自己的觀點、意見、想法和感覺。在治療性交談中，運用開放性的問題來提問，有利於誘導病患去除心防、發洩和表達被抑制的情感，病患可以自由選擇回答的內容及方式，有較多的自主權。醫護人員也可以從

中獲得較多的相關訊息，更全面深入的理解病患的想法、感情和行為。但其缺點是需要較長的交談時間。

## （二）封閉式

封閉式是指，將病患的應答限制在特定的範圍之內的提問，病患回答問題的選擇性較少，通常只回答「是」或「不是」。封閉式提問的優點是：病患能直接坦率地做出回答，使醫護人員能迅速獲得所需要的訊息，並且節省時間。其缺點是：病患的回答機械單一，不易有充分解釋自己想法和情感的機會，缺乏自主性，醫護人員也難以獲得提問範圍以外的其他訊息。

## （三）混合式

混合式是指，將封閉式提問和開放式提問在交談中常常交替使用。但要注意每次提問應限於一個問題，待得到回答後再提第二個問題，如果一次提好幾個問題要病患回答，便會使其感到困惑，不知應先回答哪個問題才好，甚至感到緊張、有壓力，不利於交談的進行。

# 三、交談的技巧

交談的技巧包含下列五個項目：(1)提問；(2)複述；(3)澄清；(4)反映；(5)核對。

## （一）提問

提問在護病交談中具有十分重要的作用，這是蒐集和核對訊息的手段，而且可以引導交談的內容圍繞著主題展開。善於提問是一個有能力的護理人員之基本功，提問的有效性，將決定蒐集資料的有效性。提問一般分為封閉式提問和開放式提問兩種類型。

## （二）複述

複述是指，重複對方談話的內容和所說的話，可加強對方述說的自信

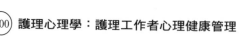

心，使對方有一種自己的述說正在生效的感覺，進而受到鼓勵。

## （三）澄清

澄清的目的是對於對方陳述中的一些模糊的、不完整的或不明確的語言提出疑問，以取得更具體、更明確的訊息。澄清常常採用的說法，例如：「請再說一遍」、「根據我的理解，您的意思是……」等。澄清有助於找出問題的原因，以加強表達訊息的準確性。

## （四）反映

反映是一種幫助病患領悟自己真實情感的交流技巧，也稱為「釋義」。護理人員透過專注的傾聽，領悟病患真實的情感和思想，透過反映（釋義）把對方的言外之意表達出來，進而能順利地繼續交談。因此，反映是護理人員向病患表達共鳴和迴響的極好方式。

## （五）核對

核對是指，護理人員在傾聽過程中，為了校對自己是否理解準確所採用的技巧。在交談中，核對是一種回饋機制；透過核對，病患可以知道護理人員正在認真地傾聽自己的講述，並理解其內容。

# 四、其他的交談技巧

其他的交談技巧包含下列四個項目：(1)自我表白；(2)肢體接觸；(3)沉默；(4)移情。

## （一）自我表白

自我表白是一種自願而有意的把自己的真實情況告訴他人的行動，也稱為「自我表露」。自我表白是人與人之間情感建立、發展的重要途徑之一。恰當的自我表白給人有親切感的感受，因此必須是自願的、有意的、真實的、相互的。

### （二）肢體接觸

肢體接觸是人際溝通時最親密的動作，可以傳遞溫暖和關懷的感覺。儘管觸摸有許多積極的作用，但在有些情況下，觸摸也會有負面影響；其影響因素有性別、社會文化背景、觸摸的形式、雙方的關係，以及不同國家民族的禮節規範和交往習慣。因此，醫護人員在如何運用觸摸的問題上，應保持敏感與謹慎的態度，並應注意下列幾項：

1. 根據不同的情境採用不同的觸摸形式。
2. 根據病患特點，採取其易於接受的觸摸形式。
3. 根據溝通雙方關係的程度，選擇合適的觸摸方式。

### （三）沉默

沉默會給對方充分的思考及調節的時間和機會，也可以調節溝通的氣氛。沉默的時機和時間的選擇，應注意一定要恰到好處。

### （四）移情

移情是用對方的目光去觀察事物，從對方的角度去感受世界，進而體會和理解對方的思想感情，是促進雙方信任關係的有效策略之一。除了眼神接觸之外，還包含重複對方的話語，以示肯定。

## 參、護病溝通

護病溝通探討下列四個項目：(1)護病溝通的概念；(2)護病溝通的目的；(3)治療性溝通；(4)特殊病患溝通。

## 一、護病溝通的概念

護病溝通是護理人員與病患之間的訊息交流及相互作用的過程。交流的內容是與病患的護理及康復直接或間接相關的訊息，同時也包含雙方的思

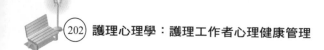

想、感情、願望，以及要求等方面的溝通。

## 二、護病溝通的目的

一般來說，護病溝通有下列五個目的：

1. 幫助在護理人員與病患之間，建立一個相互信任、開放性的護病關係。
2. 透過溝通，全面瞭解病患的情況，蒐集有關訊息，為病患的護理提供充分的依據。
3. 提供恰到好處的心理支持，特別是病情比較嚴重或複雜者，能促進病患對治療的信心，恢復其身心健康。
4. 提供健康指示和相關訊息，幫助病患預防併發症，並提高其自我護理能力。
5. 商討有關的健康問題、護理計畫，取得病患的合作，鼓勵病患與其家屬的參與。

## 三、治療性溝通

### （一）治療性溝通的概念

治療性溝通是以病患為中心，由護理人員幫助病患進行身心調適，使病患從疾病狀態向健康方向發展，並能應付壓力，以及學習與他人和睦相處的技巧。

### （二）治療性溝通的目的

治療性溝通的目的包含下列五項：

1. 建立良好的護病關係。
2. 促使病患參與治療和護理。
3. 提供健康知識，提高其自我護理能力。
4. 蒐集資料，為制訂護理計畫提供依據。

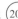

5. 為病患提供個人心理、家屬與社會支持。

## （三）護理人員的角色

從護理工作的實務觀點，護理人員在護病溝通中扮演著下列五個角色：
1. 在護病溝通中蒐集必要的訊息，並提供知識和教育。
2. 在護病溝通中建立一個互相信任的基礎，這是有效溝通的根本保證。
3. 在護病溝通中表示支持病患的行為，透過眼神表示傾聽病患的敘述，同理的臉部表情、輕輕的撫摸能達到移情的效果。
4. 在護病溝通中觀察非語言交流的表現，瞭解病患的情緒和態度。
5. 在護病溝通中能夠與病患合作，共同努力達到預期目的。

# 四、特殊病患溝通

在護病溝通中，有下列六種情況的病患要特別小心注意，並請參考以下的描述。

## （一）悲哀的病患

當病患病情加重、療效不佳或遇到較大的心理打擊時，會引起病患的悲哀。此時護理人員應注意：
1. 允許病患哭泣，甚至鼓勵其哭泣，以便發洩哀傷情緒，並應陪伴病患度過難關。
2. 參考前述提供的技巧，使用恰當的非語言溝通技巧安慰病患，鼓勵其傾訴悲哀的原因。
3. 提供適當的安撫環境，例如：在隱密及非公開的空間，但需要注意安全性。

## （二）發怒的病患

護理人員有時會面對一些發怒的病患，他們要求苛刻，如稍有不滿意就會發脾氣、指責他人，有時還會無端地仇視周圍的人，甚至會出現一些激烈

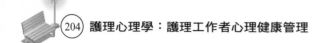

行為。在多數情況下，病患知道自己患了某種嚴重的疾病，感受到身心正在受痛苦折磨，因此會以憤怒來發洩自己的恐懼、悲哀或不安感。此時護理人員應注意：

1. 要特別有耐心的安撫病患，盡量向其提供發洩憤怒情緒的機會。
2. 要盡量及時滿足病患的需要，特別是心理及情緒上問題。
3. 要特別耐心與認真傾聽病患的訴說，瞭解和分析其憤怒的原因。

## （三）病危的病患

當面對病情較嚴重的病患，特別是病情突然惡化的情況時，護理人員應注意下列三點溝通技巧：

1. 溝通時話語要簡短，一次談話的時間不能太長，約十至十五分鐘。最好把重點分批或分開項目提出。
2. 談話時應注意觀察病患的病情變化，判斷是否暫停或繼續談話。
3. 對意識有障礙的病患，需以同樣的語調反覆與之交談，直到對方表示瞭解為止，但是要注意隨時暫停，不可勉強其繼續談話。

## （四）視力受損的病患

與視力受損的病患溝通時，護理人員應注意下列七點：

1. 告訴病患：你進入了或離開了病房。
2. 給予病患足夠的時間反應，同時注意說話的速度要慢，語調要平穩。
3. 鼓勵病患表達自己的需要與感受。
4. 選擇合適的溝通環境和時間，避免人聲吵雜，或病患正在做其他事情。
5. 給病患做任何操作或行動前，都要做詳盡的解釋；對周圍的聲響，護理人員應加以說明。
6. 不可使用非語言表達方式傳達訊息，因為對方看不見。
7. 與尚有殘餘視力的病患交談時，應面對病患，與其保持較近的距離，便於病患觀察非語言的溝通訊息。

## （五）聽力受損的病患

與聽力受損的病患溝通時，護理人員應注意下列四點：

1. 護理人員要面對病患，使病患能觀察到護理人員的臉部表情，多使用身體語言代替口語表達。
2. 在進行正式交談時，應注意選擇安靜的環境。
3. 在交談時應適當放大音量，適當地靠近病患。
4. 護理人員可運用其他溝通方式彌補口語溝通的不足，例如：圖片、書寫等。

## （六）心理壓抑的病患

心理壓抑的病患通常會反應在行為漫不經心、注意力不集中、說話慢、反應慢。此時護理人員應注意：

1. 在溝通時，應表現關心病患，使其感到溫暖和被關注。
2. 溝通時應注意語速放慢，提問簡短。
3. 在溝通時，應表現及時對病患的需要做出適當與立即的反應。

### 思考問題

1. 要做一個有效的傾聽者，應注意遵循哪六項原則？
2. 有哪些技巧可以讓對方暢所欲言？
3. 為建立良好的第一印象，護理工作者在第一次與病患見面時需注意哪些事項？
4. 一般來說，護病溝通有哪些目的？
5. 與視力受損的病患溝通時，護理工作者應注意哪些事項？

## 第三節　溝通問題諮詢

人際溝通主要透過語言工具，而語言溝通的過程主要包含兩項動作：「講」與「聽」，因此本節就根據這個背景來討論。關於「講」的部分，請參閱本章第二節第「貳」項，在此僅討論「聽」的部分，內容包含：(1)傾聽問題；(2)學會傾聽；(3)重要事項。

## 壹、傾聽問題

解決溝通問題的首要工作，是從良好的傾聽開始。眾所周知，多數人都喜歡說，而不喜歡聽。在人類所有的行為中，巧妙的傾聽態度，最能夠使他人覺得受到重視及肯定自己的價值；然而，這也是最容易被忽視的一點。你不妨問問朋友，他們在和他人溝通時，是否碰到過任何困難，他們的回答可能是肯定的。但是在二十個人當中，大概只有一位會說他的問題在於傾聽。

### 一、專家的觀點

多數的人都覺得傾聽並不重要，有個例子可以說明：羅勃（Robert）在明尼波利成人學校講課時，開了一門有關公開演講的課程，當時他的問題就很明顯了。由於這個課程愈來愈受歡迎，而不得不增加兩位老師來帶領所有選修的學生。演講課開了四年之後，羅勃又另外開了傾聽的課程。這是一門新的課程，然而選修的學生竟然只有六個人，而不夠湊成一個班級！每一個人都希望學習說話，只有點綴似的六個人稍微感覺到傾聽的困難，認為這也是人際溝通中必須學習的一課！

很多年前，維也納有人提出證實，談論自己並得到他人專注的傾聽，不只是一種享受，同時也可以延年益壽。奧地利精神分析學家弗洛伊德也發現，治療一個人的心理疾病，只要讓他說出內心的感受和生活經歷中的癥結

即可，因此他在治療心理疾病的技巧，就是讓病患盡情地說，這也為心理醫學界開創了新紀元。直到今天，這種方式仍然是所有心理治療和諮詢的基礎：「說服他人前，必須先傾聽他們說話」。現在我們知道，傾聽他人說話，可以使他們覺得很舒服。

## 二、傾聽的關鍵

傾聽的關鍵是從扮演好聽眾開始，但要如何當一個好的聽眾呢？一般而言並不困難。你必須願意去聽，必須表現出強烈地希望傾聽他人所講的內容。不熱心的聽眾不可能有睿智的問題，他們只會有情緒性的問題，他們不是心不在焉，就是只顧著想自己的事情，對於他人的話，根本沒有聽進去。這對說話的人來說，確實是個嚴重的打擊。但是這些人的表現，並不是因為他們不知道如何傾聽，只是他們不願意去聽。

如果你被要求去聽一堂有關應用新型心臟外科手術儀器的課程，你可能會覺得很無聊，上課時一定會精神不集中。但是如果有人告訴你，參加的人都是心臟手術中要使用這套儀器的小組成員，你一定會豎起耳朵聽清楚每一個步驟，因為你的工作能否順利，就在於能否吸收教練所指導的每一句話。也許你的工作並不見得非依靠善於傾聽的技巧不可，但是作為一位護理工作者，由於專注的傾聽，你在工作上能夠順心如意，結交到親近的朋友，得到圓滿的婚姻，獲得朋友的信任，事業也能更順利。

## 三、傾聽的層次

「傾聽」通常分為五個層次：
1. 聽而不聞，如同耳邊風。
2. 虛應故事，「嗯，……是的……對對對……」略有反應，其實心不在焉。
3. 選擇性的聽，只聽自己想聽的。
4. 專注的聽，每句話或許都進入大腦，但是否聽出了真意，值得懷疑。
5. 設身處地的傾聽，一般人很少辦得到。

某些溝通技巧強調「主動式」或「回饋式」的傾聽——以複述對方的話表示確實聽到，設身處地的傾聽卻有所不同。前者仍脫離不了為反應、為控制、為操縱而傾聽，有時甚至對說話者是一種侮辱；至於設身處地的傾聽，其出發點是為了瞭解，而不是為了反應，也就是希望透過言談，闡明一個人的觀念、感受與內在世界。設身處地與同情有些差別，同情摻雜了價值判斷與認同，有時人際關係的確需要多一些同情，但卻易養成對方的依賴心。設身處地也不代表贊同，而是指能夠深入認識另一個體的感情與理智世界。

　　設身處地的傾聽不只是理解個別的語句而已。據專家估計，人際溝通僅有一成是透過語句來進行，三成取決於語調與聲音，其餘六成則得靠肢體語言。所以瞭解式的傾聽，不僅要耳到，還要眼到、心到，用眼睛去觀察，用心靈去體會，如此的傾聽效果最好，不但可獲取最正確的訊息，還有助於感情存款的增加。因為只有被另一方所接受與認可，感情才會成長，若被誤會為別有用心，反而會降低感情帳戶內的餘額。

## 貳、學會傾聽

　　曾經有一位女主人，決定要測驗客人是否專心聽他人說話，她一面請客人吃點心，一面說：「你們一定要嚐一嚐，我加了點砒霜。」所有客人竟都毫不猶豫地吃了下去，還說：「真好吃，妳一定要把作法告訴我。」

　　我們全都以為他人講話時，我們有在好好地聽。事實上，我們說話的速度大都是每分鐘 120 個字到 180 個字，思想的速度卻要快四到五倍。所以我們的注意力時常分散，常把他人所說的話只聽進一半。聽他人講話實在是一門藝術，如何改善傾聽的能力呢？以下是幾點建議。

### 一、全心全意傾聽

　　用心傾聽需要全心全意的聽。聽音樂時，輕敲手指或頻頻點頭打拍子，這沒有問題，但聽他人說話時卻不能如此，因為這些小動作最損害他人的自尊心。因此，要設法撇開令你分心的一切，例如：不要理會冷氣機的運轉聲

響、忘記你當日要去看牙醫等。眼睛要看著對方，點頭示意或打手勢，鼓勵對方說下去，藉此表示在用心傾聽。要是你輕鬆地坐著並全神貫注，不用說話也能清楚表示你正聽得津津有味。

全心全意的傾聽時，要能夠聽出言外之意。有一位生意興隆的房地產經紀人認為，他成功的原因在於不但能細心傾聽顧客所講的話，而且能聽出顧客沒講出來的話。當他說出一幢房屋的優點與價格時，顧客若說：「這棟房子也沒有什麼了不起。」可是說話的聲音有點猶豫，笑容也有點勉強，那位經紀人便知道顧客心目中想買的房子和他所能買得起的顯然有差距，此時經紀人會說：「在你決定之前，不妨多看幾幢房子。」結果皆大歡喜，那位顧客最後買到了他能買得起的房子。

即使聽自己最喜愛的人說話，也很容易只聽到表面的含意，而忽略了話中有話。「你錢用光了？這是什麼意思？全家人只曉得拚命花錢！」這番氣沖沖的牢騷話可能與家庭的開支無關，其真正的含意可能是：「我今天的工作已經把我折騰夠了，我正想發脾氣。」要是你善解人意，就聽得出這番氣話所隱藏著委屈和挫折。在較為心平氣和時，只要稍微說一兩句表示關心的話，例如：「你看起來很疲倦，今天很辛苦啊？」就可以幫助一個滿腹牢騷的人，以不傷感情的方式消氣。

## 二、傾聽的同理心

傾聽的同理心，就是指設身處地的傾聽。通常人們在溝通時都希望被瞭解，也期待於表達自己，卻疏於傾聽。一般人傾聽的目的是為了做出恰當的反應，根本不是想瞭解對方。因為我們常以為他人都跟自己一樣，以己之心就可度人之腹。「啊！我完全瞭解你的感受，我也有過類似的經歷，是這樣的……」這類反應經常出現在日常交談中，人們總是依據自身的經驗來解釋他人的行為，把自己的眼鏡強加在他人身上，然後又怪罪他人不瞭解自己。

有位父親曾抱怨：「真搞不懂我那寶貝兒子，他從來不肯聽我說話。」傾聽專家問：「你是說，因為孩子不肯聽你說話，所以你不瞭解他？」這位父親說：「對啊。」傾聽專家再次強調，他依然不覺得自己有何不對。於

是，專家只好明說：「難道要瞭解一個人，不是你『聽』他『說』，而是他『聽』你『說』？」他楞了一下，好一會兒才恍然大悟：「噢，沒錯！可是，我是過來人，很瞭解他的狀況。唯一叫人想不透的，就是他為什麼不聽老爸的話？」這位父親確實完全不明白兒子的心事，他只用自己的觀點去揣度旁人的世界，所以根本無法說服他人。事實上，大部分人都是如此的自以為是。

## （參、重要事項

　　學會「聽」的功課，要注意下列兩個事項：(1)不急於判斷；(2)避免沉默。

### 一、不急於判斷

　　我們總是透過制訂是非的標準，判斷誰是誰非。只判斷而不用心聽，便會切斷許多心靈溝通的途徑。加州大學精神病學家謝佩利醫生說，向你所關心的人表示你可能不贊成他們的行為，但欣賞他們的為人，這是非常重要的。仔細傾聽能幫助你做到這一點。假如十來歲的孩子半夜三點才回家，心急的父母不易記住傾聽是多麼重要的事，當孩子剛要解釋時，做父母的就劈口喝道：「我不要聽，你出去做了什麼事！」這種反應反而會破壞了雙方的溝通；而更嚴重的是，會讓孩子的自尊心受到打擊。一定要告訴他父母是如何為他操心：「我們又擔心又害怕。」然後讓他說明一切。心理學家警告說：「父母如果從來不聽孩子辯解，當孩子長大後，往往要經過許多年的治療才能恢復自尊。」

　　我們都渴望有人聽自己說話，因此精神病學家的診所常常擠滿了需要他人傾聽的人。在大多數的情形下，人與人不能溝通，因為只有人說話而沒有人聽。一個協助挽回家庭關係成績優良的調解人說：「我讓一家人言歸於好，不費什麼功夫。我只是讓每個人有發言的機會，別的人都在聽，但不准插嘴。往往這是全家人多年來初次細心傾聽彼此說話的機會。」傾聽是表示

關懷的一種方式，一種無私的舉動，可以讓我們離開孤獨，進入親密的人際關係，並建立友誼。

## 二、避免沉默

千萬不要以為，做一個好的聽眾就是要靜靜地坐著，像古埃及的人面獅身像，等著路人猜謎，這種打啞謎的交談方式是最無聊的。傾聽並不是絕對禁止表達自己的意見，而應該是互相交換觀點，各項感官混合運用，用心地聽、誠心地溝通。人類天生就有使用這種言詞的天賦，來分享彼此的經驗和意見。你必須細心觀察，正確判斷人與人之間的相處，例如：你可能必須花更多的時間，講故事給你的孩子聽，而不要讓婦女聯誼會占去你太多時間。或者如果你是一位飛機的駕駛，那麼你可能必須花較多時間和機上的工作人員溝通，而不要花太多時間和朋友討論婚姻問題。

護理工作者在工作上，會面對很多不同的情況和不同的人，你必須學習掌握，應該什麼時候說話，什麼時候聽話。仔細觀察他人的需要和興趣，培養適時和他人說話的習慣。如果你能夠以話語或聲音，來表達對他人的關注和感激，他們一定會樂意和你相處、為你付出。你最好記住：聽他人說話比你自己滔滔不絕地發表高論，更能影響他們。如果你能夠用心，並重視和他人的交談，而且盡可能配合對方的說話速度和習慣，那麼和你交談的對象一定會感到很滿足。

如果一位護理人員能夠讓其病患無拘無束的傾訴內心的感受，而沒有壓力，愛說什麼就說什麼，不想說時就停下來休息，這才算是最成功的傾聽。努力學習做到這一點，這個世界需要你，這也算是對他人的一種關懷。但不止如此，這應該是一種愛的表現，也許這才是對這個主題最適當的詮釋——愛就是聽他說話。

在人與人的溝通過程中，除了聽之外，還要注意協助對方繼續說下去。試用一些很短的評語或問題來表示你在用心聽，即使你只是簡短地說「真的？」或「告訴我多一點！」也行。假如你和一個老朋友吃午飯，他說因為夫妻大吵了一頓，他整個星期都睡不好。要是你像少數人一樣，怕聽他人私

事，你可能會說：「婚姻生活總是有苦有樂。」但你這樣說，是間接叫他最好別向你發牢騷。假如你不想澆他一頭冷水，那就不妨說：「難怪你睡不好，夫妻吵架一定令你很難受。」此時，他會有一抒心中抑鬱的機會，心情便會好得多。我們當中很少人能夠自我解脫，總是需要把自己的煩惱告訴善於傾聽的朋友。

## 【心理視角】

### 推銷員的故事

有一群推銷員一起接受六個月的訓練，並準備賣同樣的商品。在訓練中，他們的銷售技巧、習慣和個人性格，都經過嚴格的審核，因此他們在說明技巧方面並沒有太大的差異，不過說服力最高的 10％和說服力最低的 10％之間，有一點非常耐人尋味的差異。說服力低的一群，在每一次的拜訪中，平均說話三十分鐘；而說服力高的一群，在每一次的拜訪中，平均只說話十二分鐘；表現平平的一群，其說話的時間通常比客戶多三倍。這是個很有力的證明，如果你希望某人買你的產品，那麼就不要向他「滔滔不絕」地推銷。

有記者曾採訪過一位推銷員：費德曼先生，他是美國保險業最著名的推銷員。記者打電話給了他，先自我介紹一番，然後告訴他自己喜歡拜訪一些成功的人。記者問他：「你可以告訴我去年你賣了多少保險嗎？」他回答：「可以啊！去年剛好突破六千五百萬美元。」從他的聲音中聽不出特別的地方。記者驚訝的說：「真令人羨慕！我有朋友也是從事保險業務，他們的業績是百萬美元。你的成績是他們的六十五倍呢！為什麼會有這麼大的差別呢！」一陣沉默之後，他說：「這一點我自己也想過。我相信所有推銷人員的能力都不相上下。但所差別的是，我和客戶談話時會特別注意他們的話，我非常注意聽，我是世界上最好的聽眾！」

最後這一句話──「我是世界上最好的聽眾」，使人聯想起一位著名的推銷員，他也曾經說過同樣的話。當推銷員的前兩年，他每年只賺取大約十

萬美元。當記者問他為什麼會變得這麼成功，他聳聳肩回答說：「我也不知道，不過我很賣力，而且我要強調的是，我是一個很好的聽眾。」這些人都是非常傑出的人士，在工作上都創造過驚人紀錄，而他們的卓越成就，都歸功於當個很好的聽眾。

　　讓我們拿這句話來應用在護理工作上。你給予病患所需要的，他們也會給予你所需要的資訊。現在我們知道每一個人，包含病患，都喜歡說話、表達自己，喜歡他人聽他說話。如果能碰到一個很忠實的聽眾（護理人員），他們（病患）一定會很高興，而且會對這個聽眾（護理人員）提供詳實的病情。

## 思考問題

1. 傾聽的關鍵是什麼？
2. 傾聽通常分為哪五個層次？
3. 如何改善自己傾聽的能力？
4. 同理的傾聽是指什麼？
5. 學習傾聽，要注意哪兩件事？

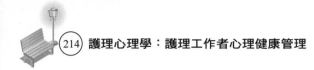

# 第九章

# 認識情緒
## ——反應個人的內心世界

　　本章「認識情緒」主要的任務是討論「反應個人的內心世界」。情緒是指，人對客觀事物的態度體驗，這種體驗包含個人受到生活環境中的刺激時，生物性需要是否獲得滿足而產生的態度及體驗。由於護理工作者與病患的行動都反應在其個人的情緒表現上，因此，瞭解這項情緒的掌控能力就顯得特別重要，探討情緒的相關問題是心理學在護理工作應用上的第六項任務（第一項是人格，第二項是思維，第三項是認知，第四項是需要，第五項是溝通）。護理工作者本身除了必須對自己的情緒反應有所瞭解外，更需要瞭解病患在治療過程中的情緒問題，以便提供更好的醫療協助。本章規劃為三節：第一節「情緒的基礎」，第二節「情緒的表現」，第三節「情緒問題諮詢」。

　　第一節「情緒的基礎」將探討三項議題：(1)何謂情緒；(2)情緒類型；(3)情緒理論。在第一項「何謂情緒」中，將討論：心理活動、三項特點，以及情緒的體驗等三個項目；在第二項「情緒類型」中，將討論：情緒型、理智型，以及理智情緒平衡型等三個項目；在第三項「情緒理論」中，將討論：情緒認知理論、情緒訊息加工、坎農的情緒理論，以及情緒性格論等四個項目。

　　第二節「情緒的表現」將探討三項議題：(1)情緒的穩定；(2)情緒的平

衡；(3)情緒的掌握。在第一項「情緒的穩定」中，將討論：情緒穩定的意義、情緒穩定的類別等兩個項目；在第二項「情緒的平衡」中，將討論：三個層次、人際關係和諧等兩個項目；在第三項「情緒的掌握」中，將討論：情緒抗衡力、情緒敏感度等兩個項目。

第三節「情緒問題諮詢」將探討三項議題：(1)情緒問題；(2)負面情緒問題；(3)情緒的控制。在第一項「情緒問題」中，將討論：情緒的基本問題、高度情緒問題等兩個項目；在第二項「負面情緒問題」中，將討論：人為因素、非人為因素等兩個項目；在第三項「情緒的控制」中，將討論：擴大人際交流、理智克制情緒、學會心理按摩，以及整合生活和工作節奏等四個項目。

# 第一節　情緒的基礎

情緒是指人對客觀事物的態度體驗。這種體驗包含個人受到生活環境中的刺激時，生物需要是否獲得滿足，而產生的暫時性較劇烈的態度及其體驗。本節探討以下三個項目：(1)何謂情緒；(2)情緒類型；(3)情緒理論。

## 壹、何謂情緒

情緒包含廣義與狹義兩種解釋：廣義是指，人對客觀事物的態度體驗；狹義是指，有機體受到生活環境中的刺激時，生物需要是否獲得滿足而產生的暫時性、較劇烈的態度及其體驗，有愉快、悲哀、忿怒、恐懼、憂愁、讚嘆等不同形態。情緒是人腦對客觀世界的一種反映形式，產生的根源在於客觀現實本身。客觀事物的不同特點及客觀事物與人之間的不同關係，使人在情緒上抱有不同的態度，而產生不同的體驗。

## 一、心理活動

情緒是人類及動物所具有的一種心理活動，它與認識活動不同：

1. 它具有獨特的主觀體驗形式：它不是有機體對現實對象和現象本身的反映，而是由客觀現實與人的需要之間的關係所引起的喜、怒、悲、懼等感受。

2. 情緒活動有明顯的有機體變化和生理喚醒狀態，例如：內臟機能的變化（如消化、呼吸、循環及內分泌器官的活動）、腦波與皮膚活動的變化、外部表情的變化（如臉部表情、聲色表情、身段表情等）。

3. 情緒活動有獨特的生理機制，除了大腦皮層的主導作用，大腦皮層以下的部位（如丘腦、下丘腦、邊緣系統、網狀結構等）也會產生特定的作用。

## 二、三項特點

美國心理學家伊紮德（C. E. Izard）認為，為情緒下定義必須包含三個方面的特點：生理基礎、表情行為，以及主觀體驗。

情緒與個人的需要緊密聯繫，它是以需要為中心的一種反映形式。客觀世界的某些刺激並不全都能引發人的情緒，只是與人的需要有直接或間接聯繫的事物，才會使人產生情緒態度。通常那種能滿足人的某種需要之對象，會引起肯定的情緒體驗（如滿意、愉快、喜悅等）；反之，那種妨礙與干擾需要得到滿足的東西，就會引起否定的情緒體驗（如不滿意、痛苦、憂愁、恐懼、憤怒等）。

## 三、情緒的體驗

情緒在種族發生上，具有明顯的生物學適應價值。情緒體驗與人的活動行為具有密切的聯繫，它是有機體在社會環境中，特別是在人際交往中發展起來的，具有很強的社會特性，因此它可以協調人的社會交往和人際關係。人既有與生物學需要相聯繫的情緒體驗，又具有與社會文化相聯繫的高級情

感和社會情操，例如：道德感、理智感、審美感等，在體驗高級情感時也會產生情緒。情緒影響著人的心理生活的各個方面，且貫穿整個人生。

# 貳、情緒類型

情緒類型包含下列三種：(1)情緒型；(2)理智型；(3)理智情緒平衡型。

## 一、情緒型

一般而言，情緒型的人重感情且情緒波動大。情緒型的人，其言行舉止往往帶有濃厚的情緒色彩，做事僅憑一時衝動，常心血來潮，較多愁善感、喜怒不定、容易激動，不善於控制自己的情緒，帶給人變化不定的印象；但也多富於同情心，情緒體驗深刻，比較愛好藝術，有豐富的想像力，例如：情緒型的人看劇情片時，容易掉眼淚；聽音樂時常陶醉於其中；說話說得興奮時會手舞足蹈；不能長時間保守一個令人激動的祕密；常常憑一時衝動買東西；也會為新奇的、令人激動的想法所吸引，更不會設想發生困難的可能性。

過於情緒化的人一定要學會調整自己的情緒，尤其要學會控制諸多的不良情緒，例如：悲傷、憤慨、憂慮、苦悶、消沉、失望、恐懼、孤獨等，它們會導致體內植物性神經紊亂，而引起一系列疾病。另外，雖然快樂、喜悅、高興等是積極情緒，但強度太大（如狂喜），也會損害身體健康。情緒型的人要尋找合理釋放情緒的途徑，可以打球、跑步或到無人處吼叫幾聲，使諸如生氣之類的不良情緒得以調整，也可以透過語言的暗示來調整和放鬆心理上的緊張狀態。最後應培養自己寬容大量的個性，不要為一點小事情緒就產生波動。

## 二、理智型

理智型的人富有邏輯性，但易壓抑感情，常以理智衡量一切並支配自己

的行為，遇事沉著冷靜、深思熟慮、慎重穩健，善於控制自己，不易為情緒所動，例如：理智型的人比較喜歡思考，常思考人生存在的意義和價值；遇到新觀點時，常先分析它們和自己觀點的區別；比較喜愛閱讀；常和朋友討論社會、政治問題以及解決辦法；喜歡讀嚴肅、富於哲理的文章；喜歡動手的工作；常花大量的時間思考自己走過的人生道路。

理智型的人比較現實冷靜，但缺點是他們容易壓抑自己天性中情感的一面，在他人眼裡可能顯得冷漠和傲慢。如果這種壓抑過分嚴重，容易變得自負、固執、不體諒他人、不願接受批評。由於缺乏激情，他們的思想也很容易變得枯竭。其實，情緒是每個正常人都具有的，健康的情緒，例如：歡樂、喜悅、滿意等，可以使人體分泌有益的激素，能協調血液循環，促進神經系統的活力，使身體各種代謝處於適度狀態，還可增強免疫功能。過分壓抑情緒，不但對身體健康不利，也容易引發一系列的心理疾病，鬱結於心，一旦爆發又找不到適宜發洩的途徑，其危害就會更加嚴重。因此，過於理智化的人要學會把心裡的苦悶透過合適的管道發洩出來，也可以運用環境調節法，去欣賞美麗的風景，體驗愉快的情緒。

### 三、理智情緒平衡型

情緒的另外一種類型是既理智又情緒的平衡型。人是理智的動物，又是感情的動物，偏離到任何一方，都會產生心理障礙。壓抑是理智，但以損害自己身心健康為代價；報復是情緒衝動，但以損害他人和社會為代價。只有用理智去宣洩感情才能兩者兼顧。

## 參、情緒理論

情緒理論的探討包含下列四個項目：(1)情緒認知理論；(2)情緒信息加工；(3)坎農的情緒理論；(4)情緒性格論。

# 一、情緒認知理論

情緒認知理論由沙克特（Stanley Schachter, 1922-1997）和辛格（J. E. Singer）所提出。其主要內容是：情緒包含兩種屬性：強度和型式。情緒的強度決定於內臟對腦的反饋；而情緒的型式，是由對產生內臟反應的情境認知和評價來決定，例如：給受測者注射能加快心率和引起發抖的藥物——腎上腺素，每個受測者都會產生相似的內臟反應；但如果問受測者產生了什麼樣的情緒體驗，則會有不同的回答：知道真實情況的受測者會說，自己沒有受到旁人的影響；不知道實情的受測者，當身旁有人表現出快樂或憤怒的行為時，則會說自己的情緒受到旁人的影響，也能感到快樂或者憤怒。在情緒活動中，有機體的變化與神經系統不同等級的機能是相聯繫的。

美國學者蘭格（James S. Langer, 1934- ）主張，情緒是對內臟反應的知覺；美國理論家伊紮德（C. E. Izard）認為，內臟反應會維持和延續情緒過程的作用。在情緒活動時，有機體的內臟器官，例如：心血管、消化道、內分泌腺體、腦波、皮膚等，會發生系列變化；而這些變化主要是受到自主神經（即交感、副交感神經）所控制調節的，也包含其它周邊神經系統的活動。與情緒相聯繫的周邊神經系統所實現的身體器官之活動規律，就是情緒的周邊機制。

中間機制的研究提高了對情緒生理機制的認識。所謂中間機制是指，涉及中樞神經系統，也涉及周邊部位的情緒特殊機制，例如：把垂體腺或下丘腦作為中樞神經系統的一部分功能，與作為周邊神經系統的內分泌系統聯繫起來，透過神經體液的調節方式之研究，更加深了對情緒複雜機制的認識。情緒作為神經系統的功能，是中樞神經系統和周邊神經系統共同活動的結果。大腦皮層以下的中樞、下丘腦及邊緣系統等部位的特定活動規律，都與情緒的發生、發展和變化有關。而這些部位又受到大腦皮層的控制和調節，在全部神經活動中，大腦皮層具有主導作用。

## 二、情緒訊息加工

　　心理學家西米諾夫（P. V. Siminov）提出了認知—訊息理論，首先給消極的情緒下了定義，即情緒(E)＝需要(N)×[必要的訊息(A)－可得訊息(I)]。按此公式：如果一個有機體，因缺乏訊息而不能適當地組織自己，那麼神經機制就會使消極的情緒開始行動：

　　1. 當有機體的需要得到滿足時，情緒便是沉寂的。

　　2. 如果訊息過剩，超出有機體的需要，積極的情緒便會產生。

　　美國心理學家普裡布拉姆（K. Pribram），在考慮情緒的評價理論和動機理論的基礎上認為：

　　1. 情緒是以一種有組織的穩定性為基礎，即透過自主神經系統調節有機體內部過程的正常工作，在正常的環境訊息輸入時，使有機體處於一種適宜的協調狀態，此時是沒有什麼情緒發生的；當環境訊息使有機體處於一種不適宜、不相符的異常狀態時，就會產生情緒。所以，情緒是正常過程的一種破壞和中斷。

　　2. 情緒起源於心理狀態（即起源於知覺記憶的經驗），而不是身體內部的生理過程。環境事件是認知的基礎，也是產生情緒的根本原因。情緒對認知因素有依賴性質，產生什麼樣的情緒決定人對環境事件的評估、願望、預期的心情、記憶中的經驗等，而不決定於環境事件的本身。

　　對外來訊息的加工會引起過去經驗中儲存的記憶訊息之再編碼。當新訊息與過去建立的內部模式不一致時，內部模式會受到干擾與破壞；當無力應付意外的環境事件時，大腦皮層的認知判斷立即會刺激低級神經中樞，並釋放出適當的化學物質，產生適應環境的情緒變化和行為反應，而行為的反饋又會影響身體的生理生化過程，並影響認知加工，形成一個循環的反饋控制系統。人類的認識過程與它所附有的龐大有機體的神經、生化過程，形成一個反應活動的系統，這個系統的工作就展現為情緒。

## 三、坎農的情緒理論

坎農（Walter Bradford Cannon, 1871-1945）的情緒理論又稱為情緒的丘腦理論。他認為，丘腦是情緒的座位，在正常狀態下，丘腦是受大腦皮質抑制的，但強烈的刺激可超過皮質的抑制而直接激活丘腦，而產生情緒反應。對某種刺激習得的情緒反應是透過皮質實現的，刺激先傳到大腦皮質，根據記憶被認識，然後解除了對丘腦的情緒機制之抑制，使之發動情緒反應。坎農理論的根據是去大腦皮質的動物之情緒反應亢進；但也有否定的證據，因為損毀丘腦的動物，仍有情緒反應。另外，損毀下丘腦則可消除動物的情緒反應，由此看來發動情緒的座位並不在丘腦，這是坎農理論的不足之處。

## 四、情緒性格論

情緒性格論是一種比較通俗的情緒解釋，它指出人的情緒是反應其個人的性格特質，因此兩者關係密切。性格是人的一種十分複雜的心理構成部分，它是由多成分、多面向，錯綜交織在一起而構成的。情緒特徵和理智特徵是性格的兩個主要特徵：前者是指，人們在情緒活動中，其情緒的強度、穩定性、持久性，以及主導心境等方面，經常表現出來的穩定特點；後者則是指，人們在感知、記憶、想像、思維等認識過程中所表現出來的個別差異，即認識態度和活動方式上的差異。依據理智、情緒性格特徵在性格結構中何種占優勢，可以確定其性格類型。

由於人的性格是在長期生活實踐中逐漸形成的，它一旦形成後就會比較穩定。但性格也不是一成不變的，因其主要是在客觀環境影響下形成的，那麼環境的變化必然也會影響性格，使其發生相對變化。意識的自我調節會使性格改造，這就是性格的可塑性，由於性格具有可塑性，我們才能培養性格和改造性格。我們既要吸取情緒型的優點，也要吸取理智型的優點，使自己成為一個平衡型的人。

**思考問題**

1. 情緒的心理活動包含哪些？
2. 情緒包含哪三方面的特點？
3. 情緒類型包含哪三類？
4. 消極情緒的公式為何？
5. 坎農的情緒理論又稱為什麼？

## 第二節　情緒的表現

　　情緒表現在個人生活上，特別是在護理工作上，是非常重要的。因為它不但影響工作效率，影響個人的生活品質，更會影響到護病關係。情緒的表現包含三個項目：(1)情緒的穩定；(2)情緒的平衡；(3)情緒的掌握。

### 壹、情緒的穩定

　　情緒的穩定反應在內在與外在等兩個方面。

### 一、情緒穩定的意義

　　當一個人在情緒激動時，一方面，往往認識範圍狹窄、判斷能力下降、思維僵化、動作笨拙，不利於工作、學習及解決問題；另一方面，激動的情緒還可導致身體各器官和生理上的一系列變化，例如：心跳加快、血壓上升、消化腺活動受阻等，對人的身心健康造成嚴重的影響，甚至引起疾病。因此，我們必須學會控制自己的情緒，沉著地面對一切，這是情緒的內在表現。與情緒的內在穩定性不同，情緒的穩定性則是外在的表現。

穩定，是被我們的社會所稱道的個人品質，對護理工作者而言更為重要。但何謂「穩定」，卻是很難說清楚，因為一個「穩定」的人身上通常綜合著不同類型的若干種因素，其中最突出的一點是穩定者為人處事的「適度」。他們在各種環境中，在與各類人的交往中，都能恰當地表達自己、靈活地處理問題，他們的寬容、合群，使他們成為受歡迎的人物。但是，穩定者往往缺乏競爭性，妥協猶豫，這又是現代社會渴求成功者的最大禁忌。因此，穩定者並不是十全十美的人，他們不應放棄培養自己的果斷與勇氣。相反的，對於不穩定的人來說，應該明白的是，每個人都生活在這個由各式各樣的人所組成的社會中，善於與人相處，是工作順利與事業成功的重要條件。因此，不穩定的人應學習成熟地調控自己的情緒，加強人際間的交流與合作。

## 二、情緒穩定的類別

從心理學的角度來看，一個人的情緒穩定程度可以分為以下六種類別。

### （一）十分穩定

十分穩定是指，適應力很強，能夠在不同環境下與各種人打交道；對各種形式的爭論及衝突都會感到厭煩；聰明、有能力，但缺乏果斷、勇氣；善於為他人著想。十分穩定的人很難在創業者及領袖的行列中有一席之地，但在其他領域中是個很受歡迎的人物。

### （二）比較穩定

比較穩定是指，能夠好好控制自己的感情，表達情感審慎而有度；富於同情心，待人平和溫厚，因而朋友很多，天生就具有導師的素質。

### （三）還算穩定

還算穩定是指，喜歡獨立思考，喜歡觀察；凡事總三思而後行，比較固守成規；喜歡向人解釋。此種人如果從事檢查或監察的工作，會十分勝任。

## （四）不夠穩定

不夠穩定是指，看問題相當準，善於體察他人的困難、苦衷，心胸寬廣，平易近人；但耐心不夠，心中有躁動感。假使條件具備，也可以從政。

## （五）不穩定

不穩定是指，盲目自大、待人無禮；有強烈的競爭意識，盼望出人頭地。此種人的品性很難引起他人的好感，應當明白「適度」才是使一切事情順利進行的重要環節。

## （六）極不穩定

極不穩定是指，交際能力較強，容易與人達成和解，也敢於嘗試，儘管成功率不高；易動感情，自我防衛意識的強度幾乎有些過敏；經常處於變動中。此種人性格中的不利因素較多，雖然不致於遭人討厭，但生活不會很愉快。

# 貳、情緒的平衡

我們的心理是否平衡，會反應在我們對自我的要求、對生活的態度，以及處理人際關係上，因此在護理工作的執行上，扮演了非常重要的角色。

## 一、三個層次

心理的平衡性，實際上是具有下列三個不同的層次：

1. 第一個層次，反應在情緒和自信心上，假使在這方面未能突顯，只能說明情緒可能不太穩定，自信心稍差。
2. 第二個層次，是伴隨情感而產生的行為，假使在這方面未能表現，說明了心理的不平衡可能在某種程度上，已影響到自己的行為。
3. 第三個層次，為整合的行為方式，這可能是嚴重情緒問題的早期信號，值得特別注意及改善。

心理上未達到平衡，從本質上說，是理想自我與現實自我的不一致所導致的。舉個簡單的例子，甲乙兩個同學考試同得 80 分，其中甲此次考試的目標至少是 90 分，而乙對這次考試的目標只要是及格就好了；可想而知，在這種情況下，甲肯定消極而失望，而乙一定很高興。這個例子告訴我們，心理上的平衡實際上只有其相對的涵義，解決心理不平衡的方法，一是透過自己的努力，逐步縮小理想自我與現實自我的差距；二是在適當條件下，逐漸降低理想自我的標準。

## 二、人際關係和諧

「適者生存」是生物進化普遍的規律。一個人的心理活動及行為能適應當時的環境變化，為他人理解和接受，這種平衡能力的獲得，既與個人素質有關，更與生活經驗和學習有關。

我們的心理平衡也會反應在人際關係和諧上。我們可以把這種和諧比喻為流過理想自我和現實自我的這條大河之水流，水流的平穩與和諧有助於我們順利到達彼岸，而水流湍急則可能為我們到達彼岸的過程增添麻煩。人際關係是否和諧，主要表現在一個人對自己所處的環境是否有充分的安全感，能否與人很好地相處，在團體中得到信任和歡迎。

## 參、情緒的掌握

情緒的掌握是生活管理的重要關鍵工作之一。這個工作牽涉到兩個層面：情緒抗衡力以及情緒敏感度。

## 一、情緒抗衡力

下列幾項方式能增強個人的情緒抗衡力。

### （一）改正毛病

那些對誘惑抵抗力比較差的人，都有一個壞毛病，那就是喜歡拖延。無

論做什麼事，也許都會為自己辯護：「這項工作我目前做起來困難重重，但是到了明天或未來某個時間去做，或許就會輕鬆些。」可是等到明天來臨，此人又會搬出同樣的理由來拖延，例如：把學校裡的功課帶回家做，等回家後，又把該做的功課留到學校再做，自己一次又一次制訂了新的學習計畫，可是每次一拖再拖，最後什麼都做不了。正是這種自欺欺人的拖延行為從中作怪，使我們的計畫總是遲遲不能兌現。我們應該改掉這種習慣，今日事今日畢，凡決定要做的事，就應該抓緊時間馬上付諸行動。

## （二）抗拒誘惑

人生在世，面對的誘惑實在太多了。我們在小的時候遇到的誘惑，多少還帶有一點單純和稚嫩。但到了青春期，由於性腺功能顯現，性激素的分泌會透過反饋增強下丘腦部位的興奮性，使之與大腦皮層原有的調節控制情緒的功能發生一時的矛盾，這樣極容易導致情感的搖擺不定和被「激怒」，加上被這個變化萬千、紛繁複雜的世界所影響，誘惑對青少年的侵蝕性，亦可想而知。

雖然如此，我們必須清醒地認識到，誘惑會使人成為奴隸，它是一股足以葬送平日所有判斷力的魔力，是一個明知會斷送自己，卻似乎難以抗拒地的無底洞。的確，誘惑會讓人如痴如醉，但是，因誘惑而產生的願望既可以奮鬥不懈，亦可使人墮落。人由於受到不同的思想觀念之支配，面對誘惑就會採取不同的態度。有了正確、合乎社會發展與文明進步的人生觀念，在各種誘惑面前就會朝著美好的誘惑去努力，最終取得成功。但是，有些青少年朋友的自制力和判斷力都比較低，很容易受到錯誤觀念的支配，在面對各種誘惑時，就會被那些甜美的、卑鄙的誘惑網住手腳，最終被人拖下水，誤了自己的前程。

## （三）堅強意志

堅強的意志是我們走向成功的基石。人們常說，堅強的意志是成功的階梯。為了實現既定目標，要有堅忍不拔的精神。只有具備了堅強的意志，才

能建立成功人生最有價值的品格。要想達到目標不能單憑興趣，而必須有全力以赴的意志。

我們或許會一時失敗，但這有可能為我們提供日後取得更大成功的經驗。有的人很想把某件事有始有終地做完，但往往因為懼怕困難和失敗而放棄。對於意志力不強的人，在確定自己某一階段的奮鬥目標時，一定要堅持從實際出發、由易入難的原則。

正如一位美國學者所說：「以完成一些事情來開始每天的工作是十分重要的，不管這些事情多麼微小，它會給人們一種獲得成功和有希望的感覺。」可見，正是這些生活、學習中的小事，讓我們感受到了喜悅，同時也培養了意志。

## （四）嚴守理智堤防

人生之道路不可能平坦筆直，人生際遇不愉快的事，也在所難免，然而感情衝動時卻會讓許多人犯錯。在許多時候，理智之堤之所以擋不住洶湧奔騰的感情之水，往往在於「築堤人」對決堤的危害認識不足。於是，偏激、暴躁、感情用事，常會給我們帶來許多不必要的麻煩。所以要克制衝動、三思而後行，用理智戰勝衝動，以客觀、堅強、獨立的態度處理當前問題，切勿操之過急，僅記欲速則不達。

人與動物的區別之一是人有自制力。所謂自制力是指，一個人控制和調節自己思想感情、舉止行為的能力。由於目前網路的普及，一些自制力差的學生，整日沉迷在網路世界中，影響學習、生活，最後走上犯罪之路，讓自己和親人痛心不已。在面對誘惑時，要提醒自己冷靜，再想想後果，使自己的心情逐漸平靜下來，避免不良後果的發生。

## （五）記取教訓

我們不必沉溺於後悔之中，重要的是要吸取經驗教訓。生命歷程漫長，很少有人一生一帆風順，免不了要跌跌撞撞，遭遇到各種挫折、失敗。在體驗痛苦之餘，人們往往會產生種種後悔之心，多數人能正確對待挫折與失

敗，跌倒了再爬起來，吸取教訓、振作精神，接受新的生活挑戰。有的人則不然，在遭受打擊之後，總難以擺脫陰影的糾纏，長期處於懊悔之中，做什麼事都覺得自己有過失和錯誤，導致喪失自信心，產生自卑感。

當誘惑臨近的時候，我們可能會無所適從、不知如何抵擋；對自己想做的事，遲疑不決、憂心忡忡、患得患失，生怕出現新的差錯，其實，這種心態最要不得！不必擔心害怕解決不了問題，重要的是能在失敗中吸取教訓、總結經驗，不要期望事事一帆風順、十全十美。

# 二、情緒敏感度

在工作與生活管理上，我們還要注意我們的情緒敏感度。在我們的日常生活中常可以看到這樣的人：對事、對人都太敏感，容易大驚小怪、心神不定或小題大做，有時甚至怨天尤人。如此一來，嚴重者影響身心健康，也會造成人際關係的緊張。

## （一）挑戰困境

我們要換一種心態看待困難。青年朋友也許會因為父母的過高期望、老師的教導，以及自己過重的學習負擔，以致於形成巨大的心理壓力，而追求成功的願望又是如此的迫切，挫折總是悄然而至，且又是那樣殘酷，使人難以承受。此時應調節自我，採取一種積極主動的態度去面對現實，而不要認為這是一種不幸。馬斯洛曾說：「一個人面臨危機的時候，假使您把握住這個機會，你就會成長，假使您放過了這個機會，就會退化。」假使把困難、坎坷、痛苦、磨難等全部都看作是生活的一個新嘗試，當成人生的新課題，我們便會發現，每衝破一次危機，便會增加一份生活的勇氣；每征服一個難題，就多贏得一個成功的機會。這樣一來，心理承受能力也就會更強了。

## （二）避免消極情緒

我們應該讓自己從消極情緒中擺脫出來。在日常生活中，神經過敏者往往表現在容易激動的情緒上，不能承受過高的心理壓力，任何微弱的緊張，

都足以使其產生慌亂的反應。也由於神經過於敏感，就好像含羞草一樣，一旦被東西觸動時，葉子就會立刻緊縮起來。

假使一個人的頭腦裡總是充滿著消極的東西，就會感到不快樂，因而也惹得周圍的人不愉快。由於這樣的人總在抱怨和指責他人，朋友就會疏遠他，沒有人會願意與其交往；由於總在訴說、嘮叨，令人掃興，他就會成為不受歡迎的人。所以我們應該學會控制自己的消極情緒，讓它被積極的東西所取代。人在情緒失控時，很容易喪失理智，會做出許多錯事。為了防止失態、做蠢事，與其後悔，不如事前自制，提高控制自己情緒的能力。

### （三）神經過敏

平時我們所說的「神經過敏」，就是醫學心理上所稱的「神經質」或「神經症」。神經症也稱為神經官能症，雖然也使用了「神經」兩個字，但並不屬於神經病的範疇，是精神疾病的一種，也是大腦機能活動暫時失調所造成的。

對於正處於青春旺盛期的學生來說，神經症確實是一種較為常見的功能性疾病，千萬不要把神經病、精神病與神經症混為一談。神經症不屬於精神病，一般不表現出精神病常見的幻覺、妄想，也沒有荒謬離奇的行為。國外調查，在一般居民中，神經症的終身患病率為 23～31%；世界衛生組織根據各國的調查資料推算，人口的 5～8%患有神經症，是精神病的五倍，其中女性高於男性。為了維護心理健康，我們應及早發現或在日常生活中加以預防，這樣就不致於造成終生的心理疾病，因為過分敏感對人的心理健康是不利的。

### （四）學會情緒宣洩

我們也要學會情緒宣洩，當人的心理處於壓抑、煩惱和不快時，需要有人傾訴，有節制地發洩，把悶在心裡的苦惱統統倒出來，這是保持心理健康所必須的。宣洩對於撫慰一個人的心靈創傷，是一種極為有益的調節劑。你有內心矛盾、悲傷和痛苦時，不妨向你的朋友傾吐，這樣就會感到好像去掉

了一個沉重的包袱，心裡就會覺得輕鬆許多，還可以從朋友的勸告中得到安慰與支持。可見，宣洩不僅是人擺脫惡劣心境的必要手段，也可以強化人們戰勝困難的信心和勇氣。

此外，我們也要學會轉移注意力，排除煩惱。當遇到非常不愉快的事情時，我們要及時擺脫精神負擔，可以把心思轉移到學習中，或投入到應該做的事情上，使沉重的心情得到放鬆，自己也就不再陷於煩惱之中。用新的生活淡化過去遭受的挫折，以求得心理上的平衡。

人在空閒無聊時煩惱最多，而且會讓人東想西想，產生一些讓人不可理解的怪念頭，而繁忙卻會使人感到充實。對於學生來說，多讀書、讀好書是一種極為重要的解脫方法，它能轉移人的思想，帶你進入另一個境界，沖淡你的煩惱。一個愛讀書的人，讀到了一本好書時，會感到心曠神怡，能從中感到極大的樂趣，哪還有時間煩惱。

## 思考問題

1. 情緒穩定的定義為何？
2. 從心理學的角度，一個人情緒穩定的程度可分為哪六種？
3. 心理的平衡性，具有哪三個不同的層次？
4. 情緒抗衡力，包含哪五項？
5. 情緒敏感度，包含哪四項？

## ✹ 第三節　情緒問題諮詢

情緒是人對事物態度的體驗，這個體驗包含正面肯定與負面否定兩種。因此，人們對周圍的事物、他人和自己的行為，常常抱著不同的態度。一些現象能使人愉快，另一些現象會使人悲哀；一些現象能使人憤怒，另一些現

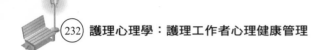

象會使人恐懼。愉快、悲哀、憤怒、恐懼等都是常見的情緒體驗。本節探討以下三個項目：(1)情緒問題；(2)負面情緒問題；(3)情緒的控制。

# 壹、情緒問題

人們形成的否定情緒和情感往往只是短暫的，痛苦一陣以後，強烈的體驗會隨著刺激的消失而消失，或者緊張的情緒雖然持續相當時日，但最後問題還是得到解決，需要得到滿足，伴隨而來的是輕鬆的體驗。然而，如果由困難、挫折所引起的焦慮、緊張和憂愁長期存在，使人惶惶不可終日，由情緒引起的生理變化也久久不能復原，其結果會如何呢？

情緒的長期壓抑對個人健康有很大的影響，但影響程度因人而異。有的人可以忍受長期的挫折，緊張的情緒有時只會影響他的生活品質，但卻不會損害其身體健康；有的人在忍受長期緊張之後，心理上的痛苦就會轉化為身體上的疾病。

情緒上的長期緊張和焦慮，往往會降低人體抵抗細菌和其他引發疾病因素的能力，特別是氣憤和懊惱的情緒是引起許多心身性疾病的主要原因，而「一笑解百病」，或「喝酒澆愁，愁更愁」，生動地說明了情緒與健康的關係。

## 一、情緒的基本問題

許多情緒表現是與人的基本需要相聯繫的，是不用經過學習就會的，通常還具有高度的緊張性與刺激性。

### （一）快樂

快樂是個人達到目的，緊張解除後的情緒體驗，例如：經過積極準備，獲得成功後常常會有快樂的情緒。快樂的程度取決於目的之重要程度，以及目的達到的意外程度，如果追求的目的非常重要，並且達到目的帶有突然性，也會引起異常的歡樂，否則只會引起很小的滿意。一般來說，快樂的程度分為：滿意、愉快、異常的歡樂、狂喜。

## （二）憤怒

　　憤怒是個人無法達到目的，或一再受到妨礙而逐漸累積緊張而產生的情緒，例如：幼兒的目的性行動受到阻撓或威脅時，就會引起其憤怒的情緒。一般來說，憤怒的程度分為：輕微的不滿、生氣、慍怒、大怒、暴怒。

## （三）恐懼

　　恐懼是個人企圖擺脫、逃避某種情境，而又無能為力時所產生的情緒，例如：在遇到地震時，人們無力應付，往往會恐懼萬分；此時引起恐懼的關鍵因素，是因為缺乏處理可怕情境的能力。此外，熟悉的環境發生了意想不到的變化，也會引起人的恐懼情緒。

## （四）悲哀

　　悲哀是個人在失去所盼望、所追求的東西，或有價值的東西時所引起的情緒，例如：考試失敗。由悲哀所帶來的緊張釋放產生了哭泣，哭泣一般都不超過十五分鐘，在這段時間內完全能夠減輕過度的緊張。哭泣之後會使人精疲力竭，甚至會神智不清，最後會使人感到輕鬆。悲哀取決於失去事物的價值，失去的東西價值愈大的，引起的悲哀也愈強烈；反之，引起的悲哀也愈微弱。一般來說，悲哀的程度分為：遺憾、失望、難過、悲傷、悲痛。痛苦是最普遍的消極情緒，它一般是與悲哀同步發生的，悲哀就像是痛苦的表現形式。

# 二、高度情緒問題

　　高度情緒問題是指，由基本情緒發展出來的現象。

## （一）心境

　　心境是微弱與持久，具有沉浸性的情緒狀態，例如：得意、憂慮、焦慮等。心境與激情不同，它比較微弱，如微波盪漾，它的發生與狀況維持較長

的時間，少則幾天、幾月，長則數年。在客觀環境方面，影響心境持續時間的因素主要是事件的重要性，事件對個體愈重大，引起的心境就愈會持久。個性特徵也會影響心境的持續時間，性格外向的人，不良心境持續的時間會短一些；性格內向的人，對同一事件所引起的心境持續時間會長一點，會讓他們耿耿於懷、鬱鬱寡歡。

心境又是一種非定向的迷散性之情緒體驗，它並不是對某一事物的特定體驗，好像在人的心理活動上形成一種淡薄的背景，它是一種帶渲染性的情緒狀態。當人處於某種心境時，往往會以同樣的情緒狀態看待一切事物。良好的心境使人對許多事物產生喜愛的情緒，甚至會覺得花草樹木都在微笑和點頭，所謂「人逢喜事精神爽」，這種愉快情緒會在相當長的一段時間內影響著人的行為，似乎所有的事物都染上了快樂的情緒。相反的，不良的心境則會使人感到愁雲慘霧。

## （二）激情

激情是指，猛烈爆發而短暫的情緒狀態，例如：狂喜、暴怒等。激情通常由特定的對象所引起，指向性比較明顯，分為激動性和衝動性，並且具有強烈的力量，但其發作的時間較短，衝動過後便迅速弱化或消失。引起激情的原因很多，一個人在生活中，具有重要意義的事物也會引起激情，例如：重大成功後的狂喜、慘遭失敗後的沮喪等。對立情緒的衝突或過度的抑制和興奮也都容易引起激情，例如：對某種痛苦忍耐過久，抑制過度就容易爆發出來，而導致激情狀態。

激情是對人具有重大意義的強烈刺激所引起的，往往伴隨著有機體內部器官的劇烈變化和明顯的表情動作，例如：狂喜或暴跳如雷、語言粗獷、拍桌大叫等。在激情狀態時，人的認識活動範圍縮小，控制力減弱，對自身行為的後果無法做出適當的判斷。然而，激情可以在其發生前加以控制，並可以預防激情的發生，例如：動用自己的意志力，轉移注意力，以減弱爆發的程度；也可以在激情即將發作時，做一些機械動作（如默數數字、舌頭在嘴巴裡打捲等），以延緩激情發作的時間。

此外，加深對激情發作的後果認識，充分瞭解其可能造成的不良後果，也有利於控制激情。不過，最根本的還是要提高自己的思想覺悟和道德修養。激情有雙重作用，積極的激情推動人的活動，成為行為的巨大動力；消極的激情則會產生不良後果。

### （三）壓力

壓力是指，在出乎意料的緊急情況下所引起的情緒狀態，例如：汽車司機在駕駛過程中出現危險情景的時刻，或是地震、火警等時刻，都會使人發生壓力狀態。

壓力被認為是一種緊張而帶有不愉快的情緒。壓力與其他情緒相結合可以形成各種複合性的情緒，例如：與痛苦、懼怕、失望等情緒相結合後，表現為抑鬱性緊張；與恐懼、厭惡、慍怒等情緒相結合後，表現為焦慮性緊張等。引起壓力的原因有各式各樣，但它們通常不能直接引起個體的壓力。研究顯示，在刺激與壓力之間還有許多中間因素，例如：生活經驗、應付能力、個性特點、健康狀況、認知評價、理想和信念、社會支持等。產生壓力狀態的認知原因有：個人已有的知識經驗與當前所面臨的任務要求不相一致時，或者是新情境的要求是過去從未經歷過時，此時就會導致壓力狀態，而個人已有的知識經驗使人對當前的境遇感到無能為力時，也會導致壓力狀態。

人長期處於壓力狀態下，對人的健康不利，甚至會有危險。加拿大生理學家塞里（Hans Seley）等人的研究顯示，長期處於壓力狀態，會擊潰一個人的生物化學保護機制，使人的抵抗力降低，容易生病，而引起「一般適應綜合症」（general adaptation syndrome, GAS）。

## 貳、負面情緒問題

負面或不良情緒對人是極其有害的。人的情緒是一種十分複雜的心理活動，它是由多方面因素所決定。在激烈的社會競爭下，人們面臨的壓力大，

情緒的波動也比較強，尤其是有的人對自身期望值過高，有的人卻不切實際，實現的可能性較小，因此也就容易導致不良的情緒反應。

# 一、人為因素

## （一）有損心理健康

美國耶魯大學附設醫院門診部，對所有求診病患進行病因分析，結果發現，因情緒不好而致病的占 76%；美國某醫院對四十五名醫科大學畢業生觀察了三十年之後，發現凡喜怒無常，容易處於情緒困擾中的人，有 77.3%罹患了癌症、高血壓、心臟病，以及情感失調等疾病。

中國上海華東醫院曾對上海的老、中、青年人做過一系列調查，其中包含九十歲以上的長壽老人，結果發現，在長壽類別中，悠閒自得、溫和平靜、從容不迫、不慕功利之類的人占 83%，而急躁易怒、缺乏耐心、節奏快、有過份的功利慾望者，僅占 14%。

## （二）有損身體健康

假如一個人長期處於頹廢、沮喪、愁悶的精神狀態中，粉刺、濕疹、蕁麻疹等皮膚病的發病率，要比經常保持樂觀、開朗、愉快等情緒狀況者高得多。這些人的臉龐普遍顯得憔悴，光澤少、皺紋多，看起來的年齡比實際年齡大。不良的情緒不僅幫不了自己，還可能因為自身的不良情緒使事情更糟。由於對情緒這種心理活動缺乏更多的認識和瞭解，生活中有的人遇到不良情緒時，就會表現得非常盲目，既不能駕馭自身情緒的變動，遇到他人情緒不良時也不能合理對待，結果鬧出問題，影響了工作和生活。

# 二、非人為因素

情緒問題，除了與人為因素有關，也有影響情緒的非人為或自然因素。

## （一）生理時鐘

　　人體的所有生理活動儘管不是恆定不變的，但是卻有其週期性，這種生物生命活動的週期性節律，就是生理時鐘，包含：人體的血壓、體溫、脈搏、心跳、神經的興奮抑制、激素的分泌等，反映在情緒的低潮與高潮狀態。高潮時期的情緒往往比較飽滿，工作效率高；而低潮時期的情緒會比較低落，容易出現不耐煩等不良情緒反應，辦事效率低下，容易出現差錯。一般來說，中午和黃昏以後這兩個時段的生理時鐘是處於低潮狀態，人們相互之間應盡量避免打擾，特別是不要安排重要的活動內容。

## （二）大自然變化

　　在一般情況下，陰雨天氣讓人們產生低落情緒，如果天氣轉晴，心情也會跟著好多了；特別是接連的陰雨，人們容易顯得煩躁不安，對人和事極不耐煩，處理事物容易欠考慮。現代醫學研究顯示，人腦中的自然電磁壓力在滿月時會發生變化，對月亮敏感的人，大腦右半邊的電磁壓力在滿月時期會增加，其後果是導致情緒不穩定、容易激動。相關專家建議，在滿月的日子裡，對月光敏感的人工作不要太緊張，要多休息。

## （三）女性月經

　　女性處在生理期，往往情緒很不穩定、容易暴躁。有時遇到極微小的不順心之事，或是三言兩語不對勁，就容易發脾氣、摔東西。在這個時候，周圍的人應該多忍讓，盡量避免爭吵。

## （四）不良生活習慣

　　美國專家在數項研究結果顯示，情緒低落與吸菸密切相關，這是由於腦化學作用所引起的。每天吸菸的人發生情緒低落的可能性，相當於不吸菸或偶爾吸菸的人之兩倍。

# 參、情緒的控制

討論情緒問題諮詢，除了上述兩個項目：情緒問題以及負面情緒問題之外，做自己的情緒主人，做好情緒的控制是另一個關鍵議題。

## 一、擴大人際交流

人天生就有喜歡交流、喜歡傾訴的本性，即使是孤僻、沉默寡言的人，這種天性仍然存在。透過語言和理解自己的人交流，是情緒得以緩和的有效手段，而傾訴的最佳對象往往是家人。但有的人往往會將不良情緒掩藏起來，盡量不往家裡帶來不良情緒；這樣一來，情緒會悶在心裡，只會給身心造成傷害。

## 二、理智克制情緒

生活在這個世界上的所有人，幾乎每天都要與不良情緒纏鬥，但不能因此就每天活得不開心；事實上只要心胸豁達，想開一些，心情自然就會好了。特別是在一個家庭中，每個人的情緒都不是孤立存在的，而是相互影響、相互感染的，某個家庭成員產生不良情緒，勢必影響到其他家人。

## 三、學會心理按摩

當一個人感覺疲勞時，身體按摩是一種有效的方法，而心理按摩則是另一種有效的方法。心理按摩的方式很多，逗笑就是一種非常有效的辦法。科學研究顯示，人在笑的時候，大腦透過化學物質刺激的改變，不良情緒會得以緩和，幸福感能增強，免疫功能會提高。除了逗笑外，其他還有：幽默、聽音樂、做體操、打拳、散步、郊遊、垂釣、爬山等，都是極為有效的辦法。人們在參加這些活動時，注意力被分散，緊張情緒被緩和。愈是處在競爭環境強、生活節奏快的社會環境中，愈要注重心理按摩。

## 四、整合生活和工作節奏

　　無論工作多麼緊張，也不管遇到成功還是失敗，都要講究勞逸均勻，要學會享受階段性成績，以堅定信心、激發潛能。特別是當一個人長期致力於某一目標時，往往會感到煩躁、產生乏味感。這個時候就必須放鬆一下，不僅能夠消除不良情緒，還能為下一次衝刺蓄積能量，產生事半功倍的作用。

**思考問題**

1. 人類的基本情緒有哪些？
2. 一般而言，人們把快樂程度分為哪幾類？
3. 一般而言，人們把憤怒程度分為哪幾類？
4. 負面的情緒可能是哪些因素所導致？
5. 可以如何控制自己的情緒？

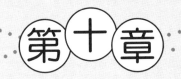

# 認識壓力
## ——適應衝突挑戰的機制

　　本章「認識壓力」主要的任務是討論「適應衝突挑戰的機制」。由於護理工作者與病患的行為，都會反映在其所承受的壓力上，因此如何適應壓力的挑戰，就顯得特別重要了。探討壓力相關問題是心理學在護理工作應用上的第七項任務（第一項是人格，第二項是思維，第三項是認知，第四項是需要，第五項是溝通，第六項是情緒），這也是心理學應用的最後一個項目。護理工作者本身除了必須對自己的壓力適應有所瞭解外，更需要瞭解病患在治療過程中的壓力適應問題，以便提供更好的醫療協助。本章規劃為三節：第一節「壓力的基礎」，第二節「壓力的表現」，第三節「壓力問題諮詢」。

　　第一節「壓力的基礎」將探討三項議題：(1)何謂壓力；(2)壓力的防衛；(3)壓力的適應。在第一項「何謂壓力」中，將討論：壓力的概念、壓力學說、壓力源、壓力反應，以及壓力反應發展等五個項目；在第二項「壓力的防衛」中，將討論：生理與心理防衛、自力救助，以及專業輔助等三個項目；在第三項「壓力的適應」中，將討論：適應的概念、適應的層次等兩個項目。

　　第二節「壓力的表現」將探討三項議題：(1)壓力對健康的影響；(2)壓力的衝突；(3)壓力評量。在第一項「壓力對健康的影響」中，將討論：生理反

應、工作壓力等兩個項目；在第二項「壓力的衝突」中，將討論：壓抑狀態、消除壓抑等兩個項目；在第三項「壓力評量」中，將討論：自我評量、心理適應性測驗等兩個項目。

第三節「壓力問題諮詢」將探討二項議題：(1)應付壓力問題；(2)護理工作諮詢。在第一項「應付壓力問題」中，將討論：情緒定向應付、問題定向應付等兩個項目；在第二項「護理工作諮詢」中，將討論：環境適應、人際適應力等兩個項目。

## 第一節　壓力的基礎

本節探討以下三個項目：(1)何謂壓力；(2)壓力的防衛；(3)壓力的適應。

## 壹、何謂壓力

壓力是一種跨越人格、文化和時間的全人體驗，這種體驗貫穿於人的一生。它可使人產生一系列生理或心理上的反應，導致人體內環境不平衡或內環境與外環境之間的關係破壞，從而引發疾病。某些身心疾病，例如：胃潰瘍和高血壓等，均與壓力密切相關。針對「何謂壓力」主題，將討論下列五個項目：(1)壓力的概念；(2)壓力學說；(3)壓力源；(4)壓力反應；(5)壓力反應發展。

### 一、壓力的概念

壓力在不同的時期和不同的學科中有不同的涵義。加拿大生理學家塞里（Hans Seley）從基本的生理學觀點，給壓力的定義為：「壓力在生物學上，是指人體對任何加諸於他的需要所做的非特異性反應。」壓力是生活中的常見事件，一個人的一生可能會經歷無數的壓力。正確地認識壓力，並有效應

對壓力，成為人們生存與生活的必備能力。因此，護理工作者應運用壓力適應理論，觀察和預測病患的心理及生理反應，並採取各種護理措施，避免和減輕壓力對病患的影響，提高其適應能力，協助其維持身心健康。

　　人的生活中隨時會受到各種壓力的侵襲，壓力或多或少會降低個人的判斷力、抵抗力和身心健康，長期處於壓力狀態下，會引起嚴重的身心疾病。但壓力不總是有害的，這取決於個人對待壓力的能力，例如：為了適應工作需要而努力學習，這種壓力反過來就可以促進個人的成長。

## 二、壓力學說

　　有關壓力的理論，西方學者進行了廣泛的研究，建立了重要的壓力學說。塞里的壓力學說，從基本的生理學觀點說明了壓力反應的關係；美國精神病專家霍姆斯（Holmes）與拉希（Rahe）則認為，生活上的變化對健康與疾病會造成影響，即個體在對生活變化適應時需要消耗較多的能量，以維持穩定的狀態。

　　塞里將壓力與某些疾病聯繫起來，進一步完善了現代整體觀點的疾病理論。1956 年，他的名著《生活的壓力》（*The Stress of Life*）一書出版後，其理論對全世界的壓力研究產生了積極性的影響。塞里從基本的生理學觀點說明壓力，認為壓力是身體對任何需求做出的非特異性反應，例如：當個體處於寒冷、感染、創傷、緊張等侵害時，身體都會發出反應，而這些反應是非特異性的。所謂非特異性反應是一種無選擇性地影響全部或大部分系統的反應，即整個有機體對任何作用於它的特殊因素，所進行的適應。

## 三、壓力源

　　壓力源又稱為緊張源，是指對個體的適應能力進行挑戰，促使個體產生壓力反應的因素。壓力源存在於生活的各個方面，既可以來自個體的內部，也可以來自於外部；既可以是軀體的，也可以是心理的。常見的壓力源有下列三種：

　　1. 生理、病理的變化：如女性生理期、懷孕期，或各種疾病。

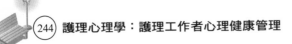

2. 物理、化學、生物因素的改變：如各種聲、光、放射線釋放、化學藥品對食物的污染，或各種微生物對人體的侵害。

3. 心理、社會環境的改變：如參加高考、競賽，或社會動盪、戰爭等。

壓力源可引起人的生理和心理反應，但並非所有的壓力源對人體均產生同樣程度的反應。壓力源的大小取決於同一時期內壓力源的數量、強度、持續時間、個體承受能力，以及以往的經歷等。壓力源的挑戰在某些情況下是有利的，缺少壓力源的刺激會導致個體成長發展的停滯。

## 四、壓力反應

壓力反應是指，個人受到壓力後而產生的反應，一般分為二類：

1. 生理反應：是指生物體對所處環境做出的調整，引起結構、功能和代償等方面的變化，例如：疼痛的刺激會導致心跳加快、血壓升高、耗氧量增加、免疫能力降低等。

2. 心理反應：是指人的心理、精神與外界環境的適應狀態，例如：重大疾病導致的焦慮、抑鬱、憤怒等心理防衛機制。

在一般情況下，生理和心理反應經常是同時發生的，因為身心總是持續相互作用。

根據不同情況下對壓力源和壓力反應的研究，有著下列五項結論：

1. 多種壓力源可以引起同一種壓力反應，例如：大多數疾病雖各有特徵，但都會出現疲倦、失眠、食慾不振等共同現象。

2. 大多數的人都能設法避免外傷、疼痛、過高或過低溫度等一般性的壓力源。

3. 對極端的壓力源，例如：災難性事件等，大部分人的反應方式是類似的，而不會有太大的差異。

4. 壓力反應的強度和持續時間取決於既往的經歷、社會交往、情境對個體的意義等。

5. 人們對同一壓力源的反應，也可能因為時機與環境狀況之差異而有所不同。

## 五、壓力反應發展

塞里透過大量的觀察發現：不論任何因素侵犯有機體內恆定調節系統時，都會引起一定的反應，但任何刺激都無法產生完全特異的反應，只會產生相同的反應群，即「一般適應綜合症」（general adaptation syndrome, GAS），此症狀分為全身適應綜合特徵和局部適應綜合特徵。其發展階段有三：

1. 警告期：是壓力源作用於身體的直接反應，表現在體重減輕、腎上腺皮質增大、淋巴組織增大、激素水平增高等現象上。如果壓力源太強，最終會導致死亡。

2. 抵抗期：是有機體內部動員起來防禦壓力源的中期表現。此時，有機體處於壓力的適應階段，適應成功則體重恢復正常、腎上腺皮質、淋巴組織恢復正常、激素水平保持穩定，否則將進入衰竭期。

3. 衰竭期：是有機體面對壓力強烈或長期存在時，體內適應性資源耗盡，抵抗力下降的反應。表現在體重減輕、腎上腺、淋巴腺增大等現象上，其功能會逐漸走向衰竭，最終導致全身衰竭而危及生命。

綜上所述，當有機體感受到壓力因素後，如果適應能力不能維持內部環境的穩定，則將導致疾病。這種適應的失敗，與以往消極的經歷、對人際關係的不現實觀念，以及大腦對壓力信號做出的消極解釋等有關。

## 貳、壓力的防衛

每個人對壓力所做出的反應是不同的，其中反應形態決定於個體對壓力的感知，以及個體的應對能力和條件。也就是說，儘管壓力源的強弱和大小不同，它對個人的影響，視個人對壓力源的感受性和易損性而定。在一般情況下，自然防衛能力較強的人，對多數壓力源可以不去介意，甚至認為是適當的；反之，自然防衛能力較弱的人，當遭受的壓力較嚴重時，就會患病。

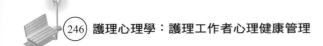

因此，人們為了提高自己對壓力的防衛能力，於是透過學習，建立一些新的防衛技能，以主動應對壓力的挑戰。

壓力的防衛探討下列三個項目：(1)生理與心理防衛；(2)自力救助；(3)專業輔助。

# 一、生理與心理防衛

對抗壓力源的第一線防衛是：生理防衛與心理防衛。

## （一）生理防衛

生理防衛包含：遺傳素質、一般身體狀況、營養狀況，以及免疫功能等，例如：完整的皮膚和健全的免疫系統，可以保護我們免受病毒和細菌的侵襲；相反的，營養不良者即使受輕傷也容易感染疾病。

## （二）心理防衛

心理防衛是指，心理上對壓力做出適當反應的過程。人們常常在潛意識的狀態下，運用一種或多種心理防衛機制，以舒緩工作緊張或矛盾衝突，例如：某人被告知身患絕症時，可能表現出憤怒、否認或是不能接受的態度。這些偏激的心理防衛若運用得當，則有益心理健康；但如運用不當，必將導致不良的防衛後果。心理上的防衛能力決定於過去經驗、受教育程度、主要社會支持系統（社會關係網）、智力水準、生存能力、經濟狀況，以及堅強度（承受程度）。在經濟社會裡，競爭機制激勵適者生存，意志堅強的人堅信人生是有意義的，人是可以改變環境的，而變化則是一種挑戰，這種人在任何困境下都能克服困難，快速適應。

# 二、自力救助

對抗壓力源的第二線防衛是：自力救助。當個人處於壓力源較強，而第一線防衛能力相對較弱時，就會出現一些身心壓力反應，如反應嚴重，就必須進行自力救助，進一步應付和控制壓力反應，以減少疾病的發生。以下四

種自力救助的方法可以自救，也可以幫助他人適應壓力。

## （一）正確對待問題

人們首先應弄清楚問題的來源，然後採取相應的辦法處理。通常可以用提問的方式對自己進行評估，以便找出壓力源，例如可以這樣問自己：是否有得到足夠的休息和精神上的鬆弛？是否擔心生了重病？是否在工作、學習、家庭等方面，對自己的要求過高？是否人際關係處理不當？是否有麻煩事而得不到解決？是否在短期內出現了許多生活上的變化？

如果在上述問題中有一些正是你的問題，你就應該針對該問題採取應對措施。在應對措施中，可以是改變環境，或改變自己對環境的感受，例如：學生覺得課業負擔太重，老師就應該減少大量重複的作業內容，以舒緩學生的身心壓力。總而言之，要盡快找出壓力源，並及時處理，以促進身心健康。

## （二）利用可能得到的支援

當個人處於壓力時，一個強有力的支持性人物或家庭可以幫助其渡過難關，例如：一個人由於疾病感到焦慮時，若能找一個與其有共同語言，並設身處地為其設想的朋友來交談，是很有益處的。在一般情況下，社會支持網中的重要成員可以是父母、配偶、子女或好友等。事實證明，社會支持網能舒緩壓力所帶來的負面影響，並減少身心疾病，延長壽命。

## （三）正確對待情感

當人們遭到壓力後，其情緒表現為焦慮、沮喪、生氣、恐懼等，在面對上述情緒時，應對情感方面的問題進行自我評估，關注這些情感問題發生的原因，並釐清有無相關的生理反應，例如：腹痛、心悸、哭泣、失眠等。當上述問題明確後，重要的是去承認它，而不能迴避，例如：找朋友交談，宣洩自身的情感，適當地運用心理防衛機制來處理好自己的情緒。

### （四）減少壓力的生理影響

當個人身體狀況欠佳時，對壓力源的抵抗力也會下降，容易遭受嚴重壓力反應的傷害。而當個人身體狀況良好時，就能抵抗壓力源的侵犯，減少或舒緩壓力反應的發生。因此，人們必須提高保健意識，例如：注意改善營養狀況，控制吸菸、喝酒的頻率等，都有助於第一線防衛。另外，減少或舒緩壓力的方法還有很多，例如：傳統的氣功療法、健身操、散步，以及一些娛樂活動。

## 三、專業輔助

對抗壓力源的第三線防衛是：專業輔助。當個人患有身心疾病時，就必須及時尋找醫護人員的幫助，由醫護人員對其提供針對性的治療和護理，例如：心理療法、藥物療法、手術療法等，並對其進行必要的健康教育、衛生宣導，提高病患的適應能力，促進其儘快康復。第三線防衛至關重要，如防衛得當，病患會早日痊癒；但如防衛不當，會加重病情或拖延為慢性疾病；若防衛失效，嚴重者會危及生命。

## 參、壓力的適應

壓力的適應探討以下兩個項目：(1)適應的概念；(2)適應的層次。

## 一、適應的概念

適應是應對的最終目的，是生物體調整自己適應環境的能力，或促使生物體更能適於生存的過程。個體的適應是指，針對各種變化和壓力的調整，應付及防禦壓力，使個體趨於相對穩定的平衡狀態。

對壓力的反應和適應因人而異，且與人的生物節奏有關，例如：每日晨間內分泌最旺盛，白晝逐漸減少，夜間更少，因而夜間的適應能力最差。突然的、強烈的或幾個壓力並存時，可導致嚴重的壓力反應。因此，護理工作

者應正確地估計病患對內外環境變化可能產生的壓力反應，幫助其增強適應能力。

塞里對「適應」是這樣描述的：適應最大的能力，就是使任何複雜的生活都變為可能，它是人們體內環境恆定的基礎，也是對抗壓力的基礎；適應的能力很可能就是最明顯的生命特徵。

## 二、適應的層次

人類的適應過程比其他一切生物都更加複雜，因為它包含的不只是單純的生物過程，而是在軀體、智力和情緒等方面都要對壓力做出反應。人類的適應可分為以下四個層次：(1)生理層次；(2)心理層次；(3)技術層次；(4)社會文化層次。

### （一）生理層次

生理適應是指，外界對人體的需求增加或改變時，在人體內所發生的反應，例如：一個經常從事文職工作的人突然改為體力勞動，一開始時會感到肌肉酸痛、心跳加快，但在維持一段時間後，這些感覺就會逐漸消失，這是由於體內的器官慢慢地增加了強度和功效，適應了體力勞動對身體所增加的需求。

### （二）心理層次

心理適應是指，當人們遭受心理壓力時，不斷調整自己的態度去認識和處理的情況，以求心理平衡，例如：人們常在潛意識的狀態下運用某些心理防衛機制，以舒緩緊張的情緒。

### （三）技術層次

技術適應是指，人們利用掌握到的各種技術，來改變或控制周圍環境中的許多壓力源。然而，現代技術又無奈地產生了不少新的壓力源，例如：沙塵暴、水污染，以及空氣污染等，這又需要人們不斷地研究和進步來加以適應。

## （四）社會文化層次

社會文化適應是指，調整個人行為，使之與各種不同群體（如家教、專業集體、社會集體等）的信念、習俗及規範相協調，例如：一個新成立的公司集團，只有各成員之間相互適應，才能順利開展工作。

### 思考問題

1. 常見的壓力源有哪三種？
2. 學者們根據不同情況下對壓力源和壓力反應的研究，得出哪五項結論？
3. 壓力反應分為哪三個發展階段？
4. 對抗壓力源的自力救助方法包含哪些？
5. 人類的適應可分為哪四個層次？

# 第二節　壓力的表現

「壓力」是引起不適或緊張感的外在條件，它們具有威脅性和挫折性，也超越了個人因應的能力。壓力不僅是一種客觀的狀態，還有賴於個人的感知和解釋，因此壓力被認為是精神疾病的一種常見病源。本節探討以下三個項目：(1)壓力對健康影響；(2)壓力的衝突；(3)壓力評量。

## 壹、壓力對健康的影響

壓力是精神疾病的一種常見病源。目前壓力對身體健康的影響已愈來愈明顯，因為癌症、心臟病和其他疾病，不僅是由感染或生理的因素所引起，還有是因為壓力的影響。因此，「壓力」的定義為引起不適或緊張感的外在

條件，因為它們具有威脅性和挫折性，同時，它們也常超越個體因應的能力。壓力不僅是一種客觀的狀態，還有賴於個體的感知和解釋究竟會有多大的傷害性。

# 一、生理反應

對壓力最初的反應是生理性的反應增強，伴隨著血壓升高、心跳加快、呼吸急促等，也會有情緒上的反應，例如：恐懼會引發爭端，憤怒則會導致對峙，此外也會產生沮喪等。壓力如何使人生病呢？其中有許多種途徑，例如：經常性的生理反應會導致血壓升高、干擾消化功能、引起疲勞。壓力還可能導致不良的健康行為，例如：食無定餐、喝酒較多、用藥也較多。

此外，壓力也可能讓人更容易覺得自己是個病患，將壓力的身體反應當作是疾病的症狀，而在家休養或去看醫生。壓力還有另一個普遍的現象，即抑制免疫系統，包含：血液中用來保護有機體，防禦生物體入侵、殺傷入侵細胞的各種組織。已有研究顯示，高噪音、驚嚇和考試的壓力，都會抑制上述的免疫組織，而同樣的壓力會導致更多的感染性疾病。在壓力和免疫系統間存在著幾種不同的生物路徑。

在一系列的研究中，專家發現在新近分居或離婚的人當中，尤其是向配偶提出分手的人，以及感覺孤獨或正在參加考試的人，其免疫系統較不活躍。另外，某些特定的人格類型之免疫系統較弱，而社會支持則可以增強免疫性。焦慮易導致頭部和頸部的肌肉收縮，引起頭痛，工作、家庭或人際關係的困擾也都會引起頭痛；而頭痛也可以用心理學的方法，例如：生物反饋和放鬆法來舒緩。

焦慮或敵意可以引起胃酸分泌，進而破壞胃黏膜。受到沒有預期且無法控制的驚嚇而處於無助時，更有可能發生上述現象。而噪音、緊急事故，以及溫度急速下降等壓力，都能引起血壓升高。本身就有高血壓的人，這種壓力的影響更為明顯，也更持久。暴露於壓力下的人（如失業）常發現患有高血壓，致病的可能路徑是腎儲存了較多的鹽分，這種情形會發生在交感神經系統反應較強，如神經質的人身上。心臟病在處於某些壓力的人中較普遍，

例如：喪偶、失業或緊張忙碌工作者，類似A型性格的人有較高的交感神經活動，進而導致血壓升高、心跳加快，而引起較多的心肌梗塞等現象。

壓力事件、缺乏社會支持和缺乏自我肯定，都會增加罹患癌症的可能性，其中的中介機制可能是免疫系統受到壓力的抑制，如前所述，易使癌細胞得以自由生長繁殖。感染性疾病，例如：感冒、咳嗽和發燒等，也較常見於處於壓力下的人當中，儘管有時這種壓力會影響主觀疾病感受高於客觀的疾病本身，也有幾項研究發現免疫系統受到抑制的現象，這些壓力包含喪偶、離婚、監禁和債務等。研究發現，在過去六個月期間，遭遇愈多這些事件的人比較容易生病。托特曼等人（Totmanetai et al., 1980）給受測者注射輕度的感冒病毒，發現壓力得分高的受測者較容易感染感冒。一些美國的研究發現，疾病和壓力之間能維持一個穩定狀態，儘管只有很少的相關。可是，這些壓力的影響通常是暫時的，不久就會恢復正常。對壓力特別敏感的疾病有心臟病、胃腸潰瘍，以及頭痛等。

## 二、工作壓力

研究顯示，不同的職業團體之間，在主觀健康上有很大的差異，其心臟病、高血壓、胃腸潰瘍和其他疾病的實際比率上，也有很大的差異。總體而言，工作壓力對人體有害的證據是非常明顯的。

### （一）工作性質

工作性質是壓力的主要因素，工作超過負荷是最常見的現象。研究發現，工作時間長、電話多、拜訪多、開會多的經理人員較常抽菸、喝酒，冠狀動脈疾病也較多。工作量超過負荷時，膽固醇和血壓都會升高，例如：會計師在報稅截止期逼近、航空管制員在飛機起降頻繁時，都會出現此種反應。

### （二）重複性工作

重複性工作包含超過負荷和缺乏控制的工作。在早期，某些工人每隔幾秒鐘就重複完全相同的動作，但此類工作現在大多已被自動化機器所取

代，因而獲得改善。

## （三）對他人負責

與相同專業層次的人比較，經理或管理者的健康狀況較差。有研究發現，對他人的責任與抽菸、高血壓和高膽固醇有關，由於這些工作蘊含著很多額外的緊張、擔憂，還要維持許多麻煩的人際關係，或者是要因應來自上司和下屬的壓力，做出與下屬有關的決策，處理摩擦，替人受過，以及沒完沒了的開會和諮詢。

## （四）缺乏控制

對於那些在工作時不能自由使用他們自己的方式，或應用他們自己適合的時間的人，即那些缺乏自主性的人，或較少參與決策的人，情況會更糟。有些研究針對從事高自主性工作的人（如醫生）和從事低自主性工作的人（如服務生）做比較，或詢問人們所感知到的控制性，發現低控制明顯與高血壓和其他生理指標有相關，而且是心臟病的危險因子。而這種情況隨著科技的發展，似有惡化的趨勢。

## （五）角色衝突

當個人面對來自身分不同的壓力時，角色衝突就容易產生，例如：來自上司和下屬的壓力，或者是來自顧客和同事的壓力。已有很多研究發現，角色衝突會導致高血壓和其他身體症狀。

## （六）環境壓力

在工作中有嚴重的物理壓力，例如：鋼鐵廠中的高熱和空氣污染、礦坑的灰塵、噪音、輪班制、睡眠不足，或是上下班的通車等，都會引起壓力，也會危害健康。

### （七）危險工作

有些工作很危險，例如：軍人、警察、消防隊員、礦工和潛水員。危險會造成腎上腺素分泌增加、心跳加快、血壓升高，如危險持續下去，則會導致疾病。從事危險工作的人或許有很高程度的自我選擇，這些工作吸引那些喜歡刺激或較不焦慮的人。然而，在戰爭期間持續暴露於危險中，容易造成這些人的「戰爭神經病」。

## 貳、壓力的衝突

心理學家認為，在文明社會裡，人們必須學會對自己的感情進行適當的控制。如當事人在某種情境之下，有恐懼或憤怒的情緒反應，但他又認為在當時情境中，不應當或不宜有該種表現，於是便會努力壓抑自己，表現得若無其事，使他人不易察覺出其內心的反應。有的人為了避免情緒的反應，就索性迴避或遠離某些有關的刺激物，例如：不閱讀書報文章，以免看到和自己意見不同的文章而感到憤怒；不參與有比較或競爭意義的場合，以免感受失敗；甚至不去檢查身體，害怕萬一查出絕症來，而沒有勇氣面對。這種對自身情感的控制有時候是有意識的，有時候也是不自覺的，但無論如何，這種壓抑只能使自己的情緒隱藏不顯而已，身體內部的生理變化仍在進行，這些變化的影響也依舊存在。

## 一、壓抑狀態

一個處於情緒壓抑狀態的人，通常的表現是精神萎靡不振，做什麼事都沒有精神，甚至原先很感興趣的活動也覺得沒有意思；缺乏朝氣，缺少活力，暮氣沉沉，整天唉聲嘆氣，感覺活得很辛苦；感官變得不再靈敏，思維不再靈活，整個人進入反應遲鈍的狀態。身體機能也出現下降趨勢，胃腸不好、茶飯不思、失眠又多夢、胸悶氣短、體虛易出汗等；與人交往缺乏熱情，對他人的喜怒哀樂缺乏共鳴，心情惡劣等。

青少年正處於一個情感最豐富、最強烈的時期，同時也是一個充滿壓力和衝突的時期。情緒的壓抑是青少年常見的心理問題，相當多的人常常感到自己的情感不能盡情傾訴，約70%的人時常覺得有一種壓抑感。這種感覺有時候是由自己意識到的原因所引起的，而有時候自己也不知道此種壓抑究竟是來自何方，只覺得被一種不滿、煩惱、苦悶、空虛、寂寞、孤獨、疑惑的感覺所困擾。

　　導致青少年產生情緒壓抑的原因是多方面的，例如：青少年時期自我意識有了顯著發展，在解決自我認同的危機中，會出現精神上的迷惘、情緒上的苦悶和心理上的不安。他們會開始關注自己的內心世界，易於反省、查找某些不盡如人意的地方，或者過分誇大缺點，導致情緒低沉；在人際關係上變得敏感，容易為一些小事而受挫；學習壓力過重，生活環境過於單調、枯燥；情感豐富而無所寄託造成的孤獨寂寞；對社會現實難以理解產生的疑惑；對未來前途的迷茫導致的空虛；激烈的生存競爭產生的巨大心理壓力。如此種種，都會使青少年敏感而脆弱的心靈飽受挫折，從而產生心理困擾。這些困擾若無法排除，便會日積月累而形成壓抑。護理工作者也可能要面對類似的情緒問題，也應該有所警惕。

## 二、消除壓抑

　　那麼如何消除壓抑呢？以下提供三個建議。

### （一）增加愉快體驗

　　設法為自己增加愉快的體驗，例如：給自己安排確實可行的學習計畫，使自己能經常看到成績和進展；培養自己多種興趣和嗜好，用來陶冶身心、調節情緒；多和志同道合的朋友交流，多參加集體活動，充分感受相互的關懷和友誼。如此一來，生活中積極愉快的體驗增多了，即使遇到不開心的事，也不會有強烈的情緒反應，或一下子陷入壓抑狀態而不能自拔。

## （二）正面觀察事物

學會從光明的一面觀察事物。任何一件事情，從不同角度去觀察，都會給人不同的印象。很多表面上看來像是引人生氣或悲傷的事件，如果換一個角度和觀點來看，常常會發現一些正面的積極意義。愛迪生為發明電燈而尋找合適的發光材料，試驗了上千次，仍以失敗告終。當時有人勸他：「你已經失敗了上千次，還是放棄吧！」愛迪生則回答：「不，我只是發現了上千種不適合的材料。」正因為愛迪生能夠以如此寬容的態度坦然面對挫折，始終以樂觀的心情去接受生活的挑戰，而不是沉浸於失敗中不能自拔，才能成為名垂千古的大發明家。

## （三）尋找合適的出路

為自己的情緒尋找合適的出路，例如：在激動的時候去做體能運動；在緊張不安的時候去找好朋友聊天，說出心中的憂鬱，寄情於山水風光、文學藝術、音樂書法等。總之，對付壓抑的情緒要學會運用「宣洩法」，盡可能地使鬱積在心中的不良情緒宣洩殆盡，避免壓抑帶來的多種身心疾病。

# 參、壓力評量

以下提供兩份壓力評量供讀者應用：(1)自我評量；(2)心理適應性測驗。

# 一、自我評量

人們的壓力主要是來自於生活，當然也包含了工作和生活上的壓力，以下問題是測試日常生活和工作壓力，提醒你是否該注意自己的精神健康狀態。請回想在過去一個月內是否曾出現下列狀況：

　1.覺得手上工作太多，無法應付。

2. 覺得自己不應該享樂。

3. 遇到挫折時會很容易發脾氣。

4. 擔心他人對自己工作表現的評價。

5. 覺得上司和家人都不欣賞自己。

6. 擔心自己的經濟狀況。

7. 覺得時間不夠用,所以要分秒必爭,例如:過馬路時會闖紅燈、走路和說話的節奏都很快。

8. 覺得沒有時間從事休閒活動,整天都會掛念著工作。

9. 有頭痛(或胃痛、背痛)的毛病,難以治癒。

10. 與家人(或朋友、同事)的相處會讓你發脾氣。

11. 與人談話時,會打斷對方的話題。

12. 上床後會覺得思緒起伏,因而思考很多事情,難以入睡。

13. 覺得有太多工作,不能每件事都做到盡善盡美。

14. 當空閒時,輕鬆一下也會覺得內疚。

15. 需要藉助菸酒、藥物、零食等抑制不安的情緒。

16. 需要藉助安眠藥幫助入睡。

17. 做事急躁、任性,常在事後感到後悔。

計分方法

　　從未發生:0分;偶爾發生:1分;經常發生:2分。

結果評量

　　0～10分:精神壓力程度低,但可能生活缺乏刺激,比較單調沉悶,個人做事的動力不高。

　　11～15分:精神壓力程度中等,雖有時感到壓力過大,但仍可應付。

　　16分以上:精神壓力程度偏高,應尋求壓力來源與解決方法。

## 二、心理適應性測驗

本測驗共有二十題，每題均有五個備選答案，請你從中選擇一項最適合你的答案：

1. 每次到一個新的地方，我總會失眠、拉肚子或皮膚過敏等。

   (A)完全對　(B)有些對　(C)不知道　(D)不太對　(E)不對

2. 夜間走路，我能比他人看得更清楚。

   (A)是　(B)好像是　(C)不知道　(D)好像不是　(E)不是

3. 無論寫什麼東西，只要一個人到安靜的環境裡，效果就會更好。

   (A)很對　(B)對　(C)無所謂　(D)不對　(E)很不對

4. 在我自己的辦公室裡工作總是更順心。

   (A)是　(B)似乎是　(C)差不多　(D)似乎不是　(E)正相反

5. 當父母或兄弟姐妹的朋友來我家做客的時侯，我會盡量迴避他們。

   (A)是　(B)有時是　(C)時有時無　(D)很少有　(E)完全不是

6. 開會輪到我發言時，我似乎比他人更鎮定，談吐姿態都很自然。

   (A)對　(B)有些對　(C)不知道　(D)不太對　(E)正相反

7. 在冷天裡我比他人更怕冷，熱天時則比他人更怕熱。

   (A)是　(B)好像是　(C)不知道　(D)好像不是　(E)不是

8. 在吵雜、混亂的環境裡，我仍能集中精力做自己的事情，而且能保持正常效率。

   (A)對　(B)略對　(C)差不多　(D)有些不對　(E)正相反

9. 每次檢查身體，醫生都說我「心跳過快」，其實我平時的脈搏很正常。

   (A)是　(B)有時是　(C)時有時無　(D)很少有　(E)根本沒有

10. 如果需要的話，我可以熬一個通宵，精力充沛地工作。

    (A)完全同意　(B)有些同意　(C)無所謂　(D)略不同意　(E)不同意

11. 每次談判，總是要出點差錯。

(A)經常如此　(B)有時如此　(C)差不多　(D)很少這樣　(E)沒有這種
情況

12. 出門在外，雖然吃飯、睡覺、環境等變化很大，可是我很快就能習慣。

(A)是　(B)有時是　(C)是與否之間　(D)很少是　(E)完全不是

13. 工作時，被人圍觀，我就無法工作。

(A)是　(B)有時是　(C)是與否之間　(D)很少是　(E)不是

14. 開會發言時，我能鎮定地把事先想好的一切都完整地說出來。

(A)對　(B)略對　(C)對與不對之間　(D)略不對　(E)不對

15. 我覺得一個人做事比大家一起做效率高些，所以我願意一個人做事。

(A)是　(B)好像是　(C)是與否之間　(D)好像不是　(E)不是

16. 為求得和睦相處，我有時會放棄自己的意見，附和大家。

(A)是　(B)有時是　(C)是與否之間　(D)很少是　(E)不是

17. 和他人爭吵時，我常常啞口無言，事後才想起該怎樣反駁對方，可是
已經太遲了。

(A)是　(B)有時是　(C)是與否之間　(D)很少是　(E)不是

18. 無論情況多麼緊迫，我都能注意到該注意的細節，不會丟三落四。

(A)對　(B)略對　(C)對與不對之間　(D)略不對　(E)不對

19. 當著眾人和陌生人的面前，我會感到窘迫。

(A)是　(B)有時是　(C)是與否之間　(D)很少是　(E)不是

20. 每次業務洽談時，效果總比我想像的好。

(A)是　(B)有時是　(C)是與否之間　(D)很少是　(E)不是

評分與解釋

凡單號1、3、5……19，從A到E這五種回答依次記1、2、3、4、5分，
即：很對（1分），對（2分），無所謂（3分），不對（4分），很不對（5
分）。

凡雙號2、4、6……20，從A到E這五種回答依次記5、4、3、2、1分。

計算你的得分：

81～100 分：適應性很強。

61～80 分：適應性較強。

41～60 分：適應性一般。

0～20 分：適應性很差。

## 思考問題

1. 壓力導致的生理反應有哪些？

2. 工作導致壓力的原因有哪些？

3. 處於壓抑狀態的人，通常有哪些表現？

4. 為消除心中的壓抑，有哪三個建議？

5. 壓力評量通常有哪兩種？

## 第三節 壓力問題諮詢

本節探討以下二個議題：(1)應付壓力問題；(2)護理工作諮詢。

## 壹、應付壓力問題

在一般心理學的觀點中，我們對任何一種心理活動或是心理過程的分析，都可以從「認知」、「態度」和「行為」等三種層次著手。我們可以用生活中實際發生的事件為例，來做一個綜合性的分析與討論。當面對一種心理壓力事件或心理壓力情境的時候，首先，要對它有所意識或有所認識，而這種意識與認識的差異，就足以構成壓力事件或壓力情境所產生的不同影響，例如：對於期末考試，有的人認為是一種很大的壓力，他可能會把這次

考試與畢業升學連結起來，與自己的面子，以及在同學中的互動等因素連結起來。這樣，在面臨期末考試的時候，他也就會進入一種充滿壓力的「緊張」和「壓力」狀態。

其次，當事者對於所面臨的壓力事件和壓力情境的態度，是「知難而進」，把壓力看作是一種挑戰，還是感到大難臨頭，把壓力看作是一種負擔。也像在面對「考試」時，是把考試當作挑戰，還是把考試看成負擔，那麼「考試」對人的影響也就會有著很大的差異。另外，在這種認知和態度的基礎上，當事者要對壓力事件或壓力情境做出具體的行動，是要積極地去解決所面臨的問題和困難，或者是要消極地去逃避所面臨的問題和困難。這正如，有人愈是在考場上，就愈是善於發揮，但有人卻正好相反，愈是在考場上也就愈是緊張，愈是找不出答題的思路；更有人甚至會產生諸如「生病」、「忘記考試時間」等明顯的逃避行為。

因此，認知、態度和行為這三種因素，本身是密切相關的，行為主義心理傾向較為注重行為方面，精神分析心理傾向較為注重態度方面，而認知心理傾向則較為注重認知和評價因素。所以說，心理學中對於應付這三種不同的理論解釋，都自有合理之處，都為我們理解應付的作用和內涵，提供了某種程度的幫助。

壓力事件和壓力情境既可視為一種負擔，也可以視為一種挑戰，因此，我們要面對的不是壓力事件和壓力情境，而是要面對自己的心態或態度問題。以下提供兩項建議來應付壓力問題：(1)情緒定向應付；(2)問題定向應付。

# 一、情緒定向應付

情緒定向應付與我們內在的自我防衛機制有關，是我們面對強大的壓力或挫折時，自覺或不自覺都在使用的應付方式。但是，同樣的情緒定向應付，可以有積極的作用，也會有消極的作用，增加對它的瞭解和認識，將有助於使其發揮有效而積極的作用。一般來說，情緒定向應付可分為「外在表現性情緒定向應付」和「內在表現性情緒定向應付」兩種形式，例如：當遇

到一定的「心理壓力事件」或「心理壓力情境」時，人們可能會採取「藉酒消愁」或「藉故發火」等明顯的表現形式，以發洩或者減輕心中的壓力和愁悶，這便屬於「外在表現性情緒定向應付」。不管藉酒是不是可以消愁，但是人們遇到壓力或挫折，遇到憂愁和傷心的事情時，卻總不自覺地這樣做著。

人們也可能會透過內在的情緒表現，來應付所面臨的壓力事件或者是壓力情境，他可能會「否認事實」，如以「這怎麼可能呢」、「這件事是不可能發生的」等說詞來做最初的反應。或者從「這件事對我來說並不重要」、「實際上不必擔心這些事情」等「自我安慰」的方式，來降低和減輕所面臨的心理壓力事件或情境對自己的影響。情緒定向應付通常是人們在遇到強大的「心理壓力」時所使用的，尤其是當人們認為自己對所面臨的壓力已經無能為力的時候，就更容易使用情緒定向性的應付方式。

## 二、問題定向應付

問題定向應付是指，去應付與處理壓力或挫折情境，或應付與處理引起挫折與壓力事件本身的一種方式，與前面所討論的情緒定向相對應。一般來說，面對引起心理壓力的挫折事件或情境時，我們可以逃避，亦可尋找某些辦法或途徑去協調或處理它，側重對後者的嘗試便是「問題定向應付」。如果我們有意要解決問題，直接去應付引起心理壓力的挫折事件或情境本身，那麼我們可以這樣做：

1. 對所涉及的問題進行分析，評估該問題是否與自己有關、是好事還是壞事、屬於什麼性質、是否嚴重、嚴重程度如何等，這是第一步。
2. 努力去想出或考慮幾種可能解決問題的辦法，這是第二步。
3. 對這些辦法進行權衡和比較，看哪一個較為合適、較為安全，哪一個對自己較為有利，這是第三步。
4. 把自己選定的方法付諸實行，真正「動手」去解決問題，這是最後一步。

這裡將涉及到心理學中對解決問題的分析，以及解決問題的策略等。但

是，問題定向的應付，既可以用來解決外在問題去改變環境事件，也可以用來解決內在問題去改變自身，例如：一個護理工作者若不善於表達，或口才不好，並為此而遭受到壓力和挫折的困擾，那麼要解決這個壓力問題，可能有以下幾項的基本考慮：辭職另外找工作、改變自己的外在環境，或者是要透過解決自身的一些問題，來減少或消除由挫折所帶來的心理壓力。我們都知道口才是可以鍛鍊的，表達能力也是可以提高的，若是這兩者都能夠解決，那麼這位護理工作者的壓力問題也就會隨之解決。俗話說：「不經一事，不長一智。」實際上這句話也是在教育人們，學會解決內在問題，或是透過提高自身應付壓力和挫折的能力。一般來說，克服自身的缺點、學習新的工作技能、提高自己的自信和自尊，以及改變自己設定的標準等，都屬於「解決內在問題」的方面。

對於應付的態度，斯賓諾莎（Baruch de Spinoza, 1632-1677）說過：「不悲哀，不嘲笑，不怨天尤人，而只是理解。」這或許可以作為我們面對生活，以及面對生活壓力時的座右銘，同時也是我們能夠接受的應付之基本態度。生活需要理解，生活的壓力或挫折也需要理解。在理解的基礎上，在不悲哀、不嘲笑、不怨天尤人的理解基礎上，我們能夠更加有效地應付壓力。再說壓力、挫折與不幸本身是生活的組成，也是一種值得「珍惜」的生活體驗。我們應該有智慧地來接受生活的「挫折」、「失敗」和「不幸」。唯有從逆境和挫折中奮起的人，才能具有充分發展的動力和能量。

這是我們的體驗，也是我們所贊同的應付之基本態度。在有關的心理學文獻中，關於應付的原則，有這樣簡明的表述，可供我們進行參考：沖淡壓力，泰然處之；放鬆情緒，調節心理；解決問題，保持希望。總之，持有積極面對壓力的態度，運用適當的應付壓力的技能，保持堅強的信心和持久的希望，我們就可以把壓力與危機轉化為成長的契機，把壓力變成動力，愈挫愈勇，真切地擁抱與體驗生活。

# 貳、護理工作諮詢

心理適應力的強弱，關係到我們能否工作愉快、生活幸福，因此增強我們這方面的能力就十分重要。護理工作者會面臨一些心理適應方面的問題：(1)環境適應；(2)人際適應力。

## 一、環境適應

對護理工作者而言，不僅要經歷畢業找工作的辛苦，也要經歷考證照的轉折。離開了原來熟悉的校園、團體，來到了一個陌生的環境，面對陌生的護理長、同事。特別是從鄉村轉到城市裡的護理工作者，在面對各方面生活條件都比自己優越的同事，還有護理長新的工作方式時，是否會產生心理壓力，進而影響自己的心理呢？因此，我們在環境改變前，要有良好的心理準備，護理長也要同時教導他們如何去迎接這方面的新問題，使他們能夠有所準備，在生活方式與思維方式上適時地做出適當的調整。這樣一來，才能使他們在面對新的環境時，不害怕、不悲觀，努力探索和改變原來不適宜的工作方法，以適應新的工作要求。總之，我們要做到「瞭解環境、接受環境、順應環境」。

## 二、人際適應力

學校階段的人際交往，主要包含同學之間各種訊息傳遞、思想溝通與感情交流。當我們從學校畢業後轉入新的工作場所時，都會面對許多新的同事，如果能輕鬆自如地與同事們打成一片，就會感到心情舒暢，沒有任何負擔地投入工作。但如果在與同事的交往中，只憑個人的好惡，喜歡的人就來往，不喜歡的人就不來往，自己高興了就同他人說話，不高興就不理人，久而久之，就會使自己變得偏激且孤立；這樣一來，會對自己的身心造成不良的影響。因此，現代護理工作者要克服以自我為中心的思想，不要過於感情用事，本著「嚴於律己，寬以待人」的態度與同事真誠相處，這樣才會使你擁有更

多的朋友，獲得新的幫助。最後，奉勸那些在新的環境中仍然感到孤獨的護理工作者們，調整自己的心態，去發現他人的長處吧！試著去理解你的同事們，相信會有所收獲，並從中體驗到快樂。這樣一來，就能以平和的心態對待他人的批評，做到「有則改之，無則嘉勉」，並使工作取得更大的進步。

即便是身體健康的人，當面對強大的壓力源時，也會因適應不良而引起疾病；若是身體患病的人，再面臨更大的壓力源時，就會更難適應，進而加重病情。這就要求護理人員有較強的責任心，去幫助病患減少壓力，以維持身心平衡。

## （一）與工作有關的壓力源

在一般情況下，護理工作者為病患提供的專業性幫助，有利於病患的康復。但如果稍有不慎，就會給病患帶來壓力源：

1. 護理工作者沒有全面瞭解病患的需要（生理的、心理的、社會的）。
2. 護理工作者忽略了環境對病患的刺激，例如：噪音、光線、溫度的不適。
3. 護理工作者的工作能力較差，不能及時發現病情變化而及時處置。
4. 護理工作中未能得到家屬的配合。
5. 由於護理工作忙碌而忽視承諾，以致於影響護病之間的相互信任。

## （二）幫助病患適應壓力

護理人員幫助病患正確評估所受壓力的程度、時間、過去的忍受力，以及社會的支持等，並分析具體情況，且找出壓力源，進而調整住院環境，消除不良因素，使其盡快適應新環境；協助病患適應實際健康狀況，幫助其有效應對可能出現的心理問題，例如：教導病患運用放鬆技巧來舒緩對疼痛的恐懼，對預後的焦慮等；協助病患建立良好的人際關係，並取得家屬的配合，使其早日康復。以下為四項協助病患適應壓力的方法：

1. 協助病患適應醫院環境：護理工作者應為病患創造一個整潔、安靜、舒適、安全的病房環境，主動熱情地接待他們，並介紹醫院的環境、

有關規章制度及負責的醫生、護理人員，消除病患由於陌生和孤獨所帶來的心理壓力。

2. 協助病患保持良好的自我形象：住院後，病患的穿著、飲食、活動等都受到醫院的限制，常常會感到失去了原來的自我；同時由於疾病所致，自理能力的降低，又會使其感到自卑。護理工作者應尊重病患，協助其保持整潔的外表，改善其自我形象，適當照顧病患原來的生活習慣和愛好，使其獲得自尊和自信。

3. 協助病患適應其角色：護理工作者對病患要表示接納、尊重、關心和愛護，應主動瞭解不同病情、不同生活背景病患的心理、生理感受，給予恰當的心理疏導；讓其參與治療和護理計畫，以減輕顧慮，主動配合。對於恢復期的病患，要避免其疾病角色行為的強化，應啟發其對生活和工作的興趣，逐漸適應自理的需要。

4. 協助病患建立良好的人際關係：護理工作者應鼓勵病患與醫護人員、同室病友融洽相處，並動員家庭及社會支持系統的關心和幫助，使其感受到周圍人對他的關懷和愛護，促進其身心健康的恢復。

　　護理工作者良好的職業道德及素質修養，對病患的角色適應至關重要，也就是說護理工作者的言行如果是積極的，則護病關係和諧，能協助病患戰勝壓力源，有利於其康復；如果護理工作者的行為是消極的，則會使護病關係緊張，容易增加病患的壓力源，而加重其病情。

## 思考問題

1. 壓力的問題可從哪三個向度或層次來探討？
2. 應付壓力問題的方式有哪兩種？
3. 情緒定向應付分為哪兩種形式？
4. 運用問題定向應付的步驟有哪四個？
5. 護理工作者如何協助病患適應壓力？

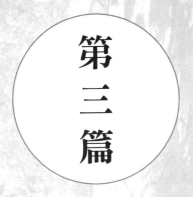

# 第三篇

# 心理健康與管理

第十一章　心理健康管理
　　　　──維護護理工作者心理健康

第十二章　學習發展管理
　　　　──加強個人的專業能力

第十三章　心理危機管理
　　　　──化解個人的心理危機

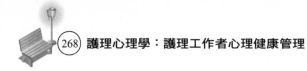

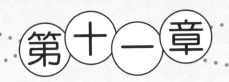

# 心理健康管理

## ——維護護理工作者心理健康

　　本章「心理健康管理」主要的任務是討論「維護護理工作者心理健康」。由於護理工作者的主要任務是維護病患的健康，因此他們自己的健康也必須兼顧，以便更有效的幫助病患。探討心理健康管理的相關問題是本書第三篇「心理健康與管理」的第一項（第二項是學習發展管理，第三項是心理危機管理）。本章規劃為三節：第一節「心理健康概述」，第二節「心理健康問題」，第三節「心理健康管理」。

　　第一節「心理健康概述」將探討三項議題：(1)何謂心理健康；(2)心理健康的內容；(3)心理健康的展現。在第一項「何謂心理健康」中，將討論：生活經驗、理論基礎等兩個項目；在第二項「心理健康的內容」中，將討論：行為反應、情緒反應，以及智力反應等三個項目；在第三項「心理健康的展現」中，將討論：人際關係、行為協調，以及符合年齡等三個項目。

　　第二節「心理健康問題」將探討四項議題：(1)心理疲勞；(2)憂鬱症；(3)疑病症；(4)精神疾病。在第一項「心理疲勞」中，將討論：疲勞問題、問題處理等兩個項目；在第二項「憂鬱症」中，將討論：憂鬱問題、問題處理等兩個項目；在第三項「疑病症」中，將討論：病況問題、病情治療等兩個項目；在第四項「精神疾病」中，將討論：疾病問題、問題處理等兩個項目。

　　第三節「心理健康管理」將探討三項議題：(1)生活心理健康；(2)進階心

理健康；(3)工作心理建設。在第一項「生活心理健康」中，將討論：坦然面對現實、自尊與自愛，以及維持情緒穩定等三個項目；在第二項「進階心理健康」中，將討論：人際關係良好、掌握生活情趣，以及發展獨立性格等三個項目；在第三項「工作心理建設」中，將討論：處理焦慮心理、解決挫折心理，以及超越孤獨心理等三個項目。

## 第一節　心理健康概述

　　個人的健康包含身體健康和心理健康。聯合國世界衛生組織（WHO）把健康定義為：健康，不但是沒有身體缺陷和疾病，還要有完整的生理、心理狀態和社會適應能力。因為人是生理與心理的合一體，身與心的健康是相互影響、交互作用的；在這個前提下，護理工作者的心理健康管理就顯得非常重要了。針對本節「心理健康概述」主題，我們將在以下討論三個項目：(1)何謂心理健康；(2)心理健康的內容；(3)心理健康的展現。

### 壹、何謂心理健康

　　心理健康被聯合國世界衛生組織（WHO）定義為：「有完整的心理狀態和社會適應能力」。探討何謂心理健康，包含下列兩個項目：(1)生活經驗；(2)理論基礎。

### 一、生活經驗

　　我們或許對「心理健康」這個概念感到生疏，或者只是曾經聽說過；因為在我們的日常生活中，經常談論和使用的是「身體健康」這個詞語。因為長期以來，我們只注意到生理上存在著健康問題，卻忽視了心理上同樣也存在著健康問題，例如：在日常生活中，許多人都體驗過學習、家庭、人際交往等方面的許多心理問題，這些問題如果處理不當，就會造成人們的心理矛

盾、情緒緊張、憂愁苦悶等。假如人們對這些來自身體內部與外部的刺激適應能力較差，那麼這些刺激便會損害身心健康，並可導致心理上的失常，甚至會引起心理疾病。

## 二、理論基礎

從心理學理論來看，心理健康最簡單的定義是沒有焦慮、沮喪，或其他在精神疾病患者中常見的症狀。嘉霍達（Marie Jahoda, 1907-2001）在 1958 年提出了一個正向心理健康的定義，即個體在愛情、工作、遊戲、人際關係、情境要求、適應能力和問題解決等領域中的成功或適應良好。

在此可以用一個簡單問題來測試一般民眾的心理健康：「昨天您是否體驗過不愉快的情緒緊張？」在英國的一項調查中，這種心理痛楚有程度上的差別，包含：負向情緒及相關的狀態（如沮喪、焦慮和擔心）、輕度身體症狀（如頭痛、失眠和疲勞）、自我效能不佳的感覺，或精神瀕臨崩潰的感覺等。有充分證據顯示，這些感受會存在於同一個體，從而形成人格上的一個「普遍因素」。此一普遍因素與「愛桑克人格問卷」（Eysenck Personality Questionnaire）中的「神經質」相應，也可以用「一般健康問卷」（General Health Questionnaire, GHQ）測量，這兩種工具都在研究中廣為應用。他們的每道題目都用四點量表來計分，從「非常同意」到「非常不同意」。心理失常還有另一個層面，與精神分裂症之類的精神障礙相應，可用「愛桑克人格問卷」的精神因素來測量。

或許測量心理失常最有效的方法是精神科醫師的晤談。在英國有一份冗長的標準表格，稱為「目前狀態測試表」（Present State Examination, PSE），另有一份較短的表格用於社區研究。儘管這種測量法比較有效，但在研究中很不方便。

究竟有多少人在一定時間中會有心理障礙？如同詢問多少人身材是高的，多少人是聰明的一樣，這個問題並沒有清楚的切入點；約有 14～17%去看家庭醫師的人，被診斷出有精神問題。根據美國《一般家庭調查》（General Household Survey）發現，每三個人就有一個有某種心理痛楚，例如：嚴

重的頭痛、疲勞、失眠、焦慮或沮喪等，而只有 17% 的人因此去看醫生。一項以兩週為期的心理症狀調查顯示，某些心理痛楚是常見的，就如同身體健康範疇內的咳嗽和感冒一樣。美國最近的一項晤談調查發現，17～23% 的成人有心理失常，7～15% 有焦慮，終身盛行率為 29～38%；約有 15% 的人口因問題嚴重而求醫，或被醫生診斷為精神病患者，臨床心理學家認為有 8～10% 應接受治療。針對護理工作者的情況，筆者（林仁和）目前手中雖然沒有統計數字，但在 1980 年代後期對工作機構（Adult Rehabilitation Center, ARC）內的二百位護理工作者的研究統計顯示，有 15% 的人反應有心理健康的困惑。

# 貳、心理健康的內容

以下這二段（心理健康的內容、心理健康的展現）是將第二章第一節「心理健康」的「(2)心理健康的標準」，做更深入的探討。

評量一個人的心理健康內容，我們可以從下列三個項目來檢驗：(1)行為反應；(2)情緒反應；(3)智力反應。

## 一、行為反應

適度的行為反應是心理健康的重要指標。因為人的種種內涵都不相同，當然行為反應也會不一樣，例如：我們看到有些人在陌生的環境下，可以很快地與初次碰面的人聊天，讓周圍不知情的人以為他們是多年未見面的老朋友。不過，不擅長與陌生人聊天，並不代表行為反應不夠健康，因為行為反應的表現，除了自己的認知以外，在很多情況下，都是旁人的認定；所以行為反應的不健康主要是有沒有超越一般人的標準。就好像遇到不熟識的人，大部分的人都不能很快地與對方侃侃而談，只有較少數的人可以。

在遇到特殊情況如產生異常的行為反應，只要不影響周遭的人，且不會持續太長的時間，都還算健康。異常敏感與異常遲鈍是屬於心理異常的範圍，而會發生心理異常的反應，都是逐步偏離正常的行為反應所發展而成

的，就好像感冒的時候，一開始只是流鼻水，接著就是嚴重的鼻塞或頭痛發燒等，如果在感冒的徵兆初期不加注意，就很容易演變成重感冒。所以在日常生活中就要注意自我的行為反應，一旦發現反應有不適當的傾向，或是別人異樣的眼光及善意的告誡時，就要及早查明原因，及時予以糾正。

# 二、情緒反應

情緒反應的評量包含以下四個項目：(1)學會情緒轉移；(2)維持情緒穩定；(3)瞭解情緒波動的原因；(4)保持心情愉快。

## （一）學會情緒轉移

在挑起情緒的事件消失以後，如果沒有更多引起情緒的情形，情緒反應就應該會逐漸淡化。同樣地，如果情緒一產生，為了要盡快消除情緒反應，如果可以採用一個適當的動作，當做情緒發洩或轉移的出口，那麼情緒反應就可以很快地消失。

## （二）維持情緒穩定

要有穩定的情緒，需要在平時就有心理準備，例如：身為孝順的子女，在雙親往生時，雖然心情一定是低落的，但是只要父母在世時，都已盡到子女的孝道，就可以把往生的事實看做是雙親去長期旅行一般；如果平時並不關心父母，等到那天到來時，就會哭哭啼啼，甚至於傷心到難以自拔。

## （三）瞭解情緒波動的原因

情緒波動是由相對應的原因所引起，適當的情緒反應並不會危害身心健康。如果應該快樂的時候卻感到悲傷，應該傷心的時候卻是情不自禁的大笑，這些都是情緒不健康的表現。

## （四）保持心情愉快

保持心情愉快就好像是身體健康的人在食用健康食品一般，不讓自己的

心理生病。因為心情愉快的時候，會使自己的心理處於積極的健康狀態，就算遇到不如意的事，也不會引起太大的情緒反應。

## 三、智力反應

智力是人的學習知識能力與做事能力的綜合水準。智力測驗的題目大概可以測出記憶、觀察、思維、想像等項目，但特殊領域的表現能力卻不容易由智力測驗所測出來，例如：體育選手的能力、音樂的天份、繪畫的美感等。另外，資賦優異屬於智力正常的範圍，智能不足則屬於智力反應的不正常。智能不足的人雖然是少數，但會給家庭與社會帶來負擔，所以也需要社會的關懷與協助。

# 參、心理健康的展現

心理健康的展現議題，包含下列三個項目：(1)人際關係；(2)行為協調；(3)符合年齡。

## 一、人際關係

在社會或團體中，每一個人都要扮演很多角色，可能是上司及下屬、父親及兒子、互為朋友等。一個人具備了正常的心理適應，就能正確處理這些關係；如果人際關係不好，就代表著某部分的心理失調。

從互惠的角度去看人際關係：父母親想要獲得兒女的孝順，自己就要先孝順父母；先對朋友友善，就容易獲得朋友的友情；要得到學生的尊敬，老師就要有其專業的內涵，以及老師應有的做人做事風範；自己會的專業技能要無私的教導別的同事，讓同事之間互相教學相長。

## 二、行為協調

心理健康的行為協調表現在兩個方面：

1. 言行一致，也就是說到做到。這方面的行為不協調，表現出來的是說

謊或吹牛，更嚴重的就會變成欺騙。

2. 在類似情境下的反應一致，也就是平等對待不同的人，與應用相同的處事邏輯。這方面的行為不協調，是思維與行為失調的表現，如果經常的行為表現都不一致，容易造成他人對自己的誤會與不諒解。

## 三、符合年齡

人在不同年齡階段會表現出不同的心理特點，就像是人生各個階段有不同的任務或使命：

1. 求學階段的任務是學問的獲得與品德的培養。
2. 就業階段的任務是專業技能的發展，同時要組成家庭與培育下一代。
3. 退休階段的任務是含飴弄孫。現在更流行退而不休，也就是加入志工行列，讓自己的一生所學，可以被社會回收並利用。

### 思考問題

1. 根據聯合國世界衛生組織（WHO），其對健康的定義為何？
2. 評量一個人的心理健康內容，我們可以從哪三個項目來檢驗？
3. 評量心理健康的情緒反應，包含哪四個方面？
4. 請描述智力與心理健康之間的表現有哪些？
5. 心理健康的展現議題，可包含哪三個項目？

## 第二節　心理健康問題

本節探討以下四個項目：(1)心理疲勞；(2)憂鬱症；(3)疑病症；(4)精神疾病。這四個項目是護理工作者比較常見的心理健康問題。

# 壹、心理疲勞

所謂心理疲勞是指，在長期思考或在超長時間工作後，陷入心力衰竭的狀態。護理工作者心理疲勞的一般表現，是在長時間從事力不從心又需要腦力的勞動後，會感到精神不濟、勞動效率顯著下降的現象。儘管造成心理疲勞的原因很多，但最大的原因除了身體疲勞外，還包含心理因素，例如：煩躁、焦慮，以及過重的心理壓力等。

## 一、疲勞問題

疲勞既是生理現象又是心理現象，主要是看由什麼原因引起，需要加以區別。以下有個簡便的方法可以進行，如果在連續工作一段時間或長時間的思考後，感到非常疲勞，那麼就不妨想一下：對工作是不想做了？還是做不了？如果是前者，那就是屬於心理疲勞。一般來說，疲勞在生理上的反應往往不易測定。心理疲勞是身心疾病的警告信號，如果不加以重視而忽略，疲勞的感覺就會進一步加重，有可能會引起各種身心疾病。這是因為疲勞與人體的消耗有關，主要和大腦皮層的內抑制有關，當刺激量超過大腦所能承受的程度時，就會產生保護意義的超限抑制，這時人就會表現出疲勞的現象。

## 二、問題處理

護理工作者想要消除心理疲勞，有下列三個建議：(1)要有明確的工作目的；(2)要對所從事的工作產生興趣；(3)加強人際關係。

### （一）要有明確的工作目的

無論從事什麼活動，一定要確立行動目標，這樣才能不斷地激勵自己，以取得預期的成功，邁向個人的生涯自我實現。要調和腦力與體力的工作分配，工作與學習要合理安排，生活要有規律，注意休息，努力排除外界的不良影響，並要加強體能鍛鍊，強健體質。

## （二）要對所從事的工作產生興趣

護理工作者如對工作感覺枯燥無味，就要想辦法努力培養自己的興趣。如果是由於長期從事單調工作而產生的厭倦，那就需要改善對工作的態度，或者轉調至其他工作單位。當護理工作者把服務病患看作是一種愛心的展現，或者用同理心來看待病患，即會產生對工作的一種使命感，因而讓心理疲勞獲得紓解。

## （三）加強人際關係

加強人際關係就是要和同事、上司及部屬有良好的互動，並多與家人親近。只有工作與生活在融洽的氣氛中，才能有愉快的心境、開朗的性格，以及健康的身體。

# 貳、憂鬱症

憂鬱症是護理工作者比較容易罹患的心理疾病，因為不管他們個人的身體與心理狀況如何，都必須長時間以笑容面對病患、提供護理照顧，若是沒有適當舒緩，長期下來，就很容易得到憂鬱症。

## 一、憂鬱問題

憂鬱症早期多有神經症的表現，而逐漸發展成情緒抑鬱、焦慮緊張和猜疑為主要症狀，並伴隨植物神經功能紊亂和內分泌功能障礙的一種心理疾病。憂鬱症患者經常神情緊張、焦慮、心緒低沉、全身不適、早醒，整日惶恐不安，有大禍臨頭之感，經常嘆氣、自責自罪、拒食，若出現疑心妄想，又會認為自己無可救藥。即使如此，病患對自己和家人依然關切，常表現出愁眉苦臉、坐臥不安、搓手頓足、流淚哭泣等現象。

一些植物神經症狀，例如：心悸、潮熱或發冷、出汗、末肢脹麻、頭暈等亦很常見。嚴重時，會出現自殺企圖或行為。一般認為，憂鬱症以女性較

多見。憂鬱症往往是某些精神因素所誘發，患者病前具有敏感、多疑、膽小的性格特點。

## 二、問題處理

憂鬱症的問題處理，包含以下兩個部分：(1)問題診斷；(2)疾病治療。

### （一）問題診斷

每個人因為外在的環境事件或內在的主觀經驗，都會有鬱悶低落的情緒，一般人的這類負面情緒在數日之內多會有所改善，如果鬱悶低落的情緒持續兩週以上未獲得改善，或者對日常生活中的各種活動、嗜好或與朋友往來都失去了興趣；並且下列七項憂鬱症的徵兆有出現四項以上，就該尋求專業醫師的診斷評估：

1. 暴飲暴食或沒有食慾，使得一個月內的體重有 5%以上的改變。
2. 每天都覺得疲倦、虛弱無力、沒有精神。
3. 有過多的罪惡感，覺得自己是無用、沒有價值的人。
4. 注意力不集中、記憶力減退、判斷力變差、無法下決定。
5. 產生自殺念頭。
6. 每天都嗜睡或失眠。
7. 行為變得躁鬱不安或呆滯遲緩。

### （二）疾病治療

憂鬱症的治療分為心理治療與藥物治療兩種方式：

在心理治療方面，支持性心理治療對疾病的好轉與康復十分重要。首先，要讓患者瞭解疾病的性質，使其認識自己的各種感受不過是自身正常生理變化過程的加劇，從而解除其不必要的思想負擔，樹立其戰勝疾病的信心。其次，要引導患者傾訴內心的苦悶，幫助其分析自己認識和現實之間的差距，對於個人的生活事件要冷靜分析，切勿感情用事，學會自我放鬆，經常參加必要的社會活動，使生活豐富與充實。

在藥物治療方面，主要使用抗抑鬱劑，用量不宜過大。〔註：藥物應由醫師處方使用，個人切勿自行購買服用，以免發生不良反應，危及身體健康。在一般情況下，可使用多環類抗抑鬱劑，例如：多慮平（Doxepin）、阿米替林（Amitriptyline）、麥普替林（Maprotiline）等。伴有強迫症者，可使用氯丙咪臻（Chlorimipramine）。另外，新藥百憂解（Prozac）是世界上廣泛應用的抗抑鬱藥。此外，也可使用佳靜安定（Alprazolam）、舒樂安定（Estazolamum/Estazolam），以減輕焦慮，或使用谷維素（Oryzanol）來調節植物神經功能。內分泌紊亂明顯者，可服用尼爾雌醇（Nilestriol）。〕

## ◗ 參、疑病症

疑病症又稱為疑病性神經症，是指對自身感覺作出患有不切實際的病態解釋，致使整個身心被由此產生的疑慮、煩惱和畏懼所占據的一種神經症，以對其本身健康的過分關心和持有難以消除的成見為特點。疑病症患者會懷疑自己患了某種事實上並不存在的疾病，醫生的解釋和客觀檢查均不足以消除其看法。一般認為，護理工作者比較容易罹患這種病症，主要是因為在工作上，經常要面對生老病死的病患與他們的家屬，難免感染其絕症的傷痛，而不自覺投射在自己身上，久而久之，即容易感染疑病症。

## 一、病況問題

疑病症的病因未明，常有過分關注自身健康，要求十全十美或固執、吝惜、謹慎等性格特徵，男性患者常有強迫性，女性患者中具有病症性格者居多。約三分之一的患者是由身體疾病所誘發，少數患者可能是醫源性心理社會因素的強化作用。疑病症的病程長短不一，長者可持續數月或數年，預後較差。發病期，有明顯誘因或得到及時治療者，預後較好。

疑病症在診斷上，最初往往表現為過分關心健康和身體的任何輕微變化，而有與實際健康狀況不相符的疑病性解釋，伴有相應的疑病性不適，而逐漸出現日趨系統化的疑病症狀。疑病症有可能全身不適、某一部位的疼痛

或功能障礙，甚至是具體的疾病，其症狀以骨骼、肌肉和胃腸系統較多見；就部位而言，以頭、頸、腹部居多，常伴有焦慮、憂慮、恐懼和植物神經功能障礙的症狀。疑病性煩惱是指，對身體健康或所懷疑疾病本身的糾纏，而不是指對疾病的後果或其他效應的苦惱。患者也知道煩惱對於健康不利，苦於無法解脫而不能自拔，常四處求醫、陳述病情始末，卻又不相信檢查結果和醫生的解釋或保證。有的患者僅表現出特殊嗅覺異常或自身形態奇異等單一症狀的疑病症。

## 二、病況治療

疑病症的治療是以精神與心理治療為主，輔以藥物治療。

### （一）精神治療

精神治療以支持性心理治療為主，在耐心傾聽患者陳述與仔細檢查之後，以事實說明所疑疾病缺乏事實根據，切忌草率檢查與簡單解釋。如配合其他治療，療效可能更好。對暗示性較高的患者，在支持性心理治療的基礎上進行催眠之暗示，可能獲得很好效果。

### （二）藥物治療

藥物治療無多大裨益。抗焦慮與抗抑鬱藥物可消除患者焦慮、抑鬱的情緒，而抗精神病藥物僅對少數患者有效。〔註：藥物應由醫師處方使用，個人切勿自行購買服用，以免發生不良反應，危及身體健康。派迷清（pimozide）（2～8 mg）對單一症狀的疑病症可能有良效。〕

## 肆、精神疾病

護理工作者的精神疾病，以中年期女性居多，但也會反應在年齡與實際狀況不相稱者身上。這種疾病多有明顯的精神與心理因素，例如：長期精神緊張或精神創傷等。

# 一、疾病問題

　　精神疾病在臨床表現上，除了失眠、頭昏、頭痛、注意力不集中、記憶力下降等神經衰弱症狀外，還表現在情緒不穩、激怒、煩躁、焦慮，同時伴有心悸、潮熱、多汗等植物神經症狀。有些症候的中年人，會時時表現出緊迫感，對個人和家人的安危、健康格外關切，會特別注意自己身體的微小變化，擔心會得到什麼嚴重疾病，常因身體不適而四處求醫；這類患者，事情不論大小都得操心。儘管如此，這些症狀對日常生活或工作並無明顯影響，即使持續多年，自制力常常仍然良好。

　　女性特有的精神疾病主要是由於女性在月經週期、分娩後、中年期，體內出現內分泌改變，而引起一系列生理、心理方面的劇烈變化，從而導致程度不同的精神障礙。月經週期精神病是指，約有 40%的女性，每當月經來潮，即出現乳房腫脹、頭暈目眩、腰酸背痛、疲憊無力或心情暴躁等不舒適的現象，這都是正常的心理和生理反應。但是，有一些女性每當月經來潮的前後，精神狀態會出現明顯異常，有的表現出情緒高漲，稍有不順就大動肝火，甚至犯罪；有的人會有失檢點，穢語連篇；也有的人則是情緒消沉，對前途悲觀失望。此外，有的人會變得喜怒無常，言語雜亂無章，同時常伴有種種幻覺，仿佛看到一些可怕的情景，聽到怒罵聲、命令聲等，並且疑神疑鬼，懷疑他人在陷害和誹謗自己。這種病的症狀是隨著月經來潮而發生，又隨著月經退潮而消失，每月一次，重複循環。

　　產後精神病多見於初次生產的婦女。病因多由於產後失血過多、身體虛弱、身體免疫力下降、分娩時精神過度緊張、感冒發熱，或遭到不良精神刺激所致。產後精神病的症狀大多表現為喜怒無常，一反常態，患者不是視嬰兒為寶貝，細心照料，就是會對嬰兒束手無策，呆若木雞。有的患者甚至會不思飲食、不知梳洗，有的會胡言亂語、吵鬧不休，還有的會情緒低落、愁眉苦臉，甚至自我譴責，嚴重的還會發生扼殺嬰兒等兇殘行為。

　　產後精神病發病期，要以預防為主，認真做好產前宣導教育工作，使孕婦對分娩及產後的衛生知識有所暸解，減少分娩時緊張的心理。醫務人員助

產時，應注意嚴格的消毒和無菌操作，以防止孕婦產後感染，如一旦發生感染應及時處理，這樣可使發病率大大下降。

## 二、問題處理

上述病情的治療方法很多，有的可做內分泌治療，例如：人工調節月經週期、口服避孕藥等。在發病期間，病患如出現嚴重的精神紊亂時，則應將其送到精神病專科醫院診治。中年期精神疾病，除了用藥物治療外，更重要的是給予精神治療，透過向病患講明疾病的性質，消除他們對疾病的疑慮，增強其治療信心，並能正確對待和處理客觀環境中的矛盾和困難，培養健全的人格，保持良好的情緒，就可以避免出現一些精神病症狀。

## 【個案討論】

### 自主性學習

自從上衛生課的第一天開始，教授就把一張人體解剖圖掛在黑板上，標明重要的骨骼和肌肉的名稱和部位。整個學期那幅圖都留在那裡，不過教授從沒有提起它。

在最近的一次測驗中，同學們一走進教室，就看到黑板上的解剖圖不見了，上面只寫了一道試題：「請列舉人體各主要骨骼的名稱和部位。」

全班學生異口同聲提出抗議：「我們從沒學過這個！」

「這不是理由」，教授說：「那些知識已經在黑板上好幾個月了！」同學們勉強答了一會兒之後，教授便把試卷蒐集起來，撕得粉碎。「永遠記住」，教授告訴同學們：「教育不只是學人家告訴你的東西。」

學他人給你的東西，永遠都是有限的。進步的關鍵在於活學活用、自主學習、開拓創新。

## 思考問題

1. 造成心理疲勞的原因有哪些？
2. 護理工作者要想消除心理疲勞，有哪三項建議？
3. 哪些徵兆出現就該尋找專業醫師診斷評估其是否患有憂鬱症？
4. 疑病症的治療包含哪些？
5. 精神疾病的臨床表現有哪些？

# 第三節　心理健康管理

心理健康管理涵蓋三個層次的論述：(1)生活心理健康；(2)進階心理健康；(3)工作心理建設。

## 壹、生活心理健康

護理工作者的心理健康問題，第一個狀況是直接反應在生活上。人的心理在接受來自身體、內部和外部世界的種種刺激後，會發生微妙的變化，這就像是天氣一樣，有陰有晴、有風也有雨，有時晴空萬里、有時風雨交加，這是十分正常的現象。假如一個人的心理狀態像一灘死水，一點波瀾也沒有，反倒是不正常；但是強烈或快速的心理活動又會給人帶來明顯的影響。在護理工作者的經驗裡，不乏有這樣的例子：某人能正常地工作、生活和娛樂，在感到身體有些不適後去看病，被檢查出了癌症，在診治過程中，身體急劇垮掉了，之後就很快衰竭，不久便過世了。這是由於心理恐懼、過度憂鬱和對癌症過分誇大其辭的宣傳所造成的，心理上的自絕，產生全身性的生理紊亂，降低了對疾病的抵抗力，加速了病情惡化的過程，這種現象，在心

理學上稱為「心理免疫系統喪失功能」，它的重要性與生理上的免疫系統問題是同等重要的。

由此可見，不正常的心理狀態，對人的健康和疾病都會產生不良作用，而造成嚴重的後果。因此，我們應該瞭解什麼是對健康有利的心理狀態，什麼是對健康不利的心理狀態。護理工作者需要時刻面對病患的心理健康問題，也要處理本身的工作、人際與家庭問題，要保持良好的心理狀態，才能在學習和生活中，健康順利地成長與發展。那麼護理工作者應如何保持心理健康呢？以下提供三項建議：(1)坦然面對現實；(2)自尊與自愛；(3)維持情緒穩定。

## 一、坦然面對現實

我們要有正視現實的勇氣，而勇氣正是心理健康者的表現。面對競爭激烈的醫療體系、職場流動率偏高的護理工作行列，遭受失敗與挫折是難免的，應該要勇敢地去面對它。心理健康的護理工作者對周圍事物有清醒的、客觀的認識，能夠在醫療體系生活中，與同事保持良好的人際關係。他們既有高於現實的理想，又不沉迷於幻想。對於護理工作者來說，在生活和工作上遇到各種問題、矛盾和困難時，應面對現實，採取切實可行的辦法進行處理，而不應採取掩飾、迴避的消極態度。

當我們在排除了心理障礙，甩掉了精神包袱之後，愉快、滿意和自信的心情將會伴隨而來。看待問題應客觀、全面、不主觀、不偏執，在適應自然環境與社會環境的變化時，也要以積極的態度去對待它，根據客觀的要求，主動調整自己的言行，尊重客觀現實的發展規律，發揮主動性，正確地認識世界，還要不斷地學習，增長智慧，培養興趣。同時，也要勞逸結合，善於在閒暇的時間裡，盡情享受生活的樂趣。

## 二、自尊與自愛

護理工作者應悅納自己、自尊自愛。身為現代護理工作者，應該具有自我反省的能力，能正確地評價自己，瞭解自己的優點和缺點。對於自己的一

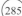

切，包含那些無法改變的缺陷，都應泰然處之，而不要怨天尤人。有的護理工作者會把自己的抱負訂得過高，根本無法實現，以致於終日鬱鬱寡歡；有的人做事會要求十全十美，往往會因為小小的偏差而停滯不前。當我們把目標訂在自己的能力範圍內，不僅易於實現，且可享受到成功的喜悅，心情也較容易舒暢。對人應採取謙而不卑、自尊自愛的態度，既要有所為，又要有所不為。正確面對現實，抵抗外界的誘惑力，保持輕鬆愉悅的心情，這對工作、身體都是有利的。

## 三、維持情緒穩定

護理工作者要控制好情緒，也要能適度發洩。隨著社會生活的複雜化，人與人的關係、物質與精神的關係也日益複雜和多樣。情緒因素對於協調人與物、人與人之間的關係，具有很重要的心理作用。在生活中，假如碰到了傷心哀痛又無法挽回的事，許多人都主張「大哭一場」，這樣就可以痛痛快快地將心中的鬱悶發洩出來。護理工作者同時也要學會控制情緒，因為情緒是自己的體驗，社會和周圍的人沒有義務配合你的情緒來確定各自的行為。從保健心理的角度來說，不論情緒的發洩與控制都要適度。

## 貳、進階心理健康

前面討論了三項（含坦然面對現實、自尊與自愛，以及維持情緒穩定）基本心理健康管理，下列再提供三項進階的心理健康管理：(1)人際關係良好；(2)掌握生活情趣；(3)發展獨立性格。

## 一、人際關係良好

人際關係與生活情趣有著密切的關聯，因此我們要營造良好的人際關係。護理工作者既是醫療團體的成員，但同時也是社會的一員，每個人無時無刻不在與他人交往相處，假如脫離了社會和人群，將無法正常地生活下去。所以在與人交往時，應接受並接納他人（包含不願面對的病患），樂於

與人交往，使人際關係和諧。在與人相處時，應以積極的態度交往（如同情、友善、信任、尊敬等），而不以消極的態度往來（如嫉妒、畏懼、敵視等），這樣在工作與社會生活中，就會有較強的適應能力和較充足的安全感。

## 二、掌握生活情趣

　　心理健康者必須培養廣泛的生活情趣。心理學家認為，一個人的情趣愈豐富，生活也愈美滿，人生的藝術化就是人生的情趣化。在現實的護理工作生活中，我們發現：多讀、多聽、多看的確可以激發人的智慧活動，充實自我的內心世界，排除煩惱鬱悶，保持樂觀愉快的心境。

## 三、發展獨立性格

　　護理工作者應獨立自強，避免過度依賴，並具有自強不息、獨立自主的品格。要保持心理健康，應具有樂觀、積極、進取的精神，熱愛並專注於自己的工作與學習，在學習和工作中，能充分和建設性地發揮自己的智慧和能力，盡自己的努力去爭取獲得最大成就。對事物應有獨立、自主的觀點，不要盲從他人。心理健康的護理工作者應對自己的生活負責，不要過分依賴他人來求得安全和需要的滿足。盲從或依賴他人，隨後在遭遇困難和挫折時，將責任推卸給社會、上司、同事，或歸咎於命運不濟、童年不幸等，反而會使個人陷入無窮的煩惱和怨恨之中。

　　以上六項（包含前三項）建議提供護理工作者參考，其實心理健康的維護主要應靠自己，心理疾病的治療除了需要有心理醫生的指導外，自己的信心和毅力是不可或缺的。

## 參、工作心理建設

　　護理工作者在工作上常見的心理健康問題，包含以下三個項目：(1)處理焦慮心理；(2)解決挫折心理；(3)超越孤獨心理。

# 一、處理焦慮心理

護理工作者首先要避免心理焦慮。焦慮症即焦慮性神經症，患者以焦慮情緒反應為主要症狀，同時伴有明顯的植物性神經系統功能的紊亂。青春期的人是焦慮症的易發期，這個時期的個人發育加快，身心變化處於一個轉折點。隨著第二性徵的出現，個人對於自己的體態、生理和心理等方面的變化，會產生一種神祕感，甚至不知所措，例如：女孩因乳房發育而不敢挺胸，因月經初潮而緊張不安；男孩因出現性衝動、遺精、手淫後的後悔自責等。許多時候，這些現象，特別是對單身者而言，會持續到青年期後期，甚至到中年期，將對人的心理、情緒及行為帶來很大的影響。同時，也往往由於好奇和不理解，會出現恐懼、緊張、羞澀、孤獨、自卑，以及煩惱，還可能有頭暈頭痛、失眠多夢、眩暈乏力、口乾厭食、心慌氣促、神經敏感、情緒不穩、體重下降，以及焦慮不安等症狀。這類病症在精神科常被診斷為青春期焦慮。

針對上述症狀的年輕病患與護理工作者，需要予以細心的照顧。然而對年輕的護理工作者本身，如發現有青春期焦慮症，更會嚴重危害身心健康，長期處於焦慮狀態，還會誘發神經衰弱症，因此必須及時予以合理治療。

## （一）產生焦慮的原因

造成護理工作者的焦慮，可能的原因是：有的護理工作者比較怕黑、怕陌生病患或其他資深同事、怕孤獨或犯錯而引起焦慮。有些護理工作者比較有產生焦慮的心理素質，例如：膽小怕事、自卑、自信心與經驗不足等，或是父母感情危機帶來的家庭破裂、工作考績不如意，戀愛不順利等，容易使他們產生焦慮。另外，有些疾病，例如：肥胖症、神經衰弱等，也常伴有焦慮。

## （二）焦慮症的分類

焦慮症分為兩類：

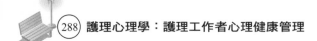

1. 精神性焦慮：其表現為心神不寧、坐立不安、恐慌、精神緊張。
2. 軀體性焦慮：其表現為查不出原因的各種身體不適感、心慌、手抖、多汗、口乾、胸悶、頻尿等，多種植物神經失調的症狀。

## （三）諮詢

焦慮問題一般是以心理治療為主，而配合藥物治療。對焦慮症患者的治療主要採用「森田療法」或「心理分析法」的心理療法，要有耐心，先設法避免和消除各種刺激因素，還要取得患者的充分信任，培養他們堅強的意志，自始至終給予他們支持，並教導其一定的衛生知識，鼓勵其戰勝焦慮。對有嚴重焦慮表現的患者，可建議其服用鎮靜劑。

# 二、解決挫折心理

年輕的護理工作者常有很多的幻想、希望，他們為實現這些目標，會付出努力甚至做刻意的追求。然而，如結果事與願違時，他們就會產生挫折感，例如：學業、工作、愛情等的挫折，會引發其失望、壓抑、沮喪、憂鬱、苦悶等緊張心理和情緒反應，心理學上稱之為挫折感或挫折心理。

## （一）產生挫折的原因

挫折感在青年發展時期表現較明顯。在這個時期中，青年常常會因為對人生的思索、學業的擔憂、愛情的煩惱、社交的障礙，而體驗到令人失意的挫折心理。導致青年挫折心理的原因非常複雜，大略可劃分為兩類：

第一類是主客觀矛盾，也是導致挫折心理的主要原因。主觀是指，年輕的護理工作者的自我需求；客觀是指，滿足其需求的現實條件。當主觀與客觀發生矛盾，客觀不能滿足主觀的要求時，就會產生挫折感。主客觀矛盾的表現主要有：

1. 年輕護理工作者的物質生活需要與社會、家庭的有限物質條件之間之矛盾。
2. 工作出色的願望與同事競爭的矛盾。

3. 自我表現的需要與機遇不平等的矛盾。

4. 強烈的獨立、自主的需要與紀律約束的矛盾。

5. 社交的需要與自己在組織中的地位之間的矛盾。

第二類是個性不完善，也是導致年輕的護理工作者挫折心理的重要原因。青年雖然充滿朝氣、思想活躍、興趣廣泛、勇於探索、富於創造性，但個性還不夠完善，例如：情緒不穩定、片面認識、自尊心與好勝心過強、理想浪漫、容易偏激、世界觀不完備、缺乏扎實的實踐基礎，以及耐力不足等。青年這種不完善的個性成了挫折心理的溫床。

## （二）挫折諮詢

在生活中，挫折無處不在、逆境無時不有。在挫折面前，青年應該要有進取的精神和百折不撓的毅力，同時要理智地對待一切。以下有四個諮詢項目提供參考：

1. 遇到挫折時應進行冷靜分析，從客觀、主觀、目標、環境、條件等方面找出受挫的原因，採取有效的補救措施。

2. 要善於將壓力轉化為動力。適當的刺激和壓力，能夠有效地促進有機體的積極因素。

3. 要善於正確認識前進的目標，及時調整自己；要注意發揮自己的優勢，並確立適合於自己的奮鬥目標，全心投入工作之中。在實施過程中，一旦發現目標不切實際，前進受阻，應該及時調整目標，以便繼續前進。

4. 要正確對待挫折，經常保持自信和樂觀的態度。挫折和教訓會使青年變得聰明和成熟，這正是所謂失敗本身造就了成功。此外，還要能夠接納自己和他人，要能容忍挫折，學會自我慰藉，心胸坦蕩、情緒樂觀、發奮圖強，滿懷信心去爭取成功。

## 三、超越孤獨心理

有些年輕的護理工作者不願全心投入工作與生活，總抱怨他人不理解自

己、不接納自己，常常覺得自己是茫茫大海上的一葉孤舟，性格孤僻、害怕交往、莫名其妙地封閉內心，或顧影自憐、無病呻吟。心理學中把這種心理狀態稱為閉鎖心理，因此而產生的一種感到與世隔離、孤單寂寞的情緒體驗，稱之為孤獨感。

## （一）產生孤獨的原因

形成孤獨心理有下列兩個重要原因：

第一個是獨立意識的增長：年輕的護理工作者處於人的生命發展過程中，從不成熟走向完全成熟的過渡時期，在這個過渡期中，他們的實踐範圍在逐步擴大，邏輯抽象思維能力也在迅速加強，於是會開始積極地用自己的內心去體驗世界，覺得自己長大了，在生活上不願再依從父母，在工作上希望獨立自主。他們力圖擺脫對長輩或主管的依賴和追隨，但現實又讓他們心生不安全感。為了走出這種困境，多數年輕的護理工作者會積極投入人群中，但也有少部分的人會站在人群外觀望，自我孤立，或害怕增加不安全感而緊張不適，從而轉向自我內心的交流，於是就產生了孤獨。

第二個是自我意識的發展：年輕的護理工作者智力的發展幾近成熟，他們基本上已能可以正確進行自我觀察、自我評價和自我調控。他們常會發現關於自己的許多獨特的想法和憧憬，發現自己心靈中的美，也看到自己心靈中的醜。年輕的護理工作者的自尊心逐漸增強，個人隱私的範圍逐漸擴大，往往會擔心自己的某些方面會被人恥笑，於是便會小心地封閉自己的內心世界。

## （二）孤獨心理諮詢

深沉的孤獨感會產生挫折感、寂寞感和狂躁感等，嚴重者甚至會厭世輕生，因此年輕的護理工作者應學會消除孤獨感。具體可從以下幾個方面來著手：

1. 盡量縮小與同代夥伴之間的差異，既不自傲清高，不做脫離集體、高高在上的人，也不自卑多慮，脫離同伴，做索然獨居的人。從文化教

養到興趣愛好的各個方面，都應與人相互溝通、相互學習。

2. 相互瞭解。資深者要對資淺者多一些理解、體貼和幫助；資淺者也應多瞭解、多學習資深者的優點和長處，並相互尊重和體諒。

3. 開放自我，真誠、坦率地與他人交往。要主動親近他人、關心他人，因為交往是一個互動的過程，他人自然也會對你以誠心相待。

4. 以平常心看待孤獨。應力求避免陷入孤獨的問題，但卻無必要害怕孤獨，對孤獨要有辯證的看法。

5. 培養廣泛的興趣、愛好，為自己安排豐富有益的生活，把思想感情從孤獨的小圈圈中脫離出來，投入到廣泛的活動中。

6. 建立正確的友誼觀、戀愛觀、婚姻觀，是對抗孤獨、消除寂寞的重要法寶。

## 思考問題

1. 護理工作者應如何保持心理健康，您有何建議？
2. 護理工作者在工作上常見的心理健康問題包含哪三個項目？
3. 焦慮症的分類為何？
4. 針對挫折的四個諮詢項目為何？
5. 消除孤獨感可從哪幾個方面著手？

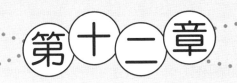

# 第十二章

# 學習發展管理
## ——加強個人的專業能力

　　本章「學習發展管理」主要的任務是討論「加強個人的專業能力」。既然護理工作是一個專業，護理工作者就必須終身學習，以面對競爭激烈的職場環境，以及日新月異的醫療專業領域。在職教育或在職訓練是護理工作者一項非常重要的課程，它是一種有計畫、有組織、有評價的教育活動，其核心是透過新的專業知識傳播和行為干預，改變學習者的不適當行為，以便提高他們的專業水準。探討學習發展管理的相關問題是本書第三篇「心理健康與管理」的第二項（第一項是心理健康管理，第三項是心理危機管理）。本章規劃為三節：第一節「學習發展概述」，第二節「學習發展問題」，第三節「學習成就管理」。

　　第一節「學習發展概述」將探討三項議題：(1)何謂學習；(2)學習動機；(3)學習方法。在第一項「何謂學習」中，將討論：學習的意義、影響學習的因素等兩個項目；在第二項「學習動機」中，將討論：掌握學習目的、加強學習動機等兩個項目；在第三項「學習方法」中，將討論：學習計畫、掌握學習技巧，以及尋找適合方法等三個項目。

　　第二節「學習發展問題」將探討三項議題：(1)學習困難的問題；(2)克服學習困難；(3)加強學習效果。在第一項「學習困難的問題」中，將討論：困難因素、困難類型，以及找出正確原因等三個項目；在第二項「克服學習困

難」中，將討論：學習關係困難、學習閱讀困難，以及改進閱讀習慣等三個項目；在第三項「加強學習效果」中，將討論：情感融入學習、積極的學習動機，以及 SQ3R 策略等三個項目。

第三節「學習成就管理」將探討三項議題：(1)成就動機管理；(2)成就能力管理；(3)成就理想管理。在第一項「成就動機管理」中，將討論：培訓成就動機、獨立性訓練等兩個項目；在第二項「成就能力管理」中，將討論：培養自信心、增加處事知識，以及自知之明等三個項目；在第三項「成就理想管理」中，將討論：投身社會中、量力而為，以及結合遠近期目標等三個項目。

# 第一節　學習發展概述

既然護理工作是一種專業，護理工作者就必須終身學習，以面對競爭激烈的職場環境，以及日新月異的醫護專業領域。學習發展概述包含下列三個項目：(1)何謂學習；(2)學習動機；(3)學習方法。

## 壹、何謂學習

在職教育或在職訓練是護理工作者一項非常重要，以及終身需要學習的課程。它是一種有計畫、有組織、有評價的教育活動，其核心是透過新的專業知識傳播和行為干預，改變學習者的不適當行為，以提高他們的專業水準。因此，在職教育是連結護理專業知識和醫療專業行為的橋樑。

### 一、學習的意義

學習的主要領域有三個項目：(1)認知領域的學習；(2)情感領域的學習；(3)技能領域的學習。

## （一）認知領域的學習

認知領域的學習包含：認識、理解、應用、分析、綜合，以及評價等六個層次的學習，此領域的學習主要是為了獲得知識和智能技巧。

## （二）情感領域的學習

情感領域的學習包含：感情、情緒、興趣、價值、態度、信仰，以及欣賞等七個層次的學習，此領域的學習是為了獲得新的態度或信念。

## （三）技能領域的學習

技能領域的學習包含：知覺、準備、指導下的反應、機械反應、公開展現、適應，以及創造等七個層次的學習，此領域的學習是為了獲得新的操作技巧或技能。

上述三個領域的學習，貫穿在個人的整個生命過程中。教導者在為學習者或本身制訂在職教育計畫時，應考慮學習的三個領域和學習者所處的學習層次，要因人、因事、因時、因地而靈活安排學習的內容及重點。

# 二、影響學習的因素

影響教導者或學習者學習的因素，主要可分為內在因素和外在因素等兩個方面，這兩個因素直接或間接地影響學習意願、過程與效果。

## （一）內在因素

影響學習的內在因素是指，來自學習者本身的基礎因素與個別因素。前者包含：學習者的學習動機、支持系統、學習經歷、學習的準備度，以及教育或文化背景等；後者則包含：焦慮程度、身體健康狀況、智力程度，以及體能狀況等。

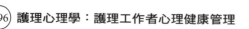 

## 1. 基礎因素

影響學習的基礎因素有下列幾項：

(1) 學習動機：即是指學習意願。當學習者意識到自己有學習的需要，並相信可以透過學習而達到時，其學習的意願是最強的。

(2) 支持系統：是指對學習者有重要影響的人，例如：學習者的父母、配偶、子女，以及好友等，這些人的價值觀會對學習者產生一定的影響。

(3) 學習經歷：有好的學習經歷者，對新的學習會視為新的挑戰，並從中獲得樂趣和滿足；相反的，沒有好的學習經歷者，則視學習為麻煩事，而不願意積極參與學習。

(4) 學習的準備度：是指對學習的身心準備，也就是學習者在體能、智能和心理等方面對學習的適應能力。學習者如具有良好的身心準備，其學習效果較佳，反之則較差。

(5) 教育或文化背景：主要包含語言和價值觀等兩個因素。當學習者所用的語言與教導者不一致時，雙方的溝通就會產生障礙，進而影響學習；價值觀則會影響學習成效。

## 2. 個別因素

影響學習的個別因素有下列幾項：

(1) 焦慮程度：輕度的焦慮對學習有促進作用，而重度的焦慮則會分散學習者的注意力，進而妨礙學習。對於重度焦慮的學習者，教導者應探查其原因，並採取相應措施，以提高學習效果。

(2) 身體健康狀況：嚴重的疾病、疼痛、聽力和視力受損等生理上的問題，均會使學習者無法集中注意力，而成為學習的障礙。教導者在開始在職教育前，應盡量消除或減少這方面的影響，使學習者能集中注意力學習。另外，對於身體健康狀況不佳的學習者，為避免其過度勞累，學習可以分階段進行。

(3) 智力程度：計畫進行在職教育時，應考慮學習者的年齡、智力發育

情況，以及認識問題的能力。同一年齡階段的人會因其智力發育水準的不一致，而產生完全不同的學習效果。

(4) 體能狀況：體能狀況包含肌肉力量、運動協調能力、體力、視力，以及聽力。教導者在制訂教學計畫時，應考慮學習者是否具備足夠的體能，以進行技能領域的學習。

## （二）外在因素

影響學習的外在因素，包含下列幾項：

1. 學習的環境：是指學習場所的溫度、光線、噪音、通風條件，對學習均有一定的影響。
2. 學習的實踐：在可能的條件下，安排適當的實習機會，讓學習者學以致用。
3. 教導者的語言表達：是指教導者與學習者交流時，應注意學習者的教育和文化背景，所用詞彙應在其理解範圍之內，且注意學習者是否瞭解專業術語。

# 貳、學習動機

學習動機的實質是學習需要。學習動機具有引發學習行為的刺激作用，驅使工作者採取進一步在職學習。學習動機導引學習者的學習目標，並避免、摒除那些對動機、目標實現不利的行為，直到實現既定的目標。學習動機還具有維持或加強學習活動的作用。

## 一、掌握學習目的

「知識就是力量」，有了知識，才能擔當起各種工作的重任。作為一名新進的護理工作者，必須明確學習社會意義和個人意義。學習使人獲得新的知識經驗，人們在獲得和應用新知識時，能擴展原有的認知結構，重新塑造個性，使心理發生量和質的變化，並達到新的水準。對於缺乏興趣的專業科

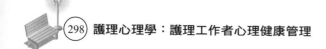

目，應能努力去學習。同時，要把當前的學習與未來理想與實際應用聯繫起來，以激發自己的求知慾。

護理工作者應設定中等難度的學習目標；中等難度的學習目標是指，工作者透過努力可以實現的目標。太簡單的目標不能滿足自己的成就感，不足以激發動機；而難以實現的目標，也容易使自己畏難、氣餒。而設定中等難度的學習目標，經過努力可以實現，使自己從中能體驗到成就感，進而產生興趣，激發學習動機。

## 二、加強學習動機

學習動機與獨立進取的個性是密不可分的，因此上進心強不強，對學習影響很大。上進心強、抱負水準高，將持續推動學習活動高效率地進行，而良好的學習效果又給學習動機帶來自我強化的作用。

學習動機是影響學習效果的重要因素，學習動機制約著學習效果；一般來說，學習動機正確、強烈，則學習效果好、成績佳。但並不是動機愈強，效果就會愈佳，研究顯示，若學習難度適中，則中等強度的學習動機易導致最佳的學習效率。

學習動機對學習效果的影響也不是絕對的，這是因為動機對效果的影響，要透過工作者的知識技能基礎、學習能力、學習習慣等中介的作用；而另一方面，這些技能、習慣的改善，同樣離不開良好的學習動機之支持。

## 參、學習方法

學習方法探討以下三個項目：(1)學習計畫；(2)掌握學習技巧；(3)尋找適合方法。

## 一、學習計畫

制訂學習計畫是利用時間、提高學習效率的保證。新進的護理工作者，要安排每天的學習時間：哪段時間該預習或複習？哪段時間該休息或運動？

值得注意的是，學習計畫不要排得太滿，才能真正地提高學習效率，每天一定要抽出時間進行體能鍛鍊。計畫一旦制訂，就必須嚴格執行，否則計畫就只是安慰自己的藉口。

另外，應培養自己的注意力。科學研究顯示，保持穩定的注意力是提高效率的基礎，注意力的分散是降低效率的先導。在日常生活中，造成分心的原因有很多，例如：無關刺激的干擾、單調刺激的長期作用、情緒性因素的影響、身體疲勞，以及疾病等。

雖然在某種情況下，放一些適合的輕鬆音樂，的確可以提高效率，但對於必須高度集中精力的腦力活動，這種作法則會產生不良的反作用。另外，要注意營養和運動，保持身體的健康，避免焦慮、抑鬱等不良情緒，也要避免單調和重複的刺激，這些都對防止注意力分散很有用。

## 二、掌握學習技巧

培養事先預習的習慣，充分發揮主動積極性。工作者在預習時，最好查一些相關資料，以提高學習能力，而事後複習才能減少遺忘。著名的心理學家艾賓浩斯（H. Ebbinghaus）對記憶規律的研究發現，遺忘發生在記憶之後很短的一段時間內，因此複習一定要及時。具體來說，當天上的課當天複習，每學完一章要及時來個總複習。複習的方法很多，只要有利於理解和記憶的方式都可以，例如：回憶、畫圖表、複述等。

在記憶時，要充分運用各種感官，把眼、耳、口、手都協同起來；在記憶時要試圖回憶，對記憶效果很有好處；運用聯想，尤其是記憶一些內容抽象和沒有內在聯繫的內容時，要盡可能把它們與已經熟悉的事物結合起來，輔以人為的意義加以聯繫；在剛學會某篇文章時，要繼續重複幾次，這樣一來，遺忘率才會降低。

## 三、尋找適合方法

在尋找適合的學習方法之前，應先評量自己個性的屬性是屬於內向型或外向型，然後選擇適合自己的學習方式。

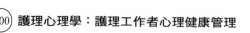

## （一）內向型的人

內向型的人最大的優點是情緒穩定、善於思考，而且善於編製計畫，但他們有過分因循守舊的傾向。此類型的人應當學會找出學習的關鍵，更應注意到容易出現的自卑感，因為自卑感對學習效率有很大的負面作用。因此，內向型的人要充分發揮自己的優勢，提高自信心；對不喜歡的學科，不要灰心，更不要逃避，而應下定決心，找出適合自己的學習方式。

## （二）外向型的人

外向型的人最大的缺點是缺少計畫性。他們的學習往往隨著情緒的波動而變化，不易持續；雖然有一個學習計畫，但又不能認真地去執行，所以外向型的人應編製一個合理的學習計畫。計畫一旦制訂後，就要實行一個階段，直到習慣為止，之後就不要隨意改變。另外，外向型的人的優點是善於在集體小組裡學習。新進的護理工作者之學習，原則上是一個人獨自進行，但與同事一起切磋也很好，此時彼此應注意要遵守學習紀律。

## 思考問題

1. 學習領域主要有哪三個項目？
2. 有關認知領域的學習包含哪六個層次？
3. 影響學習的因素包含哪些內在與外在因素？
4. 有關學習動機可從哪兩個方面來探討？
5. 關於學習方法的議題，可以從哪三個項目來討論？

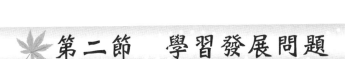

# 第二節　學習發展問題

　　既然護理工作者是屬於專業工作的行列，因此透過在職教育的訓練是一項必修的功課。此種在職教育一般分為兩個部分：其一，證照考試要求的課題與換發證照的規定；其二，個人維持專業水準的終身學習。前者是屬於護理正規教育部分，本節則是針對後者的學習需要來進行討論。

## 壹、學習困難的問題

　　這裡所指的學習困難是指，學習效果低，未能達到專業教育規定的基本要求的學習者。學習者的學習困難包含下列三項主題：(1)困難因素；(2)困難類型；(3)找出正確原因。

### 一、困難因素

　　從教育實務的觀點來看，學習困難的問題包含下列四項因素：

1. 生理因素：如視覺或聽覺器官障礙，或者罹患某種疾病等。
2. 心理原因：如認知能力下降、記憶減退、反應遲鈍、想像力貧乏、創造力較差、意志力不堅強、情緒不穩定等。
3. 社會消極因素：包含家庭背景、在社會中處於劣勢地位、重大罪犯之家屬、外籍工作者等。
4. 家庭和專業教育因素：如家庭氣氛不和諧、愛情或婚姻不協調、工作督導有誤等。

### 二、困難類型

　　蘇聯心理學家卡爾梅科娃（Калмыкова）把有學習困難的學習者，分為下列五種基本類型：

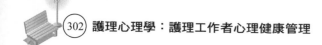

1. 一般性學習落後：是指該學習者大部分的學習課程，普遍都趕不上同期的其他學習者。

2. 語言表達能力差：是指該學習者在語言表達的單一課程成績落後，例如：閱讀能力差、詞彙貧乏、不愛講話、書寫技能差等。

3. 不嚴守紀律：是指該學習者由於行為偏差而導致學習較果不佳，成績落後。

4. 認知能力差：是指該學習者在需要應用認知課程的成績落後，此也會反應在邏輯與思考方面的問題。

5. 學習活動偏離學習最佳點：是指該學習者擁有好的學習能力，但是並沒有顯著地發揮出來。關於本項有下列三種情況：

   (1) 出於學習動機水準低、學習積極性不高，學習能力低於自己能力所能達到的水準。

   (2) 學習者成績一般還好，但是若能糾正學習中的一些缺點，成績將會更好。

   (3) 出於教師或工作單位對學習者的要求過高，超過學習者能力的許可範圍，甚至超過其最大的極限。

每個學習者或多或少都有自己的各種學習問題。那麼，我們該如何克服這些問題呢？

## 三、找出正確原因

要克服學習困難，就要對自己的困難有正確的認識，找出原因。假使在學習過程中感到有學習困難的問題，不妨先分析原因，究竟是基礎知識、基本技能、學習方法、學習習慣等方面的問題？還是缺乏學習動力的問題？假如自己也說不清楚，不妨與教師談談，把心裡的想法告訴教師，讓教師瞭解你；然後在其幫助下，制訂個別的教學計畫和目標，慢慢地改變學習中存在的問題，如此一來，困難就會逐漸消除了。

# 貳、克服學習困難

學習困難的問題與程度因人而異，但是其關鍵在於：(1)學習關係困難；(2)學習閱讀困難。

## 一、學習關係困難

針對解決學習關係困難者，提供以下兩個建議：(1)改善與教師的關係；(2)協調與學習者的關係。

### （一）改善與教師的關係

在克服學習困難的過程中，學習者要改善與教師的關係。教師的品格、態度往往是學習者模仿的榜樣，其言傳身教的影響力是極大的。學習者很容易因為喜愛某個教師而喜愛他的課；相反的，被學習者討厭或疏遠的教師，即使教師對學習者熱心指導和教育，也難以被學習者所接納，難以得到應有的教育效果。因此教師應當成為學習者最親密、最重要的人。

當學習者一旦發生問題，必須及時求助教師解決，以便消除師生之間的誤解。但師生良好關係的建立，也需要學習者自己要有積極的心態去接納教師，不要因為教師批評過你、誤解過你，就對教師有成見，而產生消極的抵制情緒；正確的態度是要不斷激發對工作場所、教師和功課的熱愛。

### （二）協調與學習者的關係

在克服學習困難的過程中，教師要協調學習者之間的關係。交友關係的研究顯示，不同類型學習者的相互接觸有助於相互學習、截長補短，且有利於培養自主精神。由此顯示，與要好夥伴在一起，會使學習者感到工作和生活充滿樂趣，並滿懷熱情地投入學習生活中。相反的，如在工作場所沒有夥伴，就會感到孤獨，從而對工作場所的學習生活也感到毫無樂趣。

# 二、學習閱讀困難

學習的途徑主要是透過閱讀，因此以閱讀困難問題最為普遍。閱讀是人類社會的一種重要活動，由於有了文字，就可以把語言的聲音訊息轉化為視覺訊息，並把它長期地保持下來，這樣就能突破語言在時間上和空間上的限制，使人類社會所累積起來的經驗，能夠系統地保留和傳播，使人類社會能夠發展並創造出光輝燦爛的文化。

## （一）閱讀的重要性

在現代社會中，要使社會生活的各個方面正常運轉，一定離不開閱讀；要運用前人所創造出來的經驗，也離不開閱讀。閱讀是獲取知識的窗口，在學習中扮演著十分重要的角色。隨著受教育程度的提高、學習內容的深奧，對閱讀能力的要求也愈高。閱讀、寫作和計算是學習者必須掌握的三項基本技能，其中閱讀排在首位，這是因為學習者必須先學會閱讀，然後才能學會其他各門學科。然而，儘管教師花了大量時間進行閱讀教學，但閱讀困難仍在學習困難中占有最大的比重。閱讀是一種從書面言語中獲取意義的心理過程，此過程的核心是理解閱讀材料的意義。若一個學習者在閱讀與其能力水準相當的書面材料時，而不能獲取意義，或閱讀成績明顯低於其能力水準時，就可以認為其有閱讀困難。

## （二）影響閱讀的因素

對閱讀產生影響的因素有生物學因素，主要包含：視覺、聽覺、疾病，以及神經病學等四個方面。對於有閱讀困難的學習者，應首先考慮到視覺因素，因為任何可能導致閱讀時的視覺變模糊或不適的狀況，都會影響閱讀的成效，例如：有的學習者對於視覺缺陷會坐立不安，從而影響閱讀。聽覺因素也會影響閱讀成績，這種影響尤其表現在以聽覺為主要手段而進行的學習中。此外，一些神經機能困難也會導致閱讀困難，這些明顯的影響包含：失語症、腦性麻痺、智力遲鈍，以及運動失調等。但是，除了極少數的情況

外，單有神經機能困難還不足以造成閱讀困難。

另外兩個影響閱讀的主要因素是情緒和智力。許多學習者由於存在著情緒困難，而導致閱讀成績下降，例如：由於家長或教師強制學習者學習，為這些學習者帶來情緒困難。為此，學習者可以根據自己的能力水準，選擇不同的閱讀材料，以適合自己，或可向教師提出建議。假如閱讀效果仍達不到預期水準，以下建議有助於閱讀困難的矯正，不妨試一試。

# 三、改進閱讀習慣

克服學習困難要先改進閱讀習慣，以提高閱讀成效。每個人都有自己的閱讀習慣，例如：有的人閱讀速度很慢，而有的人則喜歡迅速地略讀。在同樣的時間閱讀同樣一本書，有略讀習慣的人能很快抓住主題，而那些不會略讀的人在讀完之後，可能還不知所云，所以應改進學習者的閱讀習慣。

## （一）標記和備註

首先，應培養在閱讀時，做標記和備註的習慣，例如：在重要的詞句旁畫線、在應特別注意的段落旁做標記、將關鍵性的詞句圈出、在書頁的空白處作摘要、寫下段落的疑問或結論，以及評析文章主要的表達順序等。學習者既可以把讀書心得寫在筆記本上，也可以寫在書頁的空白處，甚至是兩行間的間隙。當你做了批註和摘要後，它們就成為此書的一部分，當複習以前的見解和疑問時，在不足之處加上新的批註，就像是對同一個問題進行了再次的探討，收穫必然很大。

## （二）迅速略讀

其次，還應培養迅速略讀的習慣，例如：看標題、內容提要和序言，特別注意標題、主題宗旨或作者的重要觀點，然後研究書的目錄，瞭解書的大致結構，最後注意書的索引及引證的有關書籍，對於索引中的重要名詞，可翻看有關段落，找到解答。對書本的略讀有助於把閱讀去繁而簡，是提高閱讀成效的重要途徑。

# 參、加強學習效果

加強學習效果的探討，包含以下三個項目：(1)情感融入閱讀；(2)積極的學習動機；(3)SQ3R 策略。

## 一、情感融入學習

我們要在學習時要將情感融入進去，哲人指出：「沒有人的感情，就從來沒有也不可能有人對真理的追求。」假如帶著積極的情感去認識事物，那麼平凡也會變為神奇，抽象也可以成為具體，無生命者也會變得有生命。消極的情感往往會導致「情緒困難」的產生，使認識受到限制，並且很難見之於行動。情感具有動力性，可引起和推動學習者排除學習的困難。在此強調，學習者應愉快地學習，事實上，這是重視積極情感在學習中的作用。假如在學習時，學習者能覺得符合其需要而產生愉快感情時，那麼就會克服困難，提高學習效率。

假如學習者在遭遇困難時，可以應用「多感覺通道法」來補正，對於有嚴重學習困難的學習者，可採用此法。多種感覺通道，指的是視、聽、動、觸等。首先，應選擇自己想學的詞語，這樣可以使自己堅信自己能學會任何想學的詞語；然後，將想學的詞語寫在一張厚紙板上，再用手指順著詞語的筆劃去觸摸，同時大聲讀出這個詞語。我們可以重複此過程，直到能正確地把這個詞語默寫兩遍為止。在經過一段時間的訓練後，即可省去觸摸過程，而只重複看、說、寫這三個步驟。再經過一段時間訓練後，又可省去動手的方式，僅透過觀看紙板和自言自語來學習生詞；在此過程中，可請旁人幫助自己進行訓練。

## 二、積極的學習動機

我們要培養積極的學習動機，以提高學習效果。動機不但影響書面知識的掌握，同時還影響新學習或以往學過的書面知識之表達。學習動機強的學

習者，在學習中可集中他們的全部智能和注意力，而那些學習動機弱的學習者，則有可能在學習中出現分心、不感興趣等現象。由此可見，積極的動機對學習效果的提高有多麼大的作用。培養積極的學習動機，就要從培養學習興趣著手。學習者不妨買一些自己最喜歡的知識性、趣味性相結合的書來讀，以培養自己的學習興趣。

## 三、SQ3R 策略

SQ3R 策略能使閱讀學習變得有效、簡單和容易。這種策略包含五個步驟：(1)綜覽（Survey）；(2)發問（Question）；(3)閱讀（Read）；(4)背誦（Recite）；(5)複習（Review）。上述這個閱讀策略效果比較好，學習者可按步驟試試。

## 【個案討論】

### 911：175 號航班的小故事

就在美國紀念 911 十週年時，一件發生在 2001 年 9 月 11 日的奇人奇事，又再度被許多媒體報導。故事的主角是艾莉斯・歐康妮（Elise O'Kane）小姐，她因為在登錄飛航班次時輸入錯誤，雖然曾嘗試更正，但還是被排到了另一班飛機，而不是原來預定的 175 號航班。而這架飛機就是撞上紐約世貿大樓南棟的班機。

歐康妮小姐與其他許多人一樣，每天都有很多的行程，例如：接小孩上下學、到政府機構洽公、去醫院看病等，有可能很驚險的躲過意外事故而不自知；而她不一樣，她本來預定要當 175 號航班的服務人員，但是一個不小心的錯誤，讓她沒有與其他同事及旅客一同犧牲於那場驚天動地的恐怖事件中。她在接受訪問時曾說：「在經過 911 以後的每一天，對我來說都是額外的紅利。」

就在逃過一劫後，她知道一定要去做某些事來紀念她的朋友，而特別去護理學校念書，後來成為心血管部門的護士，在那裡她每天面對生死的掙

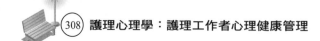
扎，更為了克服恐怖，她仍舊兼職於航空公司的空中服務員。

是奇蹟還是無常？她的好運讓其周遭朋友恭喜她奇蹟似地存活下來，但她有感於「不知無常先到，還是明天先到」的想法，想要對自己的生命與她懷念的朋友做一些有意義的事。每當病患打電話感謝她時，她都會告訴在天上的朋友說：「你聽到了嗎？這是你的功勞。」

## 思考問題

1. 學習困難的原因包含哪四個方面？
2. 學習困難的類型分為哪五種？
3. 針對學習關係有困難的人，您有何建議？
4. 改正閱讀習慣的方法有哪些？
5. 在積極學習動機中的 SQ3R 策略，是指什麼？

## 🍁 第三節　學習成就管理

從心理學的觀點來看，護理工作者學習成就的高低，其關鍵在於學習動機的強弱。換言之，成就動機是一種想要將事情做好的動力，它與個人對自己的高度要求，以及所設定的高目標有關，同時也與個人的高度抱負水準有密切關係。心理學家麥克萊倫（McClelland）認為，人們的學習成就管理有助於社會與經濟發展，包含：成就動機管理、學習堅持管理，以及成就能力管理。本節探討下列三個項目：(1)成就動機管理；(2)成就能力管理；(3)成就理想管理。

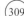

# 壹、成就動機管理

　　具有高成就動機的護理工作者，其生活內容必然豐富而充實，工作主動積極，生氣勃勃、精力充沛、心情愉快，有事業心、進取心，永遠不滿足於現有的成就，其思維活動獨立、創造力強，富有競爭意識，自信心強，敢於承擔具有一定難度的工作，並力求做好，上述這些特徵都有利於心理健康。

　　再者，在學習上成就動機高的人，會比成就動機低的人學習得更快，但是在簡單的課題中，成就動機高的人缺乏獲得成就的條件，只有在完成困難的事情時，才能獲得成功的滿足感，也才能顯示出成就動機的積極作用。因為成就動機與學習效率很有關係，所以護理工作者必須提高成就動機，使自己具有取得成功的願望。但是，該如何提高成就動機呢？

## 一、培訓成就動機

　　關於掌握成就訓練，教育家麥克萊倫提供了有效的培訓成就動機之方法。他認為，人們的成就動機是可以透過訓練而提高的，這種訓練包含三個步驟與九個目標。

### （一）三個步驟

1. 成就動機的訓練，首先要訓練人們良好的個性品質，包含：自信心、獨立性，以及自我實現需要等。
2. 麥克萊倫主張要改變學習者對自己的態度，向自己提出要求，確立自信、自立等個性特徵。
3. 學習者在具備成就動機之後，提供他們更多的進取機會，進一步發展其動機。

### （二）九個目標

1. 使學習者看到，在實際生活中，自己的個性確實是發生了改變。

2. 使學習者懂得，交往行為和生活的關係。

3. 使學習者瞭解，新的動機之產生是其自我形象的改進。

4. 使學習者知道，成就動機的內涵以及它對行為的推動作用。

5. 使學習者懂得，動機是促進社會文化發展的一種力量。

6. 使學習者確信，經過訓練，自己的個性是可以得到改變的。

7. 要求學習者用新的動機來實現生活上的目標。

8. 要求學習者記錄自己實現目標的進度。

9. 使學習者知道，與成就動機有關的其他概念之涵義（如自我實現等）。

　　在學習過程中，要注意保持輕鬆的心理氣氛，提高學習者的自信心和自我改進的自覺性。到了訓練最後階段，要求學習者訂一個兩年計畫，每隔半年檢查一次，觀察是否達到預期目標。這個訓練計畫是在他人指導下進行的，但個人也可以按照這種基本方法進行自我訓練。

## 二、獨立性訓練

　　麥克萊倫認為，個人的成就動機與其早期的獨立性訓練有關。他蒐集了八個較低文化水準地區的民間傳說，並分析了這些傳說中關於對兒童獨立性的要求與培養情況。結果發現，早期獨立性的培養與其成就動機之間有明顯的正相關。

　　一個心理學家權威性的研究，探討了兒童獨立性的培養與其成就動機的關係。這個研究把二十九位男孩（八至十一歲）的成就動機分成幾個等級，並採用問卷法調查這些兒童的父母對其獨立性的培養，然後分析兩者之間的關係。調查中，有兩個問題詢問得最為詳細：其中一個問題是要求每一位父母，回答她認為自己的孩子從幾歲開始應該做以下的事情：不會迷路、開始探索、在競爭中得到好成績，以及自己結交朋友。這項研究結果發現：孩子成就動機高的父母認為，兒童應該很早開始獨立地生活；而孩子成就動機低的父母，則認為兒童應該受到一些限制，不應該太早獨立活動。

另一個問題是，當兒童達到父母要求時，父母是如何獎勵他們的。結果發現，前者的母親常使用身體接觸的方式，例如：擁抱或親吻。這項研究顯示，父母的態度對孩子獨立自主的生活習慣之培養很重要，但另一方面也啟發我們，學習者自己應盡早擺脫對於教導者的依賴感，嘗試去獨立自主，體驗成功的喜悅。年輕的護理工作者只有在獨立工作與生活的磨練中，才能激起成功的慾望。

　　凡事要有責任感，成就動機高的人是經過深思熟慮才決定接受任務的，一旦接受了任務，就要對自己的行為負責，努力去實現目標。對人、對己、對事沒有責任感的人，是難以有成功的機會。

## 貳、成就能力管理

　　在學習自我認知管理的課題中，我們必須瞭解個人所具有的成就能力。這個課題包含兩個項目：應變能力以及成就傾向。應變能力是指，一個人對意外事件的處理能力。對一般人來說，意外事件是指那些十分嚴重的事件，例如：親友亡故、意外事故、嚴重疾病，以及突然遇到的危險（如失火、被竊、受辱）等令人煩惱的事情，心理學常把這些突發事變稱為壓力事件。

　　面對強烈的工作要求與工作挑戰，護理工作者難免都會有焦慮、煩躁和恐懼等不良反應。人格健全和有一定應付壓力常識的人，這種不良反應消退得比較快，對事情也拿得起、放得下；性格軟弱、多愁善感的人，持續的時間相對要長一點，且大多無力解決這些突發狀況。由於在我們的生活中，常常會遇到突發狀況，消極對待總不是辦法，而培養一定的應變能力非常重要。以下介紹三種方法有助於護理工作者學習成就能力管理：(1)培養自信心；(2)增加處事知識；(3)自知之明。

## 一、培養自信心

　　我們要培養自信心。不夠自信的人，個性比較軟弱，在必要的時候，不敢為自己和他人的利益挺身而出。他們遇事一味退讓，不敢與任何人爭吵，

遇到突發事件，常表現出無可奈何、無能為力的情緒低落狀態，而不採取主動的對策，只會聽天由命。但真正有自信的人，既不軟弱，也不盛氣凌人，而是敢於面對困難。對自己的有限能力應有充分的估計，並不斷進取，朝著理想的自我前進。

要培養自信，我們可以樹立一個理想形象，可以是現實身邊的人，也可以是想像中的人，當然最好是具體的人，再分析他的性格、愛好、舉止等幾個部分，然後在生活中模仿他，學習他如何工作、學習，並戰勝困難。

## 二、增加處事知識

我們要學習處理應變事件的知識。俗語說：「有備無患」，當我們有備而來，就不會束手無策。我們可以有意識地加強急救訓練，例如：面對休克者知道如何人工呼吸、面對火災知道如何逃生、遇到車禍知道如何把傷害減到最低。這些都可以從書本上學習，也可以有意識地參加相關的訓練。

在學習應變過程中，要把遇到的狀況清楚地記下來，以便記起教訓。當面臨意外和煩惱時，我們要釐清頭緒，全面審視自我，安然面對。這些問題一般包含：

1. 我面對的是些什麼人和事？
2. 我是不是在誇大問題的難度，而低估了自己解決問題的能力？
3. 我的煩惱是偶然的，還是必然的？能避免嗎？
4. 我遇到的困難是不是致命？一定沒有辦法解決嗎？
5. 我面臨的不幸有多嚴重？
6. 我是不是有點偏執而往壞的方面想？

把問題記下來後，然後冷靜、客觀地面對。

## 三、自知之明

自知之明包含下列四個項目：(1)認識自我；(2)優先程序；(3)慎重交友；(4)實力基礎。

## （一）認識自我

對自己的優缺點有深切的認知，不誇大自己的優點，也不掩蓋自己的缺點，把自己當作第三者來客觀審視，然後發揚自己的優點，努力改正和控制自己的缺點，對於自己適合做什麼以及不適合做什麼，有清楚的認識。

## （二）優先程序

人的精力是有限的，一個人不可能有足夠的時間，來做自己想做的一切事情，因此要懂得分辨輕重緩急，而捨小利獲大益更是聰明的策略。

## （三）慎重交友

古語說：「益者三友，友直、友諒、友多聞」，這提醒我們要慎重選擇朋友。當然，培養人際關係的能力及維持友誼的能力，也很重要。

## （四）實力基礎

擁有實力是成功的基礎。要獲得真正的知識和技術必須透過自己的努力，一分汗水，才有一分收獲。班傑明‧斯坦說過：「人生的全部報酬，或隨金融資本，或隨人類資本而自然增長。金融資本常常是繼承下來的，你對此無法控制。而人類資本—也就是市場所需技術—只有透過培訓和個人努力而獲得。失敗者一生都在迴避這個真理。」

# 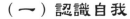參、成就理想管理

掌握成就理想是成就動機訓練之後的功課。人生的奮鬥目標，展示著人生的方向和道路，體現著人們對未來的嚮往與追求。理想同時也代表著一個人整體的心理面貌，是由認識、情感、意志、個性等多種心理因素所共同構成的。青少年朋友就業後，會開始用成人的眼光去認識社會生活，自我意識也有了新的發展。而開始投入專業工作的護理工作新鮮人也是如此，他們會

開始對他人的內心世界、個性發生興趣，也想瞭解自己的內心世界，並認真思考自己的理想。

　　一般而言，工作新鮮人理想的發展，包含：生活理想、個人道德理想、職業理想，以及人生理想等四個方面。生活理想是指，人們對未來物質與精神生活的嚮往與追求；個人道德理想是指，對自己未來道德面貌的想像；職業理想是指，對自己未來工作部門與專業種類的嚮往與追求；人生理想是指，基於對人生價值的理解，而對自己未來的人生道路與人生貢獻的設想和追求。與學生時期相比，工作新鮮人的理想出現了一些新變化、新特點，首先是理想的現實性與社會性的加強。工作新鮮人開始關心國家大事，認真思考社會問題，希望參與社會生活。他們從內心感覺到，理想僅僅是未來，更重要的是現實；「未來」已經成為他們必須認真思考的現實問題。這種對未來的急迫感，是廣大的工作新鮮人從未體驗過的，這也就促使青少年逐步學會把未來的理想與現實生活緊密聯繫起來。

　　在此同時，我們也看到工作新鮮人往往面臨著愈加激烈的內心衝突。青春是充滿理想的時期，理想激勵著工作新鮮人去從事一番大事業；但是宏偉遠大的理想和抱負並不能很快就實現，工作新鮮人往往不能充分體認到這一點，於是熱情容易消失、希望容易落空、理想容易動搖或破滅，甚至變成得過且過，而成為實用主義者。那麼，如何才能培養正確的理想，並開創美好的前途與人生呢？

# 一、投身社會中

　　要培養正確的理想並開創美好的前途與人生，我們必須投身社會，而不能脫離社會生活、離群索居。社會化是指，個人學習有效參與社會生活所必需的知識和技能之過程，社會化水準愈高，就愈能正確認識社會，樹立正確的社會觀、政治觀、價值觀、道德觀，以及幸福觀；就愈能正確認識個人與團體、個人與社會的關係；就愈能認識時代的特點、社會的要求、自己所處環境的客觀條件，從而按照社會需要來確立自己的理想。

## 二、量力而為

　　青少年朋友都不難擁有「胸懷大志」，但卻不易做到「腳踏實地」，往往給自己設定超出自身能力太多的目標，這樣既加大了難度，又容易受失敗的打擊和折磨，有人甚至因此喪失了信心和志氣。因此，量力而為、實事求是地制訂適合於自身特點的發展計畫，才不失為明智之舉。

## 三、結合遠近期目標

　　理想不是簡單的幻想，切忌好高騖遠。工作新鮮人可實施小型計畫，從目前最重要的事情著手，例如：就業、進修深造或戀愛等，一點一滴做起，彙集近期的小成功，成就理想的遠期目標！

## 【個案討論】

### 預估護理人員需求增加

　　美國的 24/7 Wall St.網站在 2011 年 9 月發布了一項數據，這是根據勞工統計局針對 2008 至 2018 年美國七百五十個主要職業項目發展的預估，列出未來在美國國內職缺將會增加至少 20%，以及平均年薪至少六萬美元的十項工作。

　　在這十項工作中，與醫療有關的就有三項，包含：內科與外科醫師、牙醫衛生員、註冊護理人員，而需求人數最多的就是註冊護理人員。因為醫師的需求增加，自然帶動護理人員的需求，從 2008 至 2018 年，美國國內的職缺將達到五十八萬一千五百個，其平均年薪約六萬多美元。美國的註冊護理人員從事初級基本醫療處理、管理病歷資料，以及初級長期照顧，而註冊護理人員並不需要醫療證照。由於病患照顧的科技進步，有很多部分的健康問題可以被處理，以及強調預防性照顧的需求，使得註冊護理人員的需求大量增加。最後，老年化的人口增加，老人照顧也預估會大幅成長。

　　台灣這幾年也面臨少子化及老年人口增加的困擾，很多年輕人由於想法

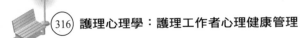
的改變及經濟環境不佳等原因，不是不願意結婚，就是結婚後也不願意生小孩，造成台灣在生育率最低的世界排名位居第一。現在的這一代到了晚年時期，對於護理人員的需求，可能不會少於美國對未來的預估，所以從事護理工作的人除了具有愛心以外，更是具有前瞻性的眼光。

## 思考問題

1. 提高人們的成就動機可以透過訓練的哪三個步驟與九個目標？
2. 有助於學習成就能力管理的三種方法，包含哪些？
3. 在學習應變過程中，我們可以將哪些遇到的狀況清楚地記錄下來，以便記起教訓？
4. 自知之明的訓練包含哪四個項目？
5. 有哪些方法可以培養正確的理想，並開創美好的前途與人生呢？

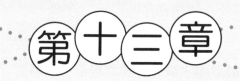

# 心理危機管理
## ——化解個人的心理危機

　　本章「心理危機管理」主要的任務是討論「化解個人的心理危機」。心理危機是指，個人處在心理或情緒不穩定的狀態，導致可能傷害自己與家庭，甚至社會的安定。護理工作者做為個人與社會健康的力量支持者，需要學習如何有效管理心理危機，以便一方面幫助病患度過醫療過程中的心理危機；另一方面，更要加強維護本身的心理危機處理能力。探討心理危機管理的相關問題，是本書第三篇「心理健康與管理」的第三項，也是最後一個項目（第一項是心理健康管理，第二項是學習發展管理）。本章規劃為三節：第一節「心理危機概述」，第二節「心理危機問題」，第三節「情感危機管理」。

　　第一節「心理危機概述」將探討三項議題：(1)何謂心理危機；(2)心理危機的影響；(3)心理危機處理。在第一項「何謂心理危機」中，將討論：危機背景、危機反應等兩個項目；在第二項「心理危機的影響」中，將討論：對人的心理影響、危機影響反應等兩個項目；在第三項「心理危機處理」中，將討論：危機自我對話、危機情境管理，以及自我訓練等三個項目。

　　第二節「心理危機問題」將探討三項議題：(1)焦慮心理危機；(2)孤獨心理危機；(3)憤怒心理危機。在第一項「焦慮心理危機」中，將討論焦慮危機、焦慮危機管理等兩個項目；在第二項「孤獨心理危機」中，將討論：孤

獨危機、孤獨危機管理等兩個項目；在第三項「憤怒心理危機」中，將討論：憤怒危機、憤怒危機管理等兩個項目。

第三節「情感危機管理」將探討三項議題：(1)認識情感危機；(2)情感危機管理；(3)危機管理策略。在第一項「認識情感危機」中，將討論：情感危機的定義、情感的一般性危機等兩個項目；在第二項「情感危機管理」中，將討論：調整反應、處理方法等兩個項目；在第三項「危機管理策略」中，將討論：模擬策略、問題普遍化、補充心理資源，以及尋求幫助等四個項目。

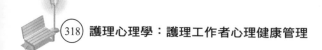

# 第一節　心理危機概述

心理危機是指，個人處在心理或情緒不穩定狀態，導致可能傷害自己與家庭，甚至社會的安定。護理工作者做為個人與社會健康的力量支持者，需要學習如何有效管理的課題。本節首先要探討心理危機的基礎問題，包含以下三個項目：(1)何謂心理危機；(2)心理危機的影響；(3)心理危機處理。

## 壹、何謂心理危機

護理工作者針對危機下的個人及其家庭，應採取明確有效的措施，使之能戰勝健康危機的逆境，重新建立人際關係和適應社會生活。

### 一、危機背景

心理危機主要是針對下列三項危機背景：

1. 帶有損失性質的負面生活事件：如家人久病不癒、親人亡故、失業、失戀、婚姻失敗、事業挫折、重大疾病等。

2. 家庭內部暴力等問題：如虐待婦女、兒童、少年在青春期因適應障礙，而與父母發生暴力衝突、夫婦失和與離婚等。

3. 人們在境遇中發生緊急事故的應變問題：如火災、地震、車禍等許多
　災害造成的心理危機。

　　進行危機管理及危機干預，實際上是一種短時間的心理治療措施。這種
心理治療具有疏導思想情緒，甚至拯救危難的性質，其實施方法，包含：對
居喪者，採取消除影響並給予支持性的措施；對於少年在家庭內的暴力行
為，使家長瞭解其行為動機，讓其不再採取暴力方式的教養方式，同時使受
暴力者也接受心理諮詢；對於夫婦之間的糾紛，則採取暫時性分居的方式，
並同時接受心理諮詢，這對大多數人都能收到良好效果。

## 二、危機反應

　　許多經歷過危機壓力的護理工作者，都盡力從他們自身的情緒中整理出
來。許多人出於本能而挑選非正式的作法，例如：他們通常會和同事談論他
們的經歷，尤其是那些遇到同樣的危機，並做出同樣的反應而努力之同事。
有時候，他們也會和家庭成員、親戚和朋友談論此種經歷，但因為和家庭與
朋友之間無話可說，可能會加重其心理壓力，導致退縮、分裂和疏遠。同樣
的，迴避也會疏遠那些可能感到不受歡迎的家人和朋友。長此以往，經驗和
內心情感交流的減少，可能會導致友誼和婚姻的破裂，這反過來又會使壓力
增加，雪上加霜。

　　對付壓力時，人們可能會過分依賴物質的幫助，他們可能會喝很多酒，
抽許多菸，或吃過多的非處方藥。那些尋求藥品幫助的人，經常被看作是依
賴鎮定劑或其他方式，來達到睡眠或集中精神的癮君子。就減輕壓力來說，
這些方法都不是專業性的最佳選擇，他們只是從表面上掩蓋了危機的影響，
因為使用這些策略甚至會增加使用者必須面臨的問題。通常，壓力產生的根
源在於心理因素，由於人們努力使思想與經歷相吻合，而經歷的回憶是帶有
強烈的、尖銳的、痛苦的細節，人們在經歷這樣一次又一次的無能為力之痛
苦危機後，就會形成一種既有外部創傷，又有內在壓力的反應行為。

# 貳、心理危機的影響

心理危機的影響探討以下兩個項目：(1)對人的心理影響；(2)危機影響反應。

## 一、對人的心理影響

每一位經歷過危機的人，包含：受害者、旁觀者、反應者等，如果面臨過於強烈的危機，有時候會導致強烈的反應，而使經歷危機的人與他人產生一條分界線，例如：置身於特殊時間、特殊行動及特殊地域的士兵，在戰場上採取過不擇手段的行動，這使他們與那些沒有參與過戰爭的人（甚至是其他士兵）有所區別；即使是經過一段很長的時間，他們的異常行為仍會延續，從而對本人及其周圍的人有所危害，也可能會導致某些心理機能的失調，這時就需要幫助他們恢復較為正常的行為。

有時過度激烈的行為會伴隨著危機出現，此稱為危機影響反應（Crisis In Response），包含：困獸之鬥、退避三舍，以及在身體或心理上對危機的畏縮。而發生的時機，例如：突然得知中樂透大獎或親人死亡的噩耗等，在過度高興或悲傷時都可能發生。逃避反應也就是指棄艦反應，即個人的反應是如何盡可能迅速、直接地擺脫危機和遠離危機的事發地點。此種行為是將希望和危機情境隔離，尤其注重自我的解脫；這種反應並不一定是驚慌不安、焦慮、歇斯底里或倉皇失措。

## 二、危機影響反應

一般人，包含護理工作者在內，都可能會產生下列三種反應：(1)棄艦反應；(2)負面驚慌；(3)回救反應，值得大家從中取得教訓。

### （一）棄艦反應

第一種危機影響反應是所謂的「棄艦反應」，是選擇反應危機的捷徑，

以盡快脫離危機。他們可能在逃離的過程中踐踏他人，也可能表現得井然有序，甚至極為平靜的行為。有些遭受危機的受害者，在遠離事故現場的五至十公里之後，仍然面無表情、行為失常。「棄艦反應」的表現包含：

1. 直接迅速地逃離危機。

2. 面部表情僵硬。

3. 目瞪口呆。

4. 對自身的外表和健康狀況毫無所知。

有上述反應的人常不理會命令和指揮，他們堅定地強迫自己，繼續逃離現場。

## （二）負面驚慌

負面驚慌多發生在較理智但身體狀況不佳，或危及生命的情況下。媒體常有這樣的評論：每個人都很震驚，但每個人卻都很鎮靜或是無人驚慌失措，負面驚慌反應正是代表了這種情況。這種反應包含認知和身體系統的僵化，思考和行動能力的喪失，例如：飛機墜毀前的乘客在面對他們的危險處境時，都毫無反應。

負面驚慌是對危機的另一種反應，其表現包含：

1. 不自然的平靜。

2. 四肢麻木。

3. 明顯的夢遊狀態。

4. 眼神呆滯（有時連眼睛都不眨）。

此類反應者通常呼吸微弱、無精打采，表面上沒有任何行動，或對刺激無任何反應；急性子的人之反應有可能是呆若木雞。

有些反應顯示，處於負面驚慌中或剛剛被危機驚嚇的人，會恢復到基本正常的行為，例如：他們會重新找回行李，穿戴整齊，從原路返回。思維推動行為，自動適應環境，並恢復到正常行為，都需要時間，這可能是面對負面驚慌反應的部分解釋。一位經歷過北嶺（Northridge）地震（美國洛杉磯，1994 年）、經驗豐富的危機管理者回憶說：當時在幾分鐘的時間裡，他被電

話叫回自己的辦公室，並起草了所轄組織的危機計畫。事後，他發現從地震發生、電話呼叫，到他真正出發並進入辦公室之間，有好幾分鐘的時間悄然逝去，但他無法想起在此期間，他到底做了些什麼，依稀只記得的是花了一些時間剃了鬍鬚。

## （三）回救反應

通常在這種情況下，為了尋找某些物品或人員，有的人會鼓起勇氣，說服自己返回到危機現場。在逃離危機現場之後，他們在必須回去營救某些物品和人員的信念驅使下，而重新返回危機現場。在某些案例中，重新返回者會毫無畏懼地置身於最危險的境地，並將自己所面對的危險置之度外，不顧一切地直奔危機發生的地方；但這樣做的結果，反而會把那些營救人員置於險境。此類反應多發生於家庭成員之間，例如：一個成員意識到另一個家人失蹤，下落不明時。

處理「回救反應」極其耗時、麻煩、浪費資源，尤其在注意力集中於營救或控制危機的關鍵時刻。此時，應盡快使無關者離開危機現場，不要讓他們過於留意現場情況，並確保他們的安全和關心之情得到照顧和紀錄，這種策略能夠減少「回救反應」。發生在回救者身上的一種危機影響反應（CIR）是營救者心態反應，它可在任何危機中出現，在自然災害和重大災禍中更為常見。人們表現出營救者心態，其反應大部分是由自己的任務所致（通常是自我選擇的）。他們的神情通常可用「緊繃」和「呆滯」來形容，其言語和交往異常緊張、語無倫次、舉止僵硬，並將注意力集中於目標任務，即便強迫其休息一會兒，他還是會重返現場。

使用下列幾個選項，可能是判別營救者心態是否存在的最佳方法：

1. 在行動和承擔任務時，是否情緒高漲？
2. 對周圍的環境是否存在認知上的隔閡？
3. 對局外人是否持批評態度？
4. 是否過於自信他們的忍耐力（或忍耐的必要性）？
5. 對阻塞和滯留有沒有抵制？

6. 有沒有特定的興趣或注意目標？

7. 對手邊的任務是否急於獲得成功？

如果符合以上所列的大多數情況，那麼就是存在著營救者反應。

# 參、心理危機處理

心理危機處理對護理工作者而言，非常重要，理由是：一方面，他們的工作要面對病患所遭遇的心理危機；另一方面，他們也要面對自己在工作上與生活上所要承擔的心理危機挑戰。以下有三項建議提供參考：(1)危機自我對話；(2)危機情境管理；(3)自我訓練。

## 一、危機自我對話

個人透過什麼方式，可以使強烈痛苦的情感變得可以忍受呢？一條普通而又有效的途徑就是「自我對話」。無論何時何地，人們透過和自己的對話，對所發生的事情、對他們自己的感受進行所謂的「實況轉播」。通常，這種自我對話不是刻意而為的，而是在無意識中進行的。在感情危機中，當個人情感系統被激發時，通常自我對話會變得更為自覺，人們會透過和自己談話，來調節情緒，例如：透過對自己說些安慰或平靜心態的話，來調節焦慮，或透過有意識地提醒自己，注意事物積極的一面，來舒緩沮喪情緒。

良性的「自我對話」能幫助人們超越所有不能忍受的痛苦，只有運用它時，才不會讓人感到崩潰和失控。而且痛苦的感覺愈強烈，努力說服自己的自覺性也就相對愈高，人們有時甚至會大聲地獨白，或者把所發生的事件記錄下來；這種「自我對話」是一種內心的對話，以下是最為常見的形式句子：

我過不了這一關嗎？

我要瘋了嗎？

這太可怕了吧！

我永遠也高興不起來了嗎？

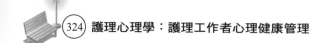

真是沒有人能幫助我？有人能理解我的感受嗎？

將會有更可怕的事情發生嗎？

我真是太孤獨了嗎？

這麼可怕的事情都會發生，生活真是沒指望了嗎？

在心底一遍又一遍地重複以上的自我對話，將是非常有效的。在現實的危機中，強烈的情緒反應，能夠自動引發這些無意識，甚至是違背人們意願的想法。因此，自覺地、努力地用不同的觀點駁斥和改變原來的想法，就像是要打破消極思想和情緒之間的惡性循環一樣，產生了很大的助力。這種「自我對話」的目的，是直接解決災難性的想法，它為危機受害者建立積極的經驗，並且對人、對己的依賴感打開了通路，也減少了人們承受壓力時所耗費的心理資源。

## 二、危機情境管理

危機管理中的兩個關鍵性因素，就是訊息管理和人員管理。在遭遇危機情境時，人體內的一些化學物質會釋放到生理系統之中，並伴隨著身體和生理上的同步反應，例如：呼吸急促、心跳加快等。化學物質釋放過程產生的問題是，在身體應對壓力與生存能力得到提高的同時，解決相對複雜問題的能力卻有所下降。

對危機首先且必要的反應是保持鎮靜，既不要過分勇往直前，也不要過於畏縮，而是要在鎮靜之中，積極尋求處理或避免危機的最佳方法，以期降低損失和解決危機。正如格林（Green）於 1992 年所指出的，若想在危機管理中取得最佳的效果，鎮靜是最為重要的事情。但如何在危機中保持鎮靜呢？以下提供一些方法。

## 三、自我訓練

面對突發事件危機，以下是五項有效的自我訓練項目：(1)自我防禦；(2)面對失敗；(3)穩定情緒；(4)寬容以待；(5)掌握大局。

## （一）自我防禦

　　我們要學習採用合理的自我防禦方法，例如：文飾作用（自我安慰）、替代（轉移目標）、反問（掩飾內心真實動機所表現的假象）等。但這些方法只能暫時舒緩，長遠之計還是要勇敢面對，以機智靈活的頭腦來解決這些危機。

## （二）面對失敗

　　失敗總是難免的，失敗為成功之母，在失敗中人們可以吸取教訓，並總結經驗去克服困難，以提高自己的能力，例如：剛學游泳時，被水嗆了一下，如果因此就不敢再下水，也拒絕去學游泳，那麼將來在遭遇到水災時，恐怕只有死路一條；此時，還不如勇敢面對，努力學會游泳，掌握游泳及拯救溺水者的一些常識。

## （三）穩定情緒

　　要學會穩定自己的情緒。面對突發事變時，人常會有強烈的情緒反應，在這種狀態下，由於認知發生偏頗，往往會做出錯誤的決定，這是情緒干擾大腦的正常思維所導致的；因此面臨災難時，要先學會放鬆、穩定情緒、保持鎮靜，堅信自己能應付，例如：某人家裡不幸發生火災，情急之中猛拉房門想衝出去，結果房門是往外推，當然怎麼也拉不開；但因為情急之下、情緒不穩定，竟然連開門都不會了。

　　如果遇到意外的打擊，不妨暫時轉移一下注意力，去做一件自己喜歡做的事，最好是某項藝文活動，以釋放心中的不良情緒。

## （四）寬容以待

　　我們還要學會寬容自己和他人。每個人在能力、天賦、各種主客觀條件上，都有高低好壞之別，不要一味和他人比較，事事想超越他人，這樣只會使自己失去心理平衡；要學會有所求、有所不求，做好自己能做的事。對他

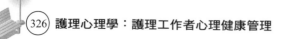

人也不要抱持過高的期望且不停挑剔，他人也有自己的不幸與煩惱，更要學會寬容他人。

## （五）掌握大局

涉及原則性的問題，我們要牢牢把握，然而對於一些非原則性的小事，則要學會讓步和容忍。不需要把大事、小事都放在心上，斤斤計較，這樣只會終日處在情緒波動之中。

有成功天賦的人不一定成功，但成功的專業工作者一定要有成功的天賦。天賦為成功者提供了基礎，關鍵還是後天的努力加上運氣，而運氣往往降臨在有準備的人身上。其實，獲得工作成就與家庭生活美滿的護理工作者，透過努力而獲得一定的社會肯定和自我實現，都可以說是能夠掌握大局的成功者。

## 【個案研究】

### 生死的拔河及制度檢討

2011 年 9 月初，台大醫院發生了移植愛滋病患器官事件，相關器官受贈者面臨可能感染愛滋病的危險，而負責摘取及移植的醫師和護理人員也有可能在過程中受到感染。在事件曝光後，各界有很多的批評與檢討。

以下分別對於捐贈者及其家屬、協調師、受贈者及其家屬、摘取及移植的醫師和護理人員，以及相關醫院或衛生署的主管，提出幾點看法：

捐贈者及其家屬：本來是要讓死者遺愛人間，但可能因為愛滋病的神祕性，導致家屬在不知情的狀況下，簽下了器官捐贈同意書。

協調師：他是被指責最多的人。器官捐贈的過程有一套制度在規範，但器官捐贈牽涉到許多醫療參數的核對，以及器官被摘取後，必須要在有效期間之內，移植到受贈者身體，每一個步驟都在跟時間賽跑，否則器官捐贈的美意很容易浪費掉。此次事件，有可能是因為在核對時的疏忽而造成此危機。

受贈者及其家屬：等待器官移植的病患大多是等待了很長的時間，才等到合適的捐贈器官。結果在移植後才被告知捐贈者有愛滋病，因為原來的病就是要有新器官才能痊癒，竟然又立刻有可能得到不易治療的愛滋病。

　　摘取及移植的醫師和護理人員：醫護人員在做這項移植手術時，是要讓得來不易的器官，順利的移植到受贈者身上，結果在不知情的狀況下，接觸到愛滋病的血液或體液，因為愛滋病有潛伏期，在不確定的未來，都有感染愛滋病的危險及陰影。

　　相關醫院或衛生署的主管：制度的檢討與改進是相關醫療主管所必須做的，他們最好能夠認清一點，那就是過程犯錯的機率一直存在，絕不是零，要讓這次事件成為最後一次。

## 思考問題

1. 心理危機主要是針對下列哪三項危機背景？
2. 人們在面對危機時，可能會有哪三種反應？
3. 人們面對危機時出現「負面驚慌」的反應，包含哪些表現？
4. 要處理心理危機，包含哪些建議？
5. 面對突發事件危機時，有哪五項自我訓練事項？

# 第二節　心理危機問題

　　本節探討心理危機可能導致及發展出的相關問題，由於篇幅限制，在此僅針對護理工作者比較常見的心理危機問題來討論，內容包含下列三個項目：(1)焦慮心理危機；(2)孤獨心理危機；(3)憤怒心理危機。

# 壹、焦慮心理危機

焦慮是當今人類最大的心理健康危機之一，更是護理工作者最常見的心理毛病。由於護理工作者所擔負的任務經常牽涉到病患的生死關頭，同時在有限的時間內要完成繁重任務，在這種心理的持續壓力下，焦慮心理危機自然就會出現，假如沒有及時獲得改善，便會發展為精神障礙者。

在所有精神障礙中，焦慮排行第一，而受焦慮困擾的人，以女性居多。這種症狀十分常見，每一百個人中就有三至五人患有這種疾病。隨著經濟的發展，社會環境衝突的擴大，焦慮症患者有逐漸上升的趨勢，特別是在上班族間的出現，而大專及高中上班族中也有相當的發病率，而且愈來愈趨向年輕化。

## 一、焦慮危機

焦慮是個體由於不能達到目標或不能克服障礙的威脅，致使自尊心與自信心受挫，或內疚感增加，而形成的一種緊張不安、帶有恐懼的情緒狀態。焦慮可分為以下四類。

### （一）現實性或客觀性焦慮

此種焦慮是由客觀上對自尊心的威脅所引起的，例如：學生面臨升學、就業前的成績、渴望獲得成人或社會認可的地位所產生的焦慮。

### （二）神經過敏性焦慮

此種焦慮不僅對特殊的事物或情境會發生焦慮反應，而且對任何情況都可能發生焦慮反應，它是由心理、社會因素誘發的憂心忡忡、挫折感、不良感和自尊心的嚴重損傷所引起的。

### （三）能力性的焦慮

此種焦慮是指焦慮與學習能力有密切的關係。高度焦慮只有與高度能力相結合才能促進學習，高度焦慮與低能力或一般能力相結合則會抑制學習。把焦慮控制在中等程度，才有利於一般能力水準者的學習。

### （四）道德性焦慮

此種焦慮是指，由於違背社會道德標準，在社會要求與自我表現發生衝突時，其引起的內疚感所產生的情緒反應。心理學家對焦慮發生的原因說法不一，心理分析派認為是潛意識之間的衝突所引起，認知派則認為是知覺、態度與信念的衝突所引起，也被認為是，由於達到自我實現時發生的思想衝突所引起的。

## 二、焦慮危機管理

既然焦慮對人的身心健康有如此大的損害，那麼又該如何克服過度的焦慮呢？以下提供三項建議。

### （一）瞭解自己

瞭解自己並不容易，肯定自己更難，但只有這樣才不致於因低估自己而喪失機會，也不致於因高估自己而陷入困境，從而勇敢地面對現實，克服焦慮。我們可以冷靜地問自己：「這件事最壞又會壞到什麼程度？」在答覆了這個問題後，焦慮就會減輕許多。工作考績焦慮是護理工作者較常見、較特殊的焦慮情緒表現，即由於擔心工作考績不良或渴望獲得更好的分數，而產生的一種緊張的心理狀態。這種焦慮幾乎在所有的上班族身上，都有不同程度的表現。

然而，這並不是說所有的工作考績焦慮都是異常的，保持中等程度的工作考績焦慮反而會促進和提高工作考績。只有那些較嚴重的工作考績焦慮，不僅會影響正常的學習生活，也會嚴重損害身心健康，使工作考績無法進

行。這樣的工作考績焦慮，就需要設法改變或尋求心理醫生的治療。要改變焦慮情緒，就要瞭解自己，並肯定自己的能力及水準，或把對好成績的期望降低到適當的水準，一旦計畫不能實現，就難免會急躁、沮喪，而陷入焦慮情緒之中。

## （二）肯定自我價值

肯定自我價值有三個課題要學習：

1. 對於任何事都應盡力而為，不必刻意地去追求完美，例如：在與人交往中，不要矯揉造作，不要過分掩飾自己，也不要怕出糗而焦慮不安，更不必委屈自己而取悅他人。

2. 樹立自己的理想，且應有獨立謀生的心願，不要想著事事都要依賴他人。連小鳥也有離巢單飛的時候，更何況是人呢！我們要有為自己實現遠大目標而努力的心願，並一步步付諸行動，只有這樣生活才有意義，也才能從容享受生活與創造生活，不為莫名的焦慮所困。

3. 與他人建立良好的人際關係。人，不可能脫離人群而獨自生活，所以與他人建立良好的人際關係是十分必要的。若能有幾個知心的朋友，相處時既能敞開胸懷，接納他人的感情，也能無條件地付出自己的感情。特別是在自己煩惱焦慮時，便可向他們傾訴，這樣就能使自己很快平靜下來。

## （三）學習自我治療

除了尋求心理專業治療之外，以下是有關專家提供的一種自我治療五步驟法，不妨試試：

1. 檢查自己的焦慮反應程度如何（自我訓練後是否有下降）。

2. 讓自己做到好像不曾焦慮那樣，要緩慢地、正常地呼吸。

3. 對自己的焦慮反應採取接受的態度，心想：反正如此，也沒有什麼大不了的事，不要對此過於擔憂。

4. 重複上述的三個步驟。

5. 心想：將來再出現焦慮時，就把焦慮看成是日常生活中的一部分。這樣有了心理準備，一旦焦慮反應出現時，便能立即控制它。

# 貳、孤獨心理危機

在醫療場所的休息角落裡，經常會看到一些孤獨的醫療工作者。若問他們怎麼不與人聊天？答案經常是：「我喜歡單獨一個人！」然後再補上一句：「工作也夠累了！」其實，在多數情況下，並非他們願意一個人，而是沒有適當的人可以對話。

## 一、孤獨危機

孤獨經常反應了下面兩個問題。

### （一）不善與人打交道

例如：有些人過於自負，與他人相處時，傲慢、無理、固執、武斷、不尊重他人，便會遭到其他人的厭惡和嫌棄；有些人自尊心過強，聽不進他人意見，神經過於敏感，動不動就拉下臉來不說話，常常使大家感到很尷尬，以致於沒有人願意與其相處；有些人對他人要求過高，希望他人能向其百分之百地交心，能毫無保留地給予關心和幫助，使得其他人無法忍受，導致友誼中斷；有些人過於潔身自愛，自命清高，瞧不起他人，常帶著明顯的鄙視與戒備心理與人打交道，招致他人拒絕。

### （二）不敢與人打交道

例如：有些人擔心他人看不起自己，不會接受自己，只好選擇孤獨；有些人把自身的某種缺陷（例如：身材矮小、家境較差、成績不好等）看得過分嚴重，擔心他人會因此取笑自己，就竭力迴避他人。

## 二、孤獨危機管理

孤獨傾向明顯的個人應該要分析一下，到底是什麼原因造成自己的孤獨，然後努力去消除造成孤獨的原因。以下幾點措施對於擺脫孤獨有一定的作用。

### （一）積極主動與人打交道

平常要與病患或同事打交道，人家才會與你打交道。能否與他人建立良好的人際關係，關鍵在於自己。我們可以從最簡單的主動與他人打招呼做起，每天與他們聊聊天，共同開展一些藝文、體育和社交活動。有參加團體活動的機會，更要積極地參加，並主動承擔起一定的責任，為大家服務，不要老是關在屋子裡，不肯接觸其他人。

### （二）主動與他人交往

人際關係是具有互動與互惠性質的，你關心、幫助他人，他人也會關心、幫助你；如果對他人的事不聞不問、毫無熱情，他人也會對你冷漠，友情是在相互給予和關愛中生長的。請伸出善意的手，它馬上會被無數善意的手握住。

### （三）展現真情

友情是建立在相互信任、相互瞭解的基礎上。當我們把一個人看成是自己的朋友時，我們就應該信任他，把自己的真實想法告訴他。一個把自己的心靈完全封閉起來的人，會使人產生戒心，因為誰也不會與一個不說真話（儘管他沒說假話）的人做知心朋友。有些人本來就比較內向，青春期出現的閉鎖心理使他們更加沉默寡言，即使心裡充滿煩惱，臉上卻強作微笑。請這些人注意，你的緘默既使你的煩惱無法排遣，又讓你的朋友感到不快，這樣做最終會失去朋友的。如果你想贏得友誼，就應該展現你的坦蕩胸懷，表露你的真實情感，這樣他人也會請你進入他們的內心世界，

你們將成為真正的知心朋友。

### （四）將心比心（同理心）

　　每個人的思想、觀點、知識、經歷、修養、習慣、性格等都不一樣，不應強求他人與自己一致。在與他人打交道中，要設身處地為他人著想，理解他人的態度，尊重他人所做的選擇，不要看不慣他人的作法，就隨意指責、抱怨他人。

## 參、憤怒心理危機

　　憤怒是當客觀事物與主觀願望相反時，所產生的強烈情緒反應。人們在日常生活中，常會產生憤怒的情緒，例如：工作失敗、受騙、權力被侵犯、戀愛受挫、疾病纏身、祕密被曝光、勞累過度等，這些都會在一定條件下轉化為憤怒。當護理工作者工作不順利、考績不公平，或者工作分配不均時，都會引起憤怒的心理危機。

## 一、憤怒危機

　　當人們的願望不能實現、行動受到限制時，便會產生憤怒情緒；遭受侮辱、上當受騙、權利被侵犯、戀愛受挫折、隱私被他人發現時，也都會產生憤怒情緒。若憤怒導致的是攻擊行為，結果往往非常嚴重。而憤怒對健康是有害的，當人憤怒時，會使心跳加快、血壓升高，所以經常發怒的人，容易患有高血壓、冠心病，且可使病情加重，甚至會危及生命。

　　憤怒會造成食慾降低、影響消化。經常發怒，會使消化系統的生理功能發生紊亂。憤怒還會影響人體腺體的分泌功能，哺乳的母親如果發怒，會使乳汁減少，這對嬰兒是十分不利的。當人受了委屈、侮辱而發怒時，淚腺分泌會增強，唾液會增加，但逐漸會變得口乾舌燥、情緒暴躁、言辭過激，大腦皮層處於興奮狀態，此時思維狹窄，對他人的善意勸告不能入耳，心理失去平衡，甚至失去理智，進而影響到人際關係。但為什麼有些

人特別容易發怒呢？

## （一）與人的氣質類型有關

心理學研究認為，氣質是人的心理活動和行為方式上表現出的動態特點，例如：強度、速度、穩定性，以及靈活性。在人群中，有四種比較典型的氣質特徵，即膽汁質、多血質、粘液質，以及憂鬱質。其中，膽汁質的人感情熱烈而易激動，行動果斷而易魯莽，抑制力較弱，容易在外界刺激下使其言行失去控制，表現為脾氣暴躁，易於憤怒。

## （二）是環境條件和生活實踐的產物

溫順、平和、忍耐等好脾氣，往往與和睦、溫暖的家庭環境，以及良好的教養有密切聯繫，而暴躁、倔強、怪僻、任性等壞脾氣，則常常與嬌生慣養、過分溺愛，或得不到家庭溫暖、父母的要求過於嚴厲分不開。

## （三）與人們錯誤的觀念有關

易怒的人往往認為發怒可以威懾對方、挽回面子、推卸責任、抵擋責難、逃避努力、滿足願望等，所以常為一點小事就大動肝火、暴跳如雷。

## （四）情感未獲得適當宣洩

有人提倡情感宣洩，特別是當人們產生不良的情緒和情感時，例如：悲哀、憤怒、恐懼等，應該盡可能地表現出來。他們認為，隱藏感情不利於身心健康，而流露感情可以消除精神緊張，克服痛苦和疼痛，促進人與人之間的關係更加密切。事實上，心理學家研究了攻擊行為的社會根源，發現叫嚷式的宣洩並不能減輕憤怒的程度；當我們訓斥某人時，也常常促使我們自己採取攻擊行動。一個小小的煩惱，如果以不友好的言語表現出來，就會導致一場軒然大波。因此，我們在生活中都要對自己的言行舉止負責，如果由於發火而使情況惡化，那麼發洩怒氣同樣也是一件壞事。

# 二、憤怒危機管理

要改變這種憤怒的心理危機，應該做到下列三件事：(1)擴大心理容量；(2)保持心理平衡；(3)學會控制憤怒。

## （一）擴大心理容量

心理容量愈小的人，就愈容易蓄積怒氣；而心理容量較大的人，卻能承受較強的刺激而不動怒。因此在生活中，要拓寬心理容量就要做到下列幾項：

1. 要樹立遠大的生活目標，改變為了小事計較得失的習慣，更多從大局、從長遠去考慮一切。一個人只有確立了遠大的人生理想，才能寬待他人，有較大度量。不應容忍自己的精力，被微不足道的小事絆住，而妨礙對理想目標的追求。

2. 要加強文化知識的學習，培養高尚的人生情趣。人的心理容量也是受著文化素養所影響，有著較高文化知識修養的人，思想和情趣的境界一般都比較高，看問題也會比較寬鬆，因而有比較大的心理容量，比較不易動怒。而缺乏文化素養的人，容易受到傳統偏見和落後習俗的影響，看問題容易過於狹隘，心理容量一般也比較小。

3. 在生活的點滴小事上培養容人之量。生活中令人氣惱的事情有很多，但如果沒有一點心理容量，我們大概會有生不完的氣。

## （二）保持心理平衡

怒氣的產生也是心理平衡失調的結果，如果能夠有效地保持自己的心理平衡，使自己的心理處於和諧的狀態，就能較好地防止怒氣的產生，下列幾個方法可以參考：

1. 避免與那些經常使你勃然大怒的人在一起，以減少可能發生的衝突。

2. 克制衝動，培養冷靜處理問題的習慣，也是保持心理平衡的主要方法。

3. 懂得珍惜感情的重要，會使我們自覺地克制怒氣，擁有美好的感情和良好的心情。

## （三）學會控制憤怒

萬一怒氣產生了，那麼就要把它控制在一定的範圍內：

1. 要在怒氣剛產生時及時地克制。當我們意識到自己的怒火已經起來時，最好的辦法是強迫自己不要講話，採取靜默的方式，這樣會有助於我們冷靜思考。

2. 在生活的道路上，每當我們的怒氣上升時，「換個角度想」是非常重要的。此時可以把自己的思維從憤怒和激情的情境中拉回來，使自己考慮到問題的其他層面。這樣一來，我們的頭腦就會較為冷靜、較為理智，看問題就會比較樂觀，進而避免做出過於激動的舉動或後悔莫及的蠢事。

3. 在怒氣已經產生時，要更加注意控制自己的行為，防止因對行為的失控而導致不可收拾的後果。

4. 在克制怒氣的過程中，除了自己的自制之外，要樂於接受他人的勸告，也要學習一些克制的技巧，例如：轉移、釋放、躲避等，使自己回復平靜的心情。

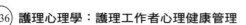

思考問題

1. 焦慮可分為哪四類？
2. 對於如何克服過度的焦慮，請提供三項建議？
3. 擺脫孤獨有哪些措施？
4. 哪些人特別容易發怒呢？
5. 要改變憤怒的心理危機，應該可以做到哪三件事？

# 第三節　情感危機管理

　　護理工作者與空服員的特質類似：絕大部分是女性，平均年齡比較輕，正逢情感旺盛與活躍時期，因此在個人工作與生活上都面臨比較大的情感危機風險，特別需要重視情感危機管理的功課。要加強情感的危機管理，需要從下列三方面進行自我訓練，以便獲得有效的效果：(1)認識情感危機；(2)情感危機管理；(3)危機管理策略。

## 壹、認識情感危機

　　什麼叫做「情感危機」？這個問題比「什麼叫做情感」的問題更為複雜。由於這是情感的一個焦點問題，以下從概念性的討論開始。

## 一、情感危機的定義

　　根據情感與危機的因果關係顯示，情感危機有下列兩種解釋的說法。

### （一）情感生活遭遇關鍵性處境

　　情感危機是指，在情感生活中所遭遇的一種關鍵性之處境，可能由此趨於惡化，也可能由此漸入佳境。許多青年男女在談戀愛初期，都會意識到這種情感關鍵性的處境，例如：感受到第三者的挑戰等。正因為如此，大部分的人會因而更加努力向上，增加本身的情感「籌碼」，並贏得最後的勝利。但可惜的是，也有少數人逃避挑戰，自此退出競爭。此外，有少數的人會採取偏激的毀滅性手段，因此上演了不幸的情感悲劇。

### （二）主觀與客觀間矛盾之處境

　　情感危機也指，在情感生活中，一種主觀與客觀之間的矛盾或衝突中之

處境，因此導致情侶單方面或雙方面感受到嚴重的心理壓力。這種情感危機，通常會在戀愛一段時間後產生，特別是在需要抉擇的關鍵時出現，例如：面臨戀愛與失戀之間，或情感與現實之間，容易感受到嚴重的心理壓力。

## 二、情感的一般性危機

情感危機的特徵，包含一般性與特殊性兩種。前者是大部分的人在戀愛中都會遭遇到問題的現象；而後者則是因人而異。以下說明情感的一般性危機之特徵。

### （一）這是一種面對情感事件或長期壓力的危險情境

在情感的道路上，危險情境是難以避免的，包含：兩個人之間難解的誤會、第三者的介入，以及情感色彩的消退等，要是經過一段很長的時間還是沒有辦法改善，則會導致情感危機。這種情感危機，假如不予以及時且嚴肅地處理，大部分的人會在往後付出更高的代價，甚至以悲劇收場。

假如上述的情況持續，就會造成情感生活中的悲傷經歷。所有戀愛中的人，都會為自己的情感賣力演出，但可惜有許多人卻為了取悅對方，而付出不恰當的奉獻，導致悲傷的慘痛經驗。這種情感的慘痛經驗，一般會產生所謂對情感的「恐懼症」，久久難以恢復常態。有這種經歷的人，通常只會怪罪對方的無情無義，很難自我檢討；甚至有些人會因而採取報復手段，於是釀成了情感悲劇。

### （二）情感生活中面臨失落、危險和羞辱的處境

大多數的人會同意「情感是非常現實」的說法，但是當有一天要面對它的時候，卻難以忍受。面對情感的現實挑戰，包含：個人的成長限制、對方的快速發展，以及更優越的第三者介入與挑戰等，常常會產生無力感。這種情感危機，會造成三種不同程度的反應：失落感、危險意識，以及羞辱感。失落感與危險意識，通常會加強當事人的情感危機意識與反省自強，並對自

己的缺失予以彌補；至於羞辱感則比較難處理，需要較長時間來消除。

## （三）在意料之外所發生的情感事件

對戀愛過程與結果的評估是必要的，大部分的人也會如此進行。但可惜的是，有時候並非都能如願以償，例如：配合情感生涯的規劃突然生變、第三者的突然介入，或者是課業、工作或交通事故的意外發生等。俗語說：「天有不測風雲，人有旦夕禍福」，這對情感的現實面而言，是非常恰當的寫照。處理這一類的情感意外事件，除了本人的情感危機管理能力外，更需要平時就建立豐富的人際網絡，及時發揮助力作用。

在情感生活中，難以避免會遭遇到破壞的事件，但問題是：如何以最適當的時機與方法來處理這種情感危機？健康的情感是具有生命力的，對於所遭遇到的一般性破壞，會產生本能的修補反應作用。

## （四）因情感造成的緊張持續時間過長的危機

在情感生活中，難以避免雙方面的緊張情感危機，包含：兩個人之間的誤會，以及對認知與價值觀念上的拉長差距等。它需要經過一段時間來設法改善，如果問題持續時間太長（如超過六週），則會產生情感危機。這種情感危機與第一項「面對情感事件或長期壓力的危險情境」的問題雷同。

另外，有兩種情境可以混淆情感危機：

1. 情感壓力事件：情感壓力與情感危機不同，特別是當壓力是可以控制的時候，例如：有些人能夠意識到他們處於情感壓力之下，因此能充分利用個人和社會的力量來解除壓力。

2. 在無壓力事件中覺得難過的情況：這種情緒很容易影響當事人，使自己面臨重大的情感危機。而實際上，這些人只是處於情感脆弱的處境而已，或許是因為疲倦或疾病所致。當疲勞消除、疾病康復時，難過的情況會自然獲得改善。

情感危機不是短期就可以解決的事情，它是一種長期的威脅，需要當事者耐心地去克服。

# 貳、情感危機管理

　　情感危機管理是指，當戀情的感覺與情侶的估計不一致而產生壓力時，為了控制或減輕這種壓力，而採取的一切方法與措施。透過上述的研究與分析，開始學習一些處理情感危機的技巧，對於遭遇情感危機的人以及他們的幫助者而言，都是很有價值的。雖然對於情感危機的反應有很多種，但是可以處理的方式可歸為兩大類：(1)處理情緒；(2)處理問題。

　　當然，這只是一種概念上的簡單區分，目的是為了方便我們理解各種應對的處理。在現實的處理過程中，調整情緒情感危機和直接解決情感危機，可以同時進行，而且沒有一種策略是絕對準確與有效的。

## 一、調整反應

### （一）調整反應的前提

　　情感危機的出現，顯然的會使情侶們極度地緊張和沮喪。這些情緒反應不僅是內在的、強烈的不適應感覺，而且是消極的挫折體驗，將使情感危機進一步惡化。因此，調整情緒的重點，就是要培養承受這些痛苦的能力。透過調整情緒，將使諸如焦慮導致恐慌、沮喪導致失望等情緒的惡性循環得到控制。

　　當情感危機超出我們的控制時，能夠掌握住自己的情緒是特別重要。此時，應將注意力集中在努力調整自己的情緒上，以取得較好的效果。儘管這樣做，在同樣的情境下，不一定有同樣的成效，卻還是值得學習；相反的，企圖阻止已經發生的情感危機，對於控制消極情緒，則有害而無益。這種幻想式的思維邏輯形式，包含：「如果只是……」或「但願這不是真的……」等。人們常常沉醉於幻想的思維邏輯中，這種處理方式或許可在短期內使人暫時逃避真正的痛苦，而其弊端卻是依然存在的。遲早殘酷的現實會再次出現，層出不窮的難題將更令人難解；未來情感危機四伏，然而尋找新方法渡

過情感危機的時間與機會，卻在幻想等待中流逝遠去。

## （二）治標與治本

　　另一種弊端百出、治標不治本的方法，是使用藥物來逃避痛苦。許多人面臨情感危機時，會使用酒精、止痛藥、鎮靜劑、安眠藥和抗憂鬱藥等，因為這些藥物可以抑止消極情緒的生化過程。其實在情感危機中，當我們可以用自然情緒反應的自我調節機制來學習和治療時，使用藥物來抑止情緒只會帶來更大的危險。

　　根據臨床經驗，某些藥物會使自然情緒的心理重建過程變得遲緩和困難，許多藥物甚至會直接引發心理問題，例如：長期服用鎮靜劑會引發一些副作用，停止服用後又會使焦慮症狀進一步惡化。而且，大部分的人由於長期使用藥物來逃避痛苦，會形成對藥物的依賴或濫用。濫用藥物不僅不能治病，相反的，會影響已被壓力和緊張情緒損壞了的心理重建。其實在情感危機中，人們解決問題的注意力、判斷力、推理力，以及計畫能力，遠比想像中要強，所以輕視人們處理情感危機潛力的作法，是非常不明智的。

# 二、處理方法

　　我們要學會處理情感危機的方法——情緒調整法，包含抑制、分散等迴避痛苦的方法，這些方法能破壞人的消極思想和情緒，為處理心理重建取得時間。

## （一）抑制情緒，在一定程度上是自動的過程

　　抑制情緒是指有意識地控制情緒，例如：提醒自己「別想它了，想點別的事情吧」；而分散情緒則是指，集中注意力於當前的功課或工作，不去關注那些存在痛苦的感受。分散活動的主要目的是為了迴避痛苦的現實，與活動調整法不同。分散活動只是為了分散痛苦，而不能解決特定問題。抑制法和分散法有其明確的適用範圍，特別是在情感危機的早期階段。有些人在短時間內因心理傷害造成行為無能，而想要尋求避風港，所以迴避

痛苦的方式有其自然調節情緒的功效。

### （二）假如我們只是一味地迴避痛苦，則可能導致更多的問題

由於它忽視和迴避個人的感受，導致這種極端迴避痛苦的方式，干擾到個人心理重建的進程。其實，痛苦的情感能夠提供有關個人內在與外在世界不一致的警告訊息，這些訊息在個人學習危機管理的過程中，是不容忽視的。另外，接受自己的情感，並向他人述說自己的情感、往事和痛苦的感受，會使悲傷變得比較可以忍受，這對治療人類的情感或心理疾病，是相當有效的。

人類是最具社會性的動物，當痛苦來臨時，把自己的感受告訴一位同情你的人，將是大有效益。在大多數情感危機中，需要一遍又一遍地訴說痛苦，以便使開展心理調適工作所需要的訊息，被個人充分吸收。由於每一次在述說自己情感的痛苦時，相當於個人對痛苦的再次體驗，逐漸地，人們會變得不再那麼恐懼痛苦了，甚至有勇氣再一次回到情感戰場來奮鬥。

## 參、危機管理策略

人們對自己所說的話當中，有一些能夠產生自我啟動心理資源的作用，並在一定程度上能夠控制強烈的情緒，這種方法名為「三級策略」。這是純粹的心理策略，以思維和想像等方式，在頭腦中進行。如果我們把這種過程記錄下來，幫助則會更大。

## 一、模擬策略

設定某位你所欽佩和尊敬的人，然後想像他面臨著和你同樣的情感危機，假如此時他在同樣的情境中，他會有什麼樣的感受？他將怎樣做呢？這種練習有時進行起來很困難，因為你會馬上想到：「不！他一開始就不會使自己陷入這種混亂的情境。」即使如此，只是想像他和你一樣也無妨，那麼，他會怎麼辦？

回答通常是建議性的，包含：為解決問題提供一條新的途徑，證實他人能做的事自己也能做，更沒有理由自我責備或自我可憐。

## 二、問題普遍化

自覺地提醒自己，情緒反應是自然的，也是不可避免的。在情感危機期間，幾乎每一個人都犯這樣的錯誤：把情感危機看得過於個人化，好像暗示著只有自己才會出這個問題。在情感的漩渦裡，人們總是對自己過於嚴厲。如果自己的好朋友或親人遭受到同樣的情感危機，我們便會認為他們的情緒反應是可以理解的，並把這些反應解釋為理所當然，然而對自己就沒有那麼寬容，而易繼續鑽牛角尖。

## 三、補充心理資源

應先把目前情況下所需要的特質列成一個表，包含：勇氣、堅韌、幽默感等，然後仔細地回憶過去表現這些特質的過程。透過重新體驗過去，可以使個人意識到：自己並非僅僅受到目前情緒的限制，而是受到另外一些外界影響的因素所限制。此外，想想看什麼時候會很勇敢？勇敢是一種什麼樣的感覺？以及他人對危機是如何反應？這樣的自我反省，將為全面瞭解自己創造有利的條件，它可以讓人意識到自己的耐性、洞察力、幽默感和解決問題的能力，以及勇於向困難挑戰等特質。不過這樣的回憶，在一個人處於消極情緒狀態時，通常很難實現，因此需要有意識地努力去完成它。

這種策略的效果，在於使人們能夠重新體驗積極的情感，並把注意力集中在積極的心理資源之啟示上。運用想像力，再次清晰而又生動地體驗積極情感，而不僅僅是抽象地回憶它們。

## 四、尋求幫助

對於許多人來說，情感危機是一種積極的壓力，能夠喚醒他們意識到自己正面臨情感危機，並且需要幫助。在開始遇到危機時，一般人都會迴避問題，沒有改變現狀的動機，也許會覺得勇敢地承認和面對情感危機，比逃避

現實更令人難受。但現在事情發生了，倒給自己一個反省自己思想和行為的機會。當人們發現自己的行為與願望是那麼的不一致時，通常會感覺焦慮和羞愧。這種打擊迫使自己要嚴肅地思考所發生的事情。當然，不是每一個人面臨情感危機時，都會產生這樣的反應，也有可能會繼續逃避現實。

　　透過向他人尋求幫助來解決問題，是一個很有效的策略。尋求幫助一般包含三個層面：

1. 一個為提供實際生活上的幫助。
2. 一個幫助解決壓力問題。
3. 一個提供可能要面臨教育與訓練的相關消息。

　　在大多數的情感危機中，人們需要的不止是某一種類型的幫助；同時，也希望能夠分享或運用他人所提供的社會資源。

## 【個案討論】

### 醫療過失的檢討

　　2011 年 8 月底，高等法院依業務過失致死罪嫌，判處宋姓護理人員六個月有期徒刑，得易科罰金，全案仍可上訴。這個案件發生在 1999 年 9 月 15 日凌晨 4 點多，一名已懷孕 38 週的產婦，到宜蘭羅東博愛醫院準備待產。清晨 6 時 15 分，宋姓護理人員從監視器發現胎兒有胎心減速的情形，但未馬上知會醫師，直到胎兒頭部下降到產婦陰道口，她才通知醫師到產房接生。胎兒雖然接生出來，但在隔天上午即因呼吸性衰竭而死亡。事後鑑定發現，胎兒因吸入胎便，又未適時分娩，而造成缺氧太久。宋姓護理人員辯稱：產婦胎心減速不是很特別的情況，且不想讓醫師太早到產房等待接生。

　　宋姓護理人員在從事例行的工作時，以過去的經驗做為依據，再加上上司與下屬的關係，不願意太早通知醫師到產房等待接生，於是忽略了胎兒的異常現象，使得原本新生命誕生的喜悅，變成了遺憾的事。司法的判決一定有一方會不滿意，不過單從通知醫師到產房等待接生的時機，應該有一個標準，而不是只讓護理人員來決定。

　　另外一個例子是，外國的醫療研究曾經質疑：為什麼經驗豐富的醫師在進行手術時，仍然偶爾會有醫療疏失，甚至造成病患死亡的情形。後來他們觀察到 F1 方程式賽車在車子進入維修區的情況，在那短短的數秒內，要替車子換輪胎、加燃料、做小部分的機器調整，每個技師都很熟練的完成工作；所以他們想要將 F1 方程式賽車維修區的動作流程之精神與內涵，轉移到手術房進行手術的作業流程，使病患的存活率提高。

**思考問題**

1. 情感危機有哪兩種解釋的說法？
2. 所謂情感的一般性危機包含哪些？
3. 對於情感危機的處理方式可包含哪兩大類？
4. 我們在學習處理情感危機時，所謂的情緒調整法包含哪些？
5. 若要訓練人們能夠面對自我的情感危機，有哪些策略？

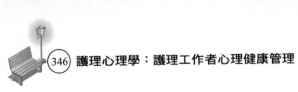

# 參 考 文 獻

*Applied Psychology for Nurses*
by Mary F. Porter
2010


*Encyclopedia of Psychology* (8-Volume Set)
by Alan E. Kazdin (Editor)
2000


*Essential Psychology for Nurses and Other Health Professionals*
by Graham Russell
1999


*Fundamentals of Nursing: The Art and Science of Nursing Care* (7th Edition)
by Catol R. Taylor
2011


*Psychology for Nurses and the Caring Professions* (3rd Edition)
by Jan Walker, Sheila Payne, Paula Smith & Nikki Jarrett
2007


*Nursing Theorists and Their Work* (7th Edition)
by Martha Raile Alligood, Ann Marriner Tomey
2009


*Psychology in Nursing*
By Wedell W. Crise
1955

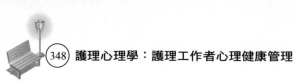

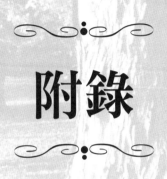

# 附錄

附錄一　我國護理人員概況

附錄二　我國護理人員倫理規範

附錄三　國際護理倫理守則

附錄四　美國護理學會護士守則

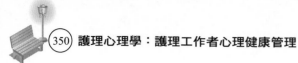

## 附錄一　我國護理人員概況

### 一、護理人員的定義

護理人員是指「護理師」與「護士」的統稱，是經由護理學校及護理科系訓練畢業，通過專業考試領有執照（分為護理師及護士二種執照的考試），在醫療院所執行照護的工作人員。他們並不局限於醫院工作，其工作範圍很大，包含：診所、衛生所、學校、工廠，以及長期照護機構等，負責照顧生病、受傷病患的安全與復健，以及衛生教育的工作。

### 二、護理人員的教育與培訓

不同的國家地區，對於護理人員的教育與培訓也有所不同。由於護理人員是健康照護業的從業要角，工作內容事涉受照顧者的權益，所以都會有相關法規來規範。台灣於 2008 年 6 月 20 日訂定的《護理人員執業登記及繼續教育辦法》第 8 條規定：「護理人員執業，應每六年接受繼續教育之課程積分達一五〇點以上……」，方可執業繼續從事護理工作。

開設課程的科系包含：護理科系、助產科系，以及護理助產科系。部分大學設有護理研究所，提供碩士班或博士班；碩士班常見的分組有：成人衛生護理組、婦產護理組、兒童護理組、精神及心理衛生組、社區衛生組、健康管理組，以及長期照護組等。

### 三、資格分類

護理師與護士由考試院負責資格檢定，在考選部辦理之「專門職業及技術人員高等暨普通考試醫事人員考試」中，對護理師的應考資格規定如下：

1. 公立或立案之私立專科以上學校，或經教育部承認之國外專科以上學校護理、護理助產、助產科、系畢業，並經實習期滿成績及格，領有畢業證書者。
2. 經普通考試護士、助產士考試及格後，並任有關職務滿四年有證明文

件者。

3. 經高等檢定考試護理、助產類科及格者。

此外，對於護士的應考資格規定如下：

1. 公立或立案之私立高級醫事職業以上學校護理、護理助產、助產科畢業，並經實習期滿成績及格，領有畢業證書者。

2. 經高等或普通檢定考試護理、助產類科及格者。

# 四、從業統計

2012 年 1 月台閩地區本國籍護理人員統計如下（資料來源：http://www.nurse.org.tw/userfiles/file/DataSearch/台閩地區護理人員統計表 101 年 1 月.xls）：

1. 護理師：女性 111,040 人，男性 1,459 人，合計 112,499 人。

2. 護士：女性 23,688 人，男性 192 人，合計 23,880 人。

# 五、職業節日

國際護士節為每年的 5 月 12 日。其由來是為了紀念南丁格爾，故國際護士會（International Council of Nurses, ICN）決定以其生日做為護士節。

# 六、相關組織

1. 中華民國護理師護士公會全國聯合會 http://www.nurse.org.tw/

2. 台灣護理學會 http://www.twna.org.tw/

3. 台灣職業衛生護理學會 http://www.tohna.org.tw/

4. 中華民國學校護理人員協進會 http://www.schoolnurses.org.tw/

5. 中華民國助產師助產士公會全國聯合會 http://www.midwifery.org.tw/

6. 社團法人中華民國精神衛生護理學會 http://www.psynurse.org.tw/

7. 台灣中醫護理學會 http://www.ttcmna.org.tw/

8. 台灣專科護理師學會 http://www.tnpa.org.tw/

9. 財團法人護理人員愛滋病防治基金會 http://www.napf.org.tw/

# 附錄二　我國護理人員倫理規範

2006 年 3 月 11 日

中華民國護理師護士公會全國聯合會第六屆第三次會員代表大會通過

全聯護會棟字第 83050 號函內政部報請核備

## 一、護理人員的基本責任

1. 負起服務對象的健康促進、疾病預防、重建健康和減輕痛苦的責任。

## 二、護理人員與服務對象

2. 尊重服務對象的生命，協助瀕臨死亡者安詳且尊嚴死亡。

3. 尊重服務對象的個別性、自主性、人性尊嚴，及接納其宗教信仰、風俗習慣和價值觀以及文化之差異。

4. 公平的應用資源，不因服務對象的社經地位或個人好惡而有不一致的服務。

5. 當服務對象接受面談、檢查、治療和護理時，應尊重並維護其隱私及給予心理支持。

6. 保守服務對象的醫療祕密，在運用其資料時，需審慎判斷，經服務對象同意或遵循法令程序處理。

7. 提供醫療照護活動時，應善盡告知責任，經確實知悉同意後執行，但緊急情況除外。

8. 執行醫療照護、研究或實驗性醫療時，應維護服務對象的安全及權益。

9. 秉持同理心，提供符合服務對象能力與需要的護理指導與諮詢。

10. 對服務對象的疑慮應給予充分的說明及協助，以維護其權益。

11. 對服務對象及家屬應採取開放、協調、尊重的態度，並鼓勵其參與計畫及照顧活動。

12. 察覺工作團隊成員有不適當的醫療照護行為時，應立即主動關懷瞭

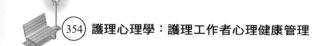

解，採取保護服務對象的行為並同時報告有關人員或主管。

13. 當服務對象有繼續性醫療照護需要時，應給予轉介並追蹤。

## 三、護理人員與專業服務

14. 負起照護責任，提供合乎專業標準的照顧，定期檢討並致力改進。

15. 接受責任時先確立自身身心安全；委以責任時，應先評估被委派者之身心狀況與能力。

16. 維持自我身心平衡，終身學習，提昇個人專業行為之標準及執業能力。

17. 委婉謝絕服務對象或家屬的饋贈，以維護社會形象。

## 四、護理人員與社會互動

18. 積極參與促進大眾健康的活動，並教育社會大眾，以增廣其保健知識與能力。

19. 對於影響健康之社會、經濟、環境及政治等因素表示關切，視個別專長積極參與有關政策之建言與推動。

20. 不以執業身分替商品代言促銷。

21. 重視環境倫理價值觀，將環境問題視為己任。

## 五、護理人員與工作團隊

22. 建立良好的團隊合作關係，以專業知識和經驗，凝聚團隊共識，協助其他成員發展專業能力，使其安全合宜的執行角色功能。

23. 當同事或自身健康及安全面臨危險，且將影響專業活動水準和照護品質時，必須採取行動，並適時向上呈報。

24. 對任何危及專業、服務品質或對服務對象之身、心、社會方面有影響的活動，都需立即採取行動，同時報告有關人員或主管。

## 六、護理人員與專業成長

25. 積極充實護理專業知識與技能，致力提昇護理執業標準、發展護理實

務、管理、研究及教育。

26. 加入護理專業團體，並積極參與對護理發展有貢獻的活動。

27. 成為護生的角色模範，並具教學精神，適時給予指導及心理支持，以培養優良的護理人才。

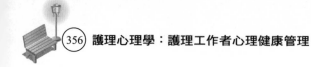

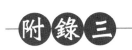 國際護理倫理守則

國際護士會（ICN）創立於 1899 年，在 1951 年 7 月召開的護士倫理學國際法研討會中，商討了護士的工作倫理規範，隨後於 1965 年 6 月，在德國法蘭克福大議會會議中予以修訂並被採納。國際護士倫理學國際法中提出：護士護理病患，擔負著建立有助於康復的、物質的、社會的和精神的環境，並著重使用教授和示範的方法預防疾病、促進健康。他們為個人、家庭和居民提供保健服務，並與其他保健行業協作。

為人類服務是護士的首要職能，也是護士職業存在的理由。護理服務的需要是全人類性的，職業性護理服務以人類的需要為基礎，所以不受國籍、種族、信仰、膚色、政治和社會狀況的考慮之限制。

本法典固有的基本概念是：護士相信人類本質的自由和人類生命的保存。全體護士均應明瞭紅十字原則及 1949 年日內瓦決議條款中的權力和義務：

1. 護士的基本職責有三個方面：保護生命、減輕痛苦、增進健康。
2. 護士必須始終堅持高標準的護理工作和職業作風。
3 護士對工作不僅要有充分的準備，而且必須保持高水準的知識和技能。
4. 尊重病患的宗教信仰。
5. 護士應對信託給他們的個人情況保守祕密。
6. 護士不僅要認識到職責，而且要認識到他們職業功能的限制。若無醫生交付，不得推薦或給予醫療處理。護士在緊急的情況下可給予醫療處理，但應將這些行動盡快地報告給醫生。
7. 護士有理智、忠實的執行醫生交付的義務，並應拒絕參與非道德的行動。
8. 護士受到保健小組中的醫生和其他成員的信任，對同事中的不適當和不道德的行為應該向主管當局揭發。
9. 護士可接受正當的薪津和接受，例如：契約中實際的或包含的供應補貼。

10. 護士不允許將他們的名字用於商品廣告中或作其他形式的自我廣告。
11. 護士應與其他職業的成員和同行合作並維持和睦的關係。
12. 護士應堅持個人的道德標準，因為這反應了對職業的信譽。
13. 在個人行為方面，護士不應有意識地輕視她（他）所居住和工作地區居民的風俗習慣和所接受的行為方式。
14. 護士應參與並與其他公民和其他衛生行業分擔責任，以促進滿足公共衛生需要的努力──無論是地區、州、國家，以及國際方面。

備註：

　　國際護士會是全球最重要的國際護理組織，向來都被認為是全球護理之聲，成立宗旨是為了確保人類健康照護品質，及健全全球的健康政策，並藉由每四年舉辦一次的國際護士大會，建立起國際護士的溝通管道，交換各國護理創新作業經驗，並發表最新的研究成果，期待將白衣天使的工作推向更完善的境界。目前國際護士會在全球共有 125 個國際護理學會會員，包含了數百萬計的護理人員。目前我國護理人員在國際護士會曾擔任最高職務的是副主席余玉眉教授。

# 附錄四　美國護理學會護士守則

　　本守則於 1950 年由美國護理學會（American Nurse Association, ANA）通過，並經 1976 年及 1985 年兩次修訂。1995 年透過標準、品行規範和專業發展，另外訂定卓越的專業護理。

1. 護士在提供服務時應尊重其個人的尊嚴及獨特性，不受服務對象社會、經濟地位、個人特徵或健康問題的限制。
   (1) 病患的自主權。
   (2) 病患的社會經濟地位。
   (3) 病患的個人特徵（如年齡、性別、種族、膚色、性別，以及其他）。
   (4) 健康問題的性質（如急性或慢性病）。
   (5) 護理地點（如病房、門診、家庭、監獄等）。
   (6) 臨終病患。

2. 護士要捍衛病患的隱私權，並謹慎地保證那些具有保密性質的訊息不被洩露。
   (1) 對醫療小組透露。
   (2) 以保證護理質量為目的而透露。
   (3) 對他人透露病患與護理無關的問題。
   (4) 對法庭透露。
   (5) 查閱病歷。

3. 由於任何人的不稱職、不道德或非法行為危及健康服務及安全時，護士應挺身而出，捍衛服務對象及公眾的利益。
   (1) 作病患代言人。
   (2) 揭發行動。
   (3) 隨訪行動。
   (4) 總結經驗教訓。

4. 護士對個人的護理判斷及行為有義不容辭的責任。
   (1) 承擔義務與責任。

(2) 義務。

(3) 責任。

(4) 工作評價（包含個人及同事評價）。

5. 護士必須勝任護理工作。

(1) 個人責任稱職。

(2) 護理工作稱職的尺度。

(3) 保持稱職的繼續教育。

(4) 護理工作中的職業責任。

6. 護士必須採用知情判斷，並在邀請諮詢、接受任務或委託護理活動時，應根據個人的能力及資格，量力而行。

(1) 護士角色的改變。

(2) 不違法亂紀。

(3) 邀請諮詢。

(4) 委託護理活動的職責。

(5) 承擔責任。

7. 護士應為積累及發展護理專業的知識體系作出貢獻。

(1) 護士與學科研究。

(2) 學科研究的總體目標。

(3) 學科研究中要尊重及保護人權。

(4) 學科研究中註冊護士的權利與義務。

8. 護士要為實現、實施及提高護理質量而奮鬥。

(1) 對公眾的責任。

(2) 對學科的責任。

(3) 對護士實習生的責任。

9. 護士要為護理專業創造一個有利於提高護理質量的就業環境而奮鬥。

(1) 對就業環境的責任。

(2) 集體行動。

(3) 個人行動。

10. 護士要為保持護理專業的完美而奮鬥，不使公眾受錯誤訊息及宣傳所

蒙蔽。

(1) 廣告宣傳（如規定廣告、名片、招牌的規格和內容）。

(2) 稱號和標誌的使用。

(3) 不推薦產品及服務。

(4) 防止病患上當。

(5) 宣布拒絕冒名介紹產品。

11. 護士應與其他衛生專業工作人員及公眾，一起為滿足本地區及整個國家的公眾健康需要而奮鬥。

(1) 高質量的護理是一種權利。

(2) 對健康服務消費者的義務。

(3) 與其他學科的關係。

(4) 同醫學的關係。

(5) 利害衝突。

備註：

　　美國護理學會理事會於 1995 年，透過標準、品行規範和專業發展，訂定了卓越的專業護理，例如：認證（credentialing）和終身學習，以加強護理執業規範。內容主要包含三個議題：能力（Competency）、執業範圍（Scope of Practice），以及護理標準（Nursing Standard）。

　　美國護理學會認為，「能力」指的是護理人員應具備的知識、能力、技術，以及態度；「執業範圍」則是指，依照護理人員所持有的證照種類，來規範其可執業的業務，並給予保護與限制；而「護理標準」是指護理倫理、指引、原則，以及標準，在於闡明護理工作的基石。

　　第一，能力：這是指專業教育於執行標準的描述，其定義為「專業執業範圍與執行到適當標準的屬性組合」。能力包含知識屬性、能力、技能和態度的多項組合；能力規範了期望成果的水準和專業任務能力實踐的標準。能力存在著各式各樣的層級，每一個層級都有一個最低接受標準。初學者會有條不紊、按部就班地執行廣泛的護理照護行為，很容易與非護理人士，甚至新進護理學生做區分。有經驗的護士可以迅速且從容的，在急重症單位照料一位高度複雜和高依賴性的病患，或在繁忙的外科或內科病房裡照顧幾位高依賴性的病患。在社區規模的醫療機構中，更可無形的在病患的護理照護

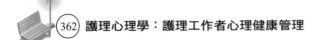

上，反應出護理專業評估技能和政策制定的能力。

　　第二，執業範圍：這是指一位有執照的護理人員所能操作的專業範圍和程度；這取決於取得合格職業執照的州別所定的相關法律，依州別之不同而有所不同，也根據護理人員先前接受的護理教育課程內容和教育標準。在護理執業規範中，對每一個護理執照層級有其既定的執業規範，舉例來說，由於教育程度和授課內容的層級不同，「註冊護士」（Registered Nurse, RN）的執業範圍比「執業護士」（Licensed Practical Nurse, LPN）更廣。在美國，這些規範取決於《護理執業標準法》，依護理人員所執業的所在地州別或領地不同而有所差異。美國的每個州或領地都有自己的法律、規則和章程，以規範護理照護的工作。通常這個制定規則和章程的責任，歸屬於各州或領地的護理當局，除了每日的規則和章程的行政管理外，更需遴選與評估護理執照的合格候選人，以及護理執照和護理助理的專業背景，並且制定相關的護理議題。因為護理課程的程度與標準的不同，在《護理人員執業法》（Nurse Practice Act）中，明文規定了每一個角色各自的專業職責，使受高階教育的「註冊護士」（RN）擁有比「執業護士」（LPN）及「執照職業護士」（Licensed Vocational Nurse, LVN）較寬的執業範圍。在醫院層級設置的醫療機構，「註冊護士」經常被分配擔任一個監督任務的角色，確認由「執業護士」（LPN）和持有證照的護理助理人員執行護理照護行為，「註冊護士」同時承擔對病患的安全和關懷的責任。「註冊護士」並沒有被局限於只能從事臨床護理工作，他們可以在醫師、律師、保險公司、私人機構、學區、緊急外科手術中心，以及消防隊執業。除此之外，一部分的「註冊護士」更可以成為醫療顧問，除了獨立執業外，更可受聘於大型製造商或化工公司工作。研究護士可在許多區域舉辦或協助研究或評估（結果和過程），例如：生物、心理學、人的發展和健康照護系統。

　　第三，護理標準：這是指美國護理學會透過標準、品行規範和專業發展訂定卓越的專業護理，例如：認證（credentialing）和終身學習。1995 年，美國護理學會理事會（除了護士守則外）增訂護理執業規範，其目標是為了推廣和傳播美國護理學會的目標任務，例如：為護士與解釋性聲明訂定基準、標準、指南、原則、品行規範等，對公眾和專業訂定護理的社會政策聲明。（引自 ANA 網站，《護理新知》第二期）

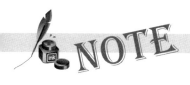

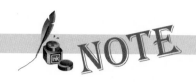

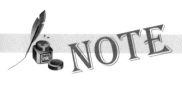

國家圖書館出版品預行編目（CIP）資料

護理心理學：護理工作者心理健康管理 /
林仁和，龍紀萱著. --初版. --
臺北市：心理, 2012.01
面；　公分. --（心理學系列；11041）
ISBN 978-986-191-481-7（平裝）

1. 護理人員　2. 心理學

419.652　　　　　　　　　　　　100024794

心理學系列 11041

# 護理心理學：護理工作者心理健康管理

作　　者：林仁和、龍紀萱
責任編輯：郭佳玲
總 編 輯：林敬堯
發 行 人：洪有義
出 版 者：心理出版社股份有限公司
地　　址：台北市大安區和平東路一段 180 號 7 樓
電　　話：(02) 23671490
傳　　真：(02) 23671457
郵撥帳號：19293172　心理出版社股份有限公司
網　　址：http://www.psy.com.tw
電子信箱：psychoco@ms15.hinet.net
駐美代表：Lisa Wu（Tel: 973 546-5845）
排 版 者：辰皓國際出版製作有限公司
印 刷 者：東縉彩色印刷有限公司
初版一刷：2012 年 1 月
初版二刷：2012 年 3 月
I S B N：978-986-191-481-7
定　　價：新台幣 400 元